湛庐 CHEERS

与最聪明的人共同进化

HERE COMES EVERYBODY

U0213894

脑机简史

A Brief History of Brain-Computer Interface

陈言 著

浙江教育出版社·杭州

你对脑机接口了解多少？

扫码鉴别正版图书
获取您的专属福利

扫码获取全部测试题及答案，
测一测你对脑机接口了解多少

- 世界公认的"脑机接口之父"是？（ ）

  A. 米格尔·尼科莱利斯

  B. 马文·明斯基

  C. 艾伦·图灵

  D. 赫伯特·西蒙

- 在历史上，第一个真正的脑机接口被试是？（ ）

  A. 猴子

  B. 猩猩

  C. 老鼠

  D. 海豚

- 瘫痪数年的青年朱利亚诺·平托穿着一件"外骨骼"式的机械战甲通过意念在哪一届世界杯开幕式上踢出了第一球？（ ）

  A. 2006 年德国世界杯

  B. 2010 年南非世界杯

  C. 2014 年巴西世界杯

  D. 2018 年俄罗斯世界杯

扫描左侧二维码查看本书更多测试题

科技是实现强国梦的支撑

陈 薇

中国科协副主席，中国工程院院士
"人民英雄"国家荣誉获得者

近年来，随着各国"脑计划"的实施，脑科学领域的科技赛道正在快速形成，并进入前所未有的高速发展期，涌现了一批颠覆性理论和革命性技术成果。脑机接口技术就是其中的典型代表，在治疗重大脑疾病、促进脑健康方面显示出越来越重要的研究和应用价值。

本书作者以扎实的科学知识背景及科普创作经验，用通俗流畅的语言和清晰严谨的逻辑，兼顾理论探索与最新实践，详细介绍了这一前沿科技的发展过程，并对未来可能涌现的技术创新和应用做了富有洞察力的预想，让读者在收获新学新知的同时，也对科技改变下的生活、塑造中的未来充满了惊喜与期待。

科技改变生活，特别是在此次新冠疫情下，科技创新的力量表现得更为明显。全球疫情重塑了我们的工作、生活方式及思维、行为习惯，使得虚拟工作场景、线上远程教育、数据共享与隐私保护以及公共卫生领域的疫情监测等异军突起。在这样一个历史转折点上，科技在维系现有的社会关系、催生新的人与人之间的联系方面发挥了不可替代的作用。我们在迎接这些新变化的时候，体验也许还不完美，甚至还发现许多不足之处，但新变革、新挑战到来的趋势不可阻挡。

作为科技工作者，身逢日新月异的时代，我们可以更清楚地看到科技创新推动变革的可能性，并进一步坚定自己坚持自主创新、服务国家重大需求、满足人民对美好生活的向往的使命与初心。

科技是实现强国梦的支撑，科学技术从来没有像今天这样深刻影响着国家的前途命运。历史和实践告诉我们，只有把关键核心技术掌握在自己的手中，我们才能从根本上保障经济社会发展、国家长治久安和人民生命健康。正如此次新冠疫情期间，中国在病毒溯源与追踪、疫情防控、疫苗及药物研发等方面所做的不懈努力与积极贡献，不仅有效控制了疫情蔓延，最大程度上确保了本国人民的安全与福祉，还把相关研究成果以及防控经验无私分享给了其他国家和人民，极大推动了全球防疫进程，体现了独一无二的负责任的大国职责和信誉。在这一过程中，坚持科技自主创新，特别是在一些关键核心技术上的攻关与突破，是中国取得抗疫阶段性胜利的重要因素之一。而抗疫过程中暴露出的一些短板和不足，将不断激发广大科技工作者更大的危机感和更强的责任感。

科技是实现人民福祉的保障，科技创新必须把惠民、利民、改善民生作为重要方向，把满足人民对美好生活的向往作为落脚点。我国经济已进入高质量发展阶段。高质量发展，是必须依靠创新驱动的内涵型增长，是能够更好满足人民日益增长的美好生活需要的发展。当前，新兴技术加速发展并广泛应用到各个领域，在重大疾病防控、公共安全等方面表现得尤为突出。以民生科技为代表的科技创新，贴近百姓的衣食住行，惠及百姓的日常生活，成为响应时代主题的生动写照。民之所想，政之所向，同时也是新时代科技工作者不懈努力的方向。

　　中国无疑已是科技大国，但还不是科技强国，这既体现在我们还有许多"卡脖子"技术尚未掌握的现状中，也体现在科学还没有完全融入人们的日常生活上。相比而言，后一种情况需要探索的道路可能更加漫长。对于很多中国民众来说，科学知识的壁垒依然顽固，科学精神的影响仍旧孱弱，科学思想及方法的指导作用并未凸显。这些都需要全社会付出更大的努力，做出更积极的尝试，赢得更有效的改变。在让科学成为大众日常生活的一部分，让人的进步与科技的进步"同步"的道路上，我国科教界的每一分子都负有义不容辞的责任和使命。

创新决胜未来，人才关乎成败

徐延豪

中国科协党组副书记

无须使用语言和文字，直接通过大脑的"心灵感应"来实现思维和机器交互，是人类长期以来的一个梦想。而随着脑科学的不断发展，特别是由神经工程学直接推动的脑机接口技术的进步，这一梦想逐渐变为现实。脑机接口在生物医学、神经康复和智能机器人等领域具有重要的研究价值与巨大的应用潜力，尤其在恢复人体机能、治疗神经疾病等方面被寄予厚望。

本书便是向读者介绍这一新兴技术的科普著作。从对大脑的重新认识，到神经科学颠覆传统的发现，再到脑机接口领域正在发生的前瞻探索和令人振奋的突破，作者对这项技术自诞生至今的演进历程以及它对未来的影响进行了全面而生动的展示，让人在感叹"脑机融合"创造的惊人变化的同时，更为脑科学的飞速发展以及人类大脑浩如烟海的未解之谜而神往。

人脑被称为"内在的宇宙",但我们对这个约 1.4 千克重的器官却知之甚少,对它的探索也一直没有停止。近年来,全世界掀起了脑科学研究的热潮,欧美国家、日本都发起了国家脑科学计划,希望在这个自然科学研究的"最后疆域"获得突破。

我国政府高度重视脑科学研究,于 2016 年将中国"脑计划",即"脑科学与类脑研究"作为"科技创新 2030—重大项目"列入国家"十三五"规划。中国"脑计划"以"一体两翼"为总体框架:"一体"指的是研究脑认知的神经原理,即理解脑认知功能的解析;"两翼"则侧重两个应用层面,其一是研发脑重大疾病诊治新手段,其二是推动脑机智能新技术的发展。在 2021 年"十四五"规划中,"脑科学与类脑研究"继续被列入重大科技项目。经过 20 多年的积累,中国脑科学研究人员在基础神经科学的若干领域已开展了非常深入的研究,一些创新技术和手段也趋于成熟,正处于系统整合以解决脑科学重大问题的关键阶段,同时相关科技布局和产业发展也在加速推进。

在这个科学前沿的必争之地,以及由"信息时代"向"智脑时代"迈进的革命性转变中,中国必须前瞻布局,奋力推进,创新突破,加快抢占世界脑科学研发的制高点,在全球新一轮科技革命和产业变革中掌握更多的主动权。

基础研究决定一个国家科技创新的深度和广度,"卡脖子"问题的核心在于基础研究薄弱。我们要面向未来,围绕脑科学重大前沿问题,集中优势力量、发挥中国优势进行统筹安排,分阶段系统地推动脑科学研究形成合力,加快对大脑的全面深入解析,推动脑科学及类脑智能的迭代发展。

坚持需求导向和前瞻引领,瞄准我国创新发展的关键制约,把基础研究和应用基础研究做扎实,使技术创新和产业发展站得稳、有根基。促进科研体制机制改革和创新，营造开放、合作、共享的科研生态，不断鼓励、深化跨领域、跨学科交叉研究，形成关键领域先发优势。

创新决胜未来，人才关乎成败，要加速交叉学科建设和跨学科人才的培养。以人工智能为例，作为引领中国未来的战略性技术，其发展程度取决于作为基础的脑科学研究，归根结底离不开人才的支撑。又如计算神经科学，融合了脑科学、数理科学、信息科学等多种学科，是解析大脑原理、机制的新兴领域，目前依然存在人才缺乏、发展缓慢的问题。因此，推动脑科学研究，需要系统、高效地培养学科融合的复合型人才，对领域内重大前沿问题进行联合攻关。

科技创新突破需要广大科研人员心无旁骛、脚踏实地地奋斗。要全力激发广大科研人员特别是青年人才的创新积极性和创造潜能，进一步破除对科研人员的束缚，为科技领军人才和多学科交叉团队创造先机，支持他们勇当排头兵，大力攻坚克难，加强国际科技合作。要充分发挥企业创新主体的力量，参与并充实对脑科学基础研究的投入，同时在科研成果产业化的过程中发挥积极作用。要不断增强科技创新对经济社会发展的引领和带动作用，推动高质量发展。

科技创新没有捷径，需要久久为功。必须始终坚持党对科技事业的领导，坚持走中国特色自主创新道路，加强统筹谋划，强化战略导向，力争在脑科学与类脑研究等重要科技领域跨越式发展，加快实现我国整体科技水平从跟跑向并行、领跑的战略性转变。

作为一部介绍前沿科技的科普作品，本书不仅介绍了一系列重大科学发现，展示了不断探索新知、追求真理的科学精神，还揭示了这些重要发现中所运用的各种研究、实验方法，普及了科学知识和科学方法。

　　写好这样的著作不易。本书作者多年从事新闻工作，勤学深思、笔耕不辍，长期坚守科学传播一线，为创新土壤的培养输出才智。这是一部基于志趣而为的"即兴之作"，也是作者作为一名科学传播者观察时代、记录生活的一种方式。

　　现在，科学普及作为创新发展的一翼，仍未达到与科技创新同等的位置，需要不断创造出高质量的科普作品。为此，首先要让更多的科技工作者意识到科普也是科技工作者的应尽之责，让科普成为科技工作者的一种自觉行为。其次要不断提升科技工作者的科普能力，不仅注重科学知识的普及，更要弘扬科学精神、传播科学思想和方法，面对新学科、新领域、新问题，努力降低知识"翻译"、传播的门槛，让科学知识真正为人民大众所掌握。最后是加强专业科普队伍建设。科普是一项专业，也是一个系统工程，需要有一支专门的队伍按照学科特点和内容做好策划和安排，才能保证高质量科普产品的持续产出。

人类的大脑，宇宙中最伟大的奥秘

米格尔·尼科莱利斯

美国杜克大学神经生物学教授

法国科学院院士，巴西科学院院士

首先感谢作者邀请我为这本书写序，因为这本书首先是一部资料翔实、脉络清晰的脑机接口技术发展简史，是一部值得从头细读到尾的作品。得益于作者的专业、严谨和高超的叙事水平，这本书的英文稿非常细腻而流畅，让我十分畅快地读完了这本书。

作为脑机接口的探索者和神经科学领域的专业人士，我读完这本书也感觉受益匪浅。作者不愧是一位讲故事的高手。从对人类大脑深入浅出的"揭秘"到对脑机接口技术理论与实验的介绍，在他妙趣横生的叙述中，"脑机接口"自诞生至今近30年的发展小史仿佛变成了一首迷人的交响乐，让人惊奇不已。

《脑机简史》这本书为你描绘了这样一个世界：人们通过思想与意念来操控计算机、驾驶汽车、与人交流，计算机键盘与液压方向盘只能在历史博物馆里才能见到；你的想法会被高效且完美地转化为纳米工具的细微操作或者尖端机器人的复杂动作；无须动手输入一个字，也无须动口说出一个词，你就可以在网上与世界上任何地方的任何人进行交谈；躺在客厅里足不出户，你便能够体验到触摸月球表面是什么感觉⋯⋯

在这个世界里，你可以把无形的思想转化为有形的动作。这种惊人的能力不仅可以让普通人神通广大，也可以让残障人士获得新生——只需在大脑中植入一枚小小的芯片，便能够解析脑电波，进而操控丝绸般纤薄的可穿戴机器人。这种"外骨骼"既能像你的第二层皮肤一般柔软精致，又会拥有机械战甲一般的保护力。它可以支撑一个人的体重，可以让残障人士站立起来，迈开脚步，甚至再一次开始奔跑，让他们重新获得探索世界的自由和能力。

以上这些既不是奇迹，也不是魔法，一切都源于思想。这是不是很令人着迷？

确实如此。这样的世界、这样的奇观不再只出现在科幻作品中。它正在我们的眼前形成，就在此时此地。

这本书向你展示了近30年来人类在脑科学与神经科学领域的最新发现与革命性突破。这些突破将看似不可能的"脑机融合"变成了惊人的现实。全球范围内越来越多的研究人员已经认识到了脑机接口这项技术所具有的深远意义。2001年，世界一流科技期刊《麻省理工科技评论》（*MIT Technology Review*）将脑机接口称为将会改变世界的十大新兴技术之一。脑机接口在过去20年中获得了非凡的成就。我所在的美国杜克大学神经工程实验室以及世界各地的其他实验室在动物实验和初期的人类研究中已经证明，被试可以只通过大脑活动，在身体不做出任何动作的情况下，实时控制机器人手臂和腿的运动。并且，这种控制既可以是本地控制，也可以是远程控制。

这些实验成果是当代历史上最伟大、最激动人心的科技与医学突破之一。然而，在此之前很少有书讲述这个传奇般的科技故事，也很少有人系统地介绍这项技术自诞生至今所取得的一系列科学突破。现在，科学家已经能够利用大脑信号来控制机器了，但依然没有多少人了解这项技术的前沿和挑战，更遑论对由此可能导致的科技伦理与人类命运的思索与担忧。

因此，我很高兴看到这本书的出版。这本书从大众读者的视角出发，运用清晰的科学解释、现实的预测以及幽默的语言介绍了脑机接口领域的方方面面。书中探讨的惊人发现和科学壮举使我们可以进一步了解宇宙中最伟大的奥秘：人类的大脑。我们"内在的宇宙"没有形成星系，而是孕育出了生命的本质：意愿、梦想、记忆、爱、恨、欲望和痛苦。大脑就像一个宇宙，它所容纳的神经元细胞就像天上的恒星一样多。它是自我的基本结构，使我们每个人都具有独一无二的特点，但同时每个人又是如此相似。

我和本书作者结识于 2019 年的中国之行。那是我第一次造访这个古老而又现代的东方大国，中国充满历史底蕴的文化与领先全球的现代化水平举世瞩目，这里的科技实力与人文素养更是令我印象深刻。本书作者曾经是一名致力于科技与文化传播的记者，我们在提高公众对科技的认识、推动脑机接口的研究方面有着共同的志愿。我们希望脑机接口这项技术能够早日服务于中国大众。

随着这本书的讲述，我仿佛穿越时空，回到了过去 20 年中一个个让人难忘的时间节点上。

1998 年，我和我的博士后导师约翰·查平（John Chapin）开始着手研究脑机接口。最初的实验是在猴子身上进行的，包括本书中详尽介绍的"马内实验""月球行走"及三只猴子的"脑联网"等，当脑机接口在猴子身上的实验获得了令人惊喜的成功时，我们意识到，它的意义要远远超过我这30 多年来一直在寻找的新的大脑研究方法。我们或许可以把这一发现转化成新的治疗手段，来帮助全世界 2500 多万因为严重的脊柱损伤而在痛苦中挣扎的人们。

2002 年，我和查平就提出了利用脑机接口技术帮助残障人士再行走的想法。直到 10 年后，国际足联宣布由巴西主办 2014 年世界杯足球赛时，我意识到：机会来了！世界杯的开幕式万众瞩目，届时将有 65 000 余名现场球迷、超过 10 亿观众收看转播。如果能在这样一个场合展示脑机接口，让一名瘫痪的巴西年轻人在外骨骼的帮助下为世界杯开球，那将是多么激动人心的开场秀啊！

我向当时的巴西总统做了提议，出乎意料的是，总统先生很快答应了。为了筹备这次展示，我联系了世界各地的朋友，来自五大洲 25 个国家的156 人把手头的事情暂时搁置了 10 个月，带着他们的团队、专利和技术来到巴西，帮助我们制作世界上第一个脑控下肢机械外骨骼。我们还招募了 8名脊柱损伤患者，他们是从巴西一个包含了 65 000 余名患者的数据库里选出来的完全性脊髓损伤患者，有些已经瘫痪了十几年。

最后进行开场秀的是朱利亚诺·平托（Juliano Pinto）。当时，这个青年10 年前因为一场严重的车祸造成脊柱 T4 以下截瘫。为了完成这次壮举，平托接受了长达半年的严苛训练。我还记得平托在巴西圣保罗体育馆做上场之前最后一次试踢时的场景。他所戴的头盔上蓝灯开始闪烁时，代表着外骨骼处于启动状态。之后，平托只需要摆好身体姿势，想象踢球的动作，就能把放在他面前的足球顺利踢出去。

2014年6月12日下午3点半，那个激动人心的时刻终于到来了。

有一件事平托事先不知道，我们给他准备了一个小惊喜：我们悄悄启动了一个安装在外骨骼足尖位置的传感器。巴西的孩子们可能在还没出生的时候就会用足尖大力触球，在球场上没有其他办法时，足尖射门是最后的进球手段。

接下来的一幕，就是你们在镜头前看到的那样。平托把球踢出去之后开始欢呼，我们冲上去拥抱他，整个球场甚至整个世界都因为这个开球而沸腾了！实际上，平托当时喊出的话并不是"我踢出去了！""我做到了！"或者"我成功了！"，他喊的是："我感觉到球了！我碰到球了！"

平托的大脑在经过训练以后，已经能够识别所有外骨骼上的传感器传输的信号，而来自足尖上的信号真正让他感受到了他所热爱的足球。对于10年来一直坐在轮椅上的人来说，这是人生中最美妙的一刻。

平托的故事没有结束，只是一个开始。几个月以后，我们把平托和其他7名患者重新带回实验室进行了神经测试。结果表明，平托的7节脊椎恢复了感知、活动和运动控制方面的功能。之前他只有头部以下和胸椎中部以上的部位有知觉，而现在他的身体知觉恢复到了髋关节的位置，也就是说，他恢复了7节脊椎的功能！这样的场景我见证了8次，可以说，那是我30多年科学生涯中的高光时刻。我从没想过可以走到这一步，但我们做到了。

回望过去种种，这是一条充满艰辛、痛苦但也有欢愉的科学探索之路。30多年的寻找、验证、思考、对比，我和我的导师、学生、合作者一再突破边界。关于未来，我们在畅想灵魂脱离肉体在星际间漫游，畅想跨越虚实分野与生死边界，唯有思想、情感与爱永存的时候，我们是否可以期待，更加激越的"大脑交响乐"将会在未来10年、20年激情澎湃地上演？

未来已来。

世界已经站在了卢比孔河的岸边，神经科学家也已踏上了渡河的征程。

我们已经进入一个全新的"脑机接口"时代。

脑机接口，让我们得以解开
人之为人的最终奥义

在自然界的所有秘密中，最大的两个奥秘莫过于浩瀚的宇宙和人类的大脑。

随着科技的跨越式发展，人类已经能看见数十亿光年以外的星系。生物学家破译了生命的密码子——基因，物理学家已经抵达了量子领域，距离揭示自然的终极定律仅一步之遥……在霍金这样的天才科学家已经开始为人类探索地外文明的命运担忧不已时，大脑的奥秘至今仍困扰着人类自身。对绝大多数科学家来说，他们肩颈上的这颗重量不到 1.4 千克、从生下来就被禁锢在颅骨中的"一团糨糊"，才是最神秘与未知的存在。

当你凝望夜空时，你是否曾望向繁星背后的虚空："宇宙的边界在哪里？时空的本质究竟是什么？幽暗的深空中此刻是否也有一双眼睛正在凝视着你？"

当你凝视镜中的自己时，你是否曾望向双眼背后的大脑："我"到底是谁？寄居在这副皮囊之中的灵魂是否真的存在？当肉体衰亡，"我的灵魂"是将随之消散还是化为飘荡于宇宙之中的一股电波？

许多科学家尤其热爱将宇宙与大脑进行类比：银河系中有 1000 亿颗恒星，大致与人类大脑中的神经元的数量相同。宇宙和大脑构成了人类面临的最大的科学挑战，但它们也有一种奇特的关系。它们其实是对立的：当我们谈论宇宙时，那是关于外层空间的广阔性：壮丽的螺旋形银河、朦朦胧胧的星云、顽皮的彗星、神秘的黑洞和走向毁灭的超新星……宇宙的边界，代表着人类能够抵达的最远的地方。而当我们谈论大脑时，那是关于自我的基本结构，在那里我们将发现我们最私密且宝贵的情感、意愿、梦想、记忆、爱、恨、欲望和痛苦……大脑的深处，深藏着人之所以为人的最终奥义。

在"脑机之父"米格尔·尼科莱利斯的讲述中，宇宙与大脑拥有共同的历史和故事。在他的著作《脑机穿越》(*Beyond Boundaries*)[①] 中，这位巴西籍教授深情且富有诗意地描述了人类心智从无到有的史诗：

> 行星形成了，大部分都光秃秃的，没有生命迹象。然而，几十亿年前，至少一个有趣的实验导致了生物化学及遗传机制的出现，使生命得以维持与繁衍。之后，生命开始变得繁盛，努力拼搏，永远充满希望与志向，并通过许多完全不可预知的路径开始进化。
>
> 接下来，我看到了第一对原始人类伴侣肩并肩行走的图像，那

---

① 《脑机穿越》讲述了"人机融合"的未来，即"脑机接口时代"即将到来。该书中文简体字版已由湛庐引进，由浙江人民出版社于 2015 年出版。——编者注

是数百万年前的一个夜晚，在非洲中部——今天埃塞俄比亚境内的阿法尔沙漠。我看到人类的祖先第一次仰望无边无际的天空，眼中充满了敬畏与恐惧，那时他们的大脑中电波涌动，搜寻着我们今天还在苦苦思索的问题的答案。

我意识到，这些胆怯而好奇地看着天空的原始人类开始了漫长而宏伟的接力赛。从那以后，世世代代的人类都在寻找有关存在、意识以及周围一切的意义的根本解释。

从宇宙大爆炸到人类大脑的形成，150 亿年间，人类大脑成为宇宙中最平常却最伟大的奇迹。

事实上，在漫长的历史长河中，我们并没有理解人类的大脑是什么，更遑论它是如何工作的。古埃及人在艺术和科学上取得了辉煌的成就，但他们认为大脑是一个无用的器官，于是在给法老的尸身做防腐处理时把大脑扔掉了。亚里士多德认为，灵魂居住在心脏里，而不是在大脑里。他认为大脑的唯一作用是冷却心血管系统。

这个"黑暗时代"持续了几千年是有其原因的。人类的大脑大约只有1.4 千克，并且有 75% ~ 80% 是水，其余的主要成分是脂肪和蛋白质。谁又能想到，这三种平平无奇的物质，凝聚起来竟然带来了思考、记忆、视觉、爱恨、审美等种种最奇妙、最复杂、最难以解释的人类的情感、意识与思想呢？

大脑的一大悖论是：你对世界所知的一切，都来自一个从未亲眼见过这个世界的器官。大脑存在于寂静与黑暗之中，它没有疼痛感受器。如果你看过《汉尼拔》，你必然会对其中一幕永生难忘：当食人魔汉尼拔用餐刀将你的大脑像片羊肉似的一片一片片下来放进你的餐盘中时，你是完全感觉不到疼痛的。对你的大脑来说，世界只是一股股电脉冲。在电波组成的浩瀚汪洋中，大脑为你创造了一个活色生香、可爱又引人入胜的世界。从这个意义上来说，你的大脑就是你，其他一切都只是管道和支撑。

大脑作为一项纯粹的奇迹，人类对其认知却远远落后于对宇宙间其他东西的认知，因为我们无法直接"看到"自己的大脑。在漫长的岁月里，科学家只能或者通过对去世的中风患者的尸检来揭示大脑的哪一部分出了故障，或者利用电极探针探测患者大脑，将得到的信息慢慢地、耐心地拼凑起来，以确定大脑的哪一部分影响哪种行为。

但是，这些神经科学研究的基本方法并不能系统地分析大脑。你不能要求一个中风患者的大脑损伤刚好就在你想研究的特定区域。大脑是一个活的、动态的复杂系统，尸体解剖又怎么能发现大脑的神奇之处呢？死去的大脑已经停机，而大脑的奥秘正潜藏于它的活动之中。大脑的各个部分相互作用，时刻为我们描绘着这个世界，使我们产生爱意、仇恨、嫉妒和好奇心。只有当意识涌现，人类的生命才具有了真正的价值。

400多年前，望远镜的发明几乎在一夜之间促成了人类天文学的飞跃。这是自古以来最具革命性的仪器之一。突然，过去的神话传说如同晨间的露水一般蒸发不见了。你能亲眼看见月亮上并没有嫦娥、玉兔与桂花树，光秃秃的，并且分布着大大小小的环形火山；太阳表面有黑色的斑点；木星有卫星；金星有相；土星有环。在望远镜发明后的20年间，人类所学到的东西比过去2000年历史中学到的总和还要多。

像望远镜的发明一样，在即将进入21世纪的时候，磁共振成像、脑电图和各种先进的脑部扫描仪器极大地改变了人们对大脑的研究方式。一时间，这些仪器让我们得以看到心智与意识在活的、思考着的大脑中的涌动。同样，我们在过去的20年中对大脑的了解比之前人类历史中对大脑了解的总和还要多。并且，一度被认为是触不可及的意识，终于呈现在了舞台的中心。

现在，科学家通过磁共振成像扫描便可以捕捉在我们大脑中流动的思想，也可以在完全瘫痪的患者的大脑中植入芯片，并把它连接到计算机上。患者可以上网、阅读和发信息、玩视频游戏、操控自己的轮椅、使用家用电器、操纵机械臂。事实上，这样的患者可以通过脑机接口做任何一个身体状况正常的人能做的事。

尼科莱利斯教授的研究甚至更进了一步。早在 21 世纪初，他就带领美国杜克大学的研究团队通过将人类大脑直接连接到"外骨骼"的方式，让瘫痪多年的患者站了起来，能够"活动活动"他们的四肢。借助这种此前只在科幻电影中出现过的"机械战甲"，一位瘫痪多年的患者在 2014 年巴西世界杯上开出了第一球。科学家相信，总有一天，四肢瘫痪者可以过上正常人的生活，精神病患者也将重新感受到愉悦与幸福。这种"外骨骼"也会赋予我们超级力量，总有一天，电影《阿凡达》中的情景将再现，我们可以足不出户，用意念操控着替身去探索地球之外的文明，无论这个替身是克隆生物体还是意念机器人。

下载知识、移植记忆、意念互通与大脑联结将不再只是存在于科幻电影中的想象，它们终将成为现实。那时，我们就能够像下载一首歌或一部电影那样，从互联网上下载知识与技能，我想知道什么我立刻就能知道，我不知道为什么知道，但我就是知道了；我们能够记录、上传、分享记忆；"大脑网络"的设想也终将成真。

这项革命性的技术带来的希望是如此巨大，以至于从最高的决策者到最激进的探索者都将其视为通往未来的终极道路。事实上，脑科学已成为世界上最大的经济强国与经济体之间的竞争之源。2013 年 1 月，时任美国总统奥巴马宣布启动 10 年内投入 30 亿美元的"脑科学计划"(Brain project),这项野心勃勃的计划彰显了美国的决心与勇气,欧盟、日本、中国也纷纷启动了百亿资金级别的国家级大脑研究计划。全球网上支付平台 Paypal 创始人之一埃隆·马斯克(Elon Musk)相信,他在脑机接口领域的布局——Neuralink 公司的意义将远超特斯拉和 SpaceX[①]。后者的目标是改造人类现有的生活,而 Neuralink 公司想做的是重新定义人类的未来。

解读大脑的复杂神经电路一度被视为毫无希望,科学家认为此举超越了现代科学的范围,现在脑机接口已经成为脑科学与计算机学两个相互碰撞的项目的焦点。如同人类基因组计划将改变科学和医学的景观,脑机接口技术的突破不仅会赋予我们了解大脑的无与伦比的洞察力,也会产生新的工业领域,刺激经济活动,重塑人们的生活方式,从根本上引发政治、经济、社会、文化的大变革。

一旦大脑的神经通路最终被解码,情感、意识与思想的密码也会被破译,创建一个大脑的复制品将成为可能。这会引出一个最终的哲学命题:我是谁?当意识可以上传至计算机(或者大脑的复制品),人类是否将实现数字化永生?当肉身衰亡,我们的灵魂能否永恒存在?当我们终有一天战胜死亡——人类所有欲望与恐惧的起点,我们是人还是神?我们是完成了人类的终极进化,还是走向了人类这一物种的灭绝?

也许在遥远未来的某一天,心灵将彻底抛弃肉身在星际间漫游,正如未来学家所推测的那样,这并不违反物理学定律。从现在算起的几百年后,我们可以将整个神经蓝图放到激光束上,发射到深空,穿越虫洞,抵达时空的尽头,也许这才是人类(如果那时还能称之为人)探索星辰大海的终极方式。

---

① 马斯克 2002 年 6 月创立的美国太空运输公司,它开发了可部分重复使用的猎鹰 1 号和猎鹰 9 号运载火箭。——编者注

一个辉煌的、将重塑人类命运的、崭新的科学景观，现在真正打开了。我们正在进入一个全新的脑机接口时代。

我现在邀请你和我一起踏上这场关于脑机接口的最前沿的科学之旅，我保证你将能更深刻地理解来自古希腊时期的座右铭："认识你自己。"

但是，让我们先回到一切开始的地方。

目 录

进击的智能，正在开启难以想象的人类新未来

6 亿年前，世界仍处于一片死寂。

那时，地球上虽然已经出现了生物，但它们十分低等，还没有进化出任何神经。没有神经，也就意味着无法移动、无法思考，也无法处理任何形式的信息。所以，它们只是存在于这个世界上，寂静地等待着死亡。

终于出现了水母。

万万想不到吧，水母才是地球上最古老的史前生物，至今已经存活了 5 亿年，比恐龙存在的时间还要长。众多千奇百怪的水母中，最为神奇的就是一种被叫作灯塔的水母，科学家称它们为"不死水母"，英文名就是 Turritopsis dohrnii。被称为不死水母，是因为这种水母在身体老化之后，会自行

将自己的身体"分解"成多个部分，而且每一个部分都能独立存活。之后不久，每一个独立的部分都会长成新的个体，并且保留母体的基因。从某种意义上来说，灯塔水母是永生的，所以说它们是真真切切地活了5亿年。更重要的是，水母进化出了生物界第一种神经系统：神经网。

水母的神经网可以让它收集到周围环境的重要信息，以避开捕食者，寻找食物。拥有接收和处理信息的能力则意味着水母可以对周围环境的变化做出反应，提高生存繁衍的概率——它们5亿岁的高龄就是最好的证明。

不久之后，另一种更有"想法"的动物出现了。

扁形虫"发现"，如果神经系统里有一个可以掌管一切的"最高统帅"，它便可以处理更多的事情。这位"统帅"位于扁形虫的头部，并且规定身体内的所有神经都要把搜集到的信息直接向他汇报。因此，跟水母的网状神经系统不同，扁形虫的神经系统更像一条笔直的高速公路，所有的信息都通过这条公路在"最高统帅"和其他神经之间来回传递。

实际上，这种神经系统就是生物界第一个中枢神经系统，而扁形虫头部的"最高统帅"就是最原始的大脑。这种神经系统很快开始在其他动物之间流行，不久，地球上出现了成千上万个拥有大脑的物种。

随着时间的流逝，地球上的动物进化出各种复杂的生命系统，它们每天从外界环境中接收到的信息越来越多、越来越复杂，"最高统帅"们疲于应付，就快要忙不过来了。

又过了一段时间，哺乳动物出现了。作为动物王国的新生代，它们的生命系统要复杂得多。它们的心脏需要跳动，肺部需要呼吸，消化系统也不能停，但是除了生存所必需的功能以外，哺乳动物要操心的东西还有很多。它们选择了群体生活的方式，它们靠哺乳抚育后代，它们还拥有了爱、愤怒和恐惧等复杂的情感。

在此之前，爬虫脑只需要应付爬行动物和其他更简单生物的需求，但是要应付哺乳动物的话就太难为它了。于是哺乳动物就进化出了一个可以辅助爬虫脑的"次级指挥官"，用于处理这些新出现的需求，这就是最早出现的边缘系统，又被称为"哺乳动物脑"。

在接下来的 1 亿年里，哺乳动物的生活变得越来越复杂。直到有一天，"最高统帅"和"次级指挥官"发现他们的指挥室里多了一个新人。这个不知道从哪里冒出来的"婴儿"其实是新皮质的雏形。虽然一开始他不太会说话，但经过从灵长类到类人猿再到原始人类的进化历程，他也从一个"婴儿"逐渐成长，最终成为一个对各种事情都有一套自己想法的"少年"。

接下来的几百万年里，这位"少年"变得更加成熟和睿智，他给出的主意也越来越好，比如他发现了取火的方法，还学会了制作长矛。他教会人们分工合作，用集体的力量狩猎、采集。人们获得了更多的食物，原始人的部落开始成形，并一步一步扩张自己的领地。

但这位"少年"最厉害的本事还是思考。大约 10 万年前，他产生了一个突破性的想法。人类大脑的发达程度已经足以理解这个现象：虽然"石头"这个发音并不是石头本身，但它可以作为石头这个物体的一个符号，即用于指代石头的一个发音。原始人类就这样发明了语言。

很快，各种各样的东西都有了自己的名称。到了 5 万年前，人类已经可以使用完整、复杂的语言进行交流了。

语言的出现让人们开始相互分享各种事情，其中分享的最有用的是他们已经学会的东西。如果一个人吃了某种果子开始呕吐、肚子疼,他就可以用语言将这个惨痛教训分享给部落里的其他成员,而其他成员也会用语言教会他们的孩子,他们的孩子又会把它传给自己的孩子。这就是"知识"与"智慧"的起源。

语言的存在,使得那些由最聪明的人顿悟出来的智慧得以一代又一代延续下去,不断累积到部落的知识库中。后来的每一代人在出生时就已经拥有了这座知识库,于是他们就可以在老祖宗的智慧的基础上得出更好的新发现,部落的知识库也会因此变得越来越庞大和高级。

知识与智慧变成了一场盛大的代际集体协作。语言赋予了人类个体以群体的智慧,这种智慧将远远超过个体的智慧。同时,使用语言互相交流的能力也让人类得以形成复杂的社会结构,加上农业和动物驯养等先进技术的出现,到了 1 万年前,城市的雏形开始出现。

很快,随着社会分工的细化和农业水平的提高,很多人因此从劳作中解放了出来,开始思考各种各样的想法。不久他们就实现了一个新的巨大突破:写作。

历史学家认为,人类大约在 5000 ~ 6000 年前开始写东西。在此之前,集体知识库只能保存在人们的记忆中,而且只能通过口述传播。这个系统在小型部落里还能行得通,但是对于在大量人群之间共享的庞大的知识体系,仅仅依靠记忆是难以维持的,许多知识也会因此而失传。

如果说语言可以让人类将想法从一个大脑传递到另一个大脑,那么写作就可以让他们把想法刻在实物上,当人类开始在羊皮或纸上写字时,那些需要口述数周才能传达的大量知识就可以被压缩成一本书或一个卷轴。

现在，人类的集体知识库开始以实体形式存在，它们正被整齐地排列在城市图书馆和大学图书馆的书架上。这些书架成为人类进行所有活动的巨型指导手册。这些手册教会了我们有关贸易和货币、造船和建筑、医学和天文学方面的各种知识。每一代人在出生时都可以拥有比以往更高层次的知识和技术基础。

接下来，印刷术的发明大大加速了这个进程。尽管从现代技术的角度看，印刷术并非什么惊人的发明，但它仍然是人类信息传播能力的一次巨大飞跃。这种技术在此后的几个世纪里得到了迅速发展。批量印刷的书籍让信息可以像野火般蔓延，当书籍的印刷成本变得越来越低，教育便不再是精英阶层的特权，普通百姓也能看得起书了，人们的识字率得到了极大的提升。一个人的想法现在可以触达数百万人，大众传播时代已经开始。

大量涌现的书籍让知识可以跨越国界，世界各地的知识库终于融合为一个全人类共享的最高知识库。随着大规模沟通能力的提升，人类也开始变得越来越像一个统一的有机体，这个有机体的"大脑"是人类的集体知识库。

接下来，时空变换突然开始加速了。短短 200 年间，世界发生了翻天覆地的变化，蒸汽时代与电气时代相继来临，马车变成了汽车，书信变成了电话，烛火变成了电灯，产业工人变成了工业机器。我们翱翔在天空，漫游在太空，收音机、电视重新定义了大众传播。一个全新的世界出现在人类眼前，一个人的思想可以立刻被投射到亿万人的大脑之中。

时间来到 20 世纪中叶，人类开始了有史以来最具野心的一项发明：计算机。

很久以前人们就发现，创造价值最好的方法是发明可以创造价值的机器。机器在很多类型的工作中都做得比人类更好。我们将上肢的工作外包给了工厂机器，下肢的工作外包给了发动机。现在，如果可以把大脑的工作也外包给机器，那会怎样呢？

20世纪40年代，世界上第一台电子计算机诞生了。一直以来，人类只能独力完成所有的运算工作，计算机的出现改变了这一点。事实证明，这种用于信息存储、组织、处理的机器极大地提升了所有需要运算的工作，计算机开始成为企业和政府日常运作的核心。80年代后期，个人计算机走进了人们的生活。

接下来，另一个飞跃出现了。90年代初期，数百万台"独立的"计算机开始学会了互相沟通，它们形成了一个全球范围的计算机网络，一个新的巨人——互联网诞生了。信息能够以光速在这个系统中传递。互联网提供了即时、免费又易于搜索的方式，让数十亿人能够接触到完整的人类知识库。这让人类成为一位更聪明、更高效的学习者。

计算机的出现已经颠覆了人类的世界，它承接了许多人类的脑力工作，让人类可以更好地生活，但是仍然有一种脑力劳动是计算机无法胜任的：思考。

计算机可以运算、组织和运行复杂的软件，这些软件甚至可以自我学习，但它们无法以人类的方式进行思考。而终极的大脑延伸工具必须能够进行真正意义上的思考，虽然我们不知道计算机能够独立思考时会怎样。也许有一天它会睁开眼睛进化出意识，成为一种人类大脑无法理解的超级智能。那时的人类将面临怎样的命运？

我为什么要告诉你这些？这些同我们要聊的话题"脑机接口"又有什么关系？

在写《脑机简史》这本书的过程中，我有幸采访了包括尼科莱利斯教授在内的当今世界一众"最聪明的大脑"。在研读"脑机接口"这样的命题时，我明白了有些问题是需要使用一种"缩放思维"才能完全理解的：放大实验室里科学家和工程师正在处理的技术难题，缩小我们人类正在面临的生存挑战和命运深渊；放大当今世界的发展现状，缩小我们一路走来的历史进程和我们即将走向的未来景象。

自然造物用 6 亿年进化出了人类的大脑，人类大脑用 10 万年制造出了机器大脑。如今，我们站在超级智能诞生的前夜，而只有将"脑机接口"这个命题放入这个时间轴上，你才能明白这项技术对于人类的未来意味着什么；也只有用这样的思维方式，你才能真正理解为什么我们要认真地探讨"脑机接口"这个话题，也才能真正明白为什么世界上最聪明的大脑都在为之孜孜以求。

与"大热"的人工智能或者智能机器人相比，脑机接口获得的公众关注度还不算高。虽然马斯克已经连续数年在全球发布会介绍他的 Neuralink 公司最新的脑机接口项目进展——2019 年讲的是手术机器人和阵列脑电极芯片，2020 年讲的是进行了活体植入的三只小猪，2021 年讲的是一个能够通过脑波无线信号玩经典的《乒乓》游戏的猴子，但这些话题还是主要停留在"粉丝"和媒体圈子里，热度也有限，远远赶不上风靡全球的 AlphaGo 或大狗机器人。一个重要的原因是，这个细分领域实在是太专业了，整个行业的发展也还停留在很早的阶段。

然而，在读完近百万字的论文和原始资料后，我确信，无论是从它们所采用的大胆的工程技术还是从其所肩负的伟大使命来看，这几个一度引发话题的小猪、猴子案例对人类未来的意义都将远远超越 AlphaGo。

如果有一天你站在一个足够远的未来回头看，你也许会发现，"三只小猪""游戏猴子"正是人类命运的转折点,它们与人类的生死存亡息息相关。对此,我并未做丝毫文学上的夸张。

我感觉自己就像是乘坐时间机器去了未来,现在我回来告诉你,未来的可能性已经超越了你的想象。但是在我带你坐上时间机器之前,我们需要先掌握"缩放思考"的能力:刚才,我们用"上帝视角"缩短了地球生命 6 亿年的进化史,接下来,我们要将自己缩小,钻进自己的大脑里看一看。

我们将从大脑开始,这是我们学习脑机接口的起点,然后我们才具备讨论这个疯狂话题的基础知识。只有这样,我们才能明白为什么那些聪明的大脑认为脑机接口对于人类的未来如此重要。等我们讨论到最后的时候,整件事也就豁然开朗了。

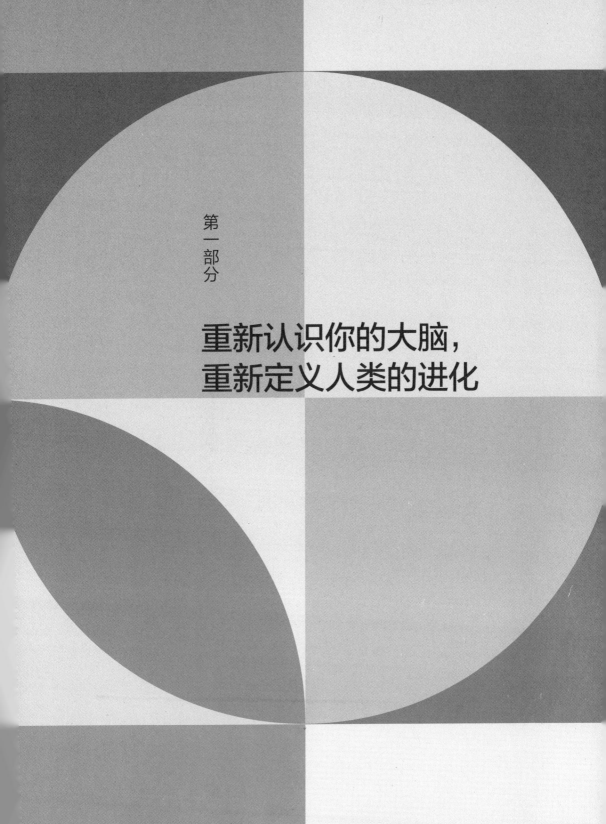

第一部分

重新认识你的大脑，重新定义人类的进化

"作为人类，我们可以分辨数光年以外的星系，研究比原子还小的粒子，但我们仍然没有解开这个位于两耳之间约 1.4 千克重的物质之谜。"

——奥巴马宣布启动美国
"脑科学计划"

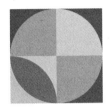

01

见证奇迹的时刻

A BRIEF
HISTORY OF BRAIN-COMPUTER
INTERFACE

一些历史学家认为，现代神经科学的起源是从一根铁棒穿过菲尼亚斯·P. 盖奇（Phineas P. Gage）的大脑开始的。这一悲剧性的偶然事件引发了一系列连锁反应，打开了人们对大脑进行严肃的科学研究的大门。对盖奇先生来说，这根铁棒是他悲惨命运的开始，却为现代科学的发展铺平了道路。

盖奇的悲剧

这场事故发生在 1848 年，盖奇当时是美国佛蒙特州的一名铁路工人。1848 年 9 月 13 日是看起来平平无奇却注定载入史册的一天。和往常一样，盖奇来到工地上干活，准备爆破坚硬的岩石。他一边往钻孔里填充炸药，一边转过头去看工友。他不知道的是，这是他一生中最后一个平常的时刻。

医学记载的其他受害者几乎都是以名字的首字母或化名被提起，但盖奇不是：他的名字是神经系统科学领域最著名的名字。

盖奇是附近最好的工头，技术过硬，认真负责，人也很不错。那年秋天，他和他的一队人马受雇于当地政府，负责清理铁路附近的硬质黑岩。和往常一样，盖奇正在往岩石上的爆破孔中装填火药，然后用铁夯轻轻将粉末夯实。这是一个精细的活儿，为了把火药粉末压实，盖奇特意定做了一根铁棍。这个铁棍有一米多长，重达 6 千克，光滑得像一杆标枪。

工人们正在把碎石块装载到运货马车上，他们显然分散了他的注意力。对于盖奇扭头那个瞬间，大家众说纷纭。有人说盖奇扭头时还在砸实火药，铁棍一下子砸到了坚硬的岩石上，引起了一个细小的火花。接下来的一切都不可避免：一点儿火星在黑暗里闪现，点燃了火药，把铁棍炸飞了。

悲剧的是，铁棍击中了盖奇的左颧骨，径直穿进了他的脑袋。铁棍击碎了他上颚的一颗臼齿，从他的左眼后擦过，并戳穿了大脑左额叶的下部，然后掀开头骨，在他头顶上方直直穿了出去，最终落到了几十米开外的地方，以钉桩的姿势笔直地扎在了泥土中，上面沾满了鲜血和脑浆。

目睹这一幕的人被吓呆了，他们眼睁睁地看着盖奇的一部分头盖骨被掀掉了。然而更让人惊愕的是，盖奇居然没有当场死亡！他仅仅是在地上抽搐了一阵，没过几分钟就能重新走路说话了。他全程意识清醒，还能在工友的搀扶下爬上一辆牛车，前往 2000 米之外的医院。

接诊医生约翰·哈洛（John Harlow）博士提供了第一手资料。他在事故发生的那天下午 6 点左右见到了被掀翻一部分头骨的盖奇。哈洛博士看到盖奇自己缓缓地挪进了房间，满身是血地躺在了床上。接下来，像一名外科医生通常的操作一样，哈洛博士把盖奇的头皮剃干净，清洗掉已凝固的血块和脑浆，接着用手指从伤口两端把头骨碎片挑出。令人难以置信的是，整个过程盖奇竟然连眉头都不皱一下地保持清醒和理智，他甚至还盘算着两天之后就要回去上班！

盖奇的脑袋上缠满了纱布，左眼球依旧突出了足足 1 厘米多。一个好消息是，他还能够认出前来探望的母亲和叔叔。但没过几天，盖奇的病情开始恶化，他两颊浮肿，大脑隆起，开始胡言乱语。他的大脑被真菌感染，开始陷入昏迷状态。亲人们悲伤不已，甚至已经为他定好了一副棺材。

然而幸运之神再一次关照了他。哈洛博士对盖奇进行了紧急外科手术，穿刺鼻子以疏通伤口，同时摘除了盖奇恶化严重的左眼球。术后危险情况依旧持续了数周，但最终，盖奇的病情稳定了下来，直到最后完全康复。

2009 年，一张盖奇的老照片被贴在社交媒体上，那是一个英俊自信的男人，尽管头部和左眼受伤严重，但你能感觉到他在笑，对生活依旧怀抱希望。

这一事件发生后的数年里，盖奇的亲友们开始注意到他的性格出现了急剧变化。一个活泼开朗、乐于助人的人，变成了一个脾气暴躁、易怒冲动且自私冷酷的人。虽然哈洛博士对盖奇精神状态的描述只有一百多字，但他确信盖奇已经莫名其妙地发生了一些变化：在事故发生前为人果断，如今却有点儿反复无常，经常随意变更计划；之前通常尊重别人的意愿，如今却在任何一家餐厅随心所欲地发怒；之前很有礼貌，令人敬重，如今却"间歇性地粗鲁无礼，经常爆粗口"。

哈洛博士总结了盖奇的性格变化之后说："盖奇的智力和表现好像孩子一样，却有着一个强壮的人所拥有的野兽般的激情。他的理性和本能之间的平衡似乎遭到了破坏。"朋友们对盖奇的评价则更加简短扼要："他不再是原来的盖奇了。"

在被残暴的脾气折磨了 12 年后，盖奇依旧难以逃脱悲惨的命运，他的健康状况持续恶化，1860 年 2 月癫痫发作，同年 5 月 21 日去世。

在他生前和死后，医学和心理学权威人士对他进行了深入研究。去世几年后，在哈洛博士的劝说和坚持下，经他姐姐的同意，人们打开他的墓穴，取出他的头骨和那根击碎他头骨的铁棍。他的头骨被保存在哈佛大学的医学博物馆里。哈洛博士对此头颅做的详细的 X 射线扫描已经证实，铁棍对前额后面被称为额叶脑区的地方造成了巨大破坏。

这个令人难以置信的事故不仅改变了盖奇的命运，也改变了科学的进程。盖奇的遭遇成了神经科学史上的经典案例，因为这一事件说明，个体行为看似是由意愿决定，但最根本的决定因素还是生理机制。此前的主流思想是：大脑和灵魂是两个独立的实体。这一思想也被称为二元论哲学。但越来越清晰的是，盖奇的大脑额叶损伤引起了他个性的突然变化。接下来，这又引起了科学思维模式的转变，人们开始猜想：也许是因为大脑的特定区域与一定的行为有关吧。

大脑有特定的功能分区

1861 年，盖奇去世后仅仅一年，来自法国的解剖学家和医生皮埃尔·保罗·布罗卡（Pierre Paul Broca）更是用具体事实向我们验证了"大脑的特定区域与一定的行为有关"这一论断的正确性。

布罗卡是巴黎的一位医生，在多年的行医记录中他记载了一个特殊的患者，这个患者除了有严重的语言缺陷外，其他一切似乎都正常。患者能够认识和理解语音，但他只能发出一个声音："他"。布罗卡医生问他叫什么名字，他的回答是"他"；问他是什么时候开始失语的，回答还是"他"；甚至问他家里还有什么亲人，得到的答案依然是"他"。由于他的病情过于怪异，周围的人都称他为"他先生"。

几天之后，"他先生"不幸离世。布罗卡医生对他的尸体进行了解剖，结果发现，在"他先生"的左脑下方，有一块大面积软化、凹陷的区域，这是解剖其他生前语言功能正常的尸体时没有出现过的现象。布罗卡医生由此推断，这片凹陷区域可能就是控制人说话的地方。

布罗卡医生后来确认有 12 个类似病历的患者在这一特定区域都有大脑损伤。由此，布罗卡医生得出了一个让全世界都无比震惊的论断：人类用左脑说话。今天，有额叶损伤且病灶通常在大脑左半球的患者，被认为患有"布罗卡失语症"。一般情况下，这种疾病的患者可以理解别人说的话，但什么话都说不出，或者在说话时丢掉很多词。

从那以后，人们开始意识到，人类的左右脑可能负责着不同的任务，它们互相合作，各司其职。为了向提出这一伟大论断的布罗卡医生致敬，科学家把左脑中掌管语言学习的区域命名为"布罗卡区"。

不久之后，1874 年，德国医生卡尔·韦尼克（Carl Wernicke）记录了有相反问题的患者。跟"他先生"相反，韦尼克医生的患者能清楚地表达，但他们不能理解书面和口头语言。这些患者往往能流利地说，语法和句法都对，但他们说话的内容却毫无意义。更令人惊讶的是，这些患者往往不知道他们是在胡言乱语。韦尼克医生在对这类患者进行的尸检中确认，这些患者的大脑中距离左额叶不远的地方遭受了损伤。

布罗卡医生和韦尼克医生所做的工作在神经科学中是里程碑式的研究。他们确立了行为问题（如语音和语言障碍）与大脑特定区域的损伤之间的明确关系。

另一个突破发生在战乱时期。历史上，有许多宗教禁忌禁止人体解剖，这严重制约了医学的进步。然而，在战争中，死于战场的士兵数以万计。在 1864 年普鲁士与丹麦战争期间，德国医生古斯塔夫·弗里奇（Gustav Fritsch）治疗过很多头部有伤口的士兵，碰巧注意到当他碰到大脑的一个半球时，患者身体的另一侧经常抽搐。后来弗里奇医生系统地证实，当他用电刺激患者大脑时，左半球大脑控制身体的右侧，反之亦然。这是一个惊人的发现，证明大脑基本上是"电性"的，而且大脑的特定区域控制身体另一侧的一部分。

"小矮人图"，人类身体"地形图"

大脑与身体之间有电通路连接这个认识，直到 20 世纪 30 年代才有了系统的分析。那时，美国的神经外科医生怀尔德·彭菲尔德（Wilder Penfield）开始治疗癫痫患者，这些患者经常出现惊厥和癫痫发作，有可能会危及生命。对他们来说，最后的选择便是做脑外科手术，去掉部分头骨和暴露大脑。因为大脑没有疼痛感，患者可以在整个过程中有意识，因此彭菲尔德医生在手术期间仅使用了局部麻醉。

彭菲尔德医生注意到，当他用电极刺激皮质的某一部分时，身体的不同部位会回应。他突然意识到，他可以在皮质的特定区域和人体之间绘制一幅粗略的一对一对应图。他绘制的图是如此准确，以至于今天我们的教科书仍然几乎原封不动地在使用它。在这张图中，你可以看到大脑的哪一区域大致控制哪种功能，以及每个功能的重要程度。例如，我们的手和嘴对于生存是如此重要，因此大量的脑力是致力于控制它们的。

此外，彭菲尔德医生发现通过刺激额叶的几个地方，他的患者会突然清晰地回忆起遗忘很久的记忆。一个患者在脑外科手术中突然脱口而出："我好像……站在高中的门口……我听到妈妈在电话里交谈，让我的姨妈那天晚上过来。"彭菲尔德医生发现他打开了埋藏在大脑深处的记忆。他在 1951 年发表了他的研究结果，这些结果使我们对大脑的了解发生了另一个转变。

在将近 20 年的时间里，彭菲尔德医生从 400 多例颅骨切开术中收集了大量数据。他重新构建了患者所报告的身体感觉的顺序，发现在改变对大脑刺激部位的过程中，触觉发生的位置也在逐渐移动：开始是脚趾，接着是脚，再后来是腿、臀部、躯干、脖子、头、肩膀、上臂、肘部、前臂、腰、手、每根手指、脸、嘴唇、内口腔，最后是喉咙和内腹腔。当对穿过大脑皮质的横截面进行绘制时，这一顺序便展示出了人类身体的"地形图"，后来它成为我们所知的感觉"小矮人图"（Homunculus）——这幅在医学文献记录中被复制次数最多的插图之一（见图 1-1）。

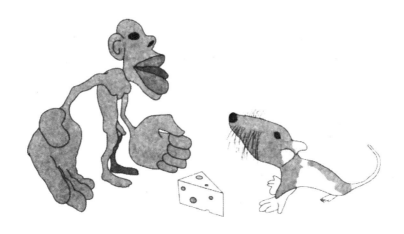

图 1-1　小矮人和小矮老鼠

注：这幅图描绘了不可能实现的皮质"小矮人"与皮质"小矮老鼠"的相遇。皮质"小矮人"是根据初级躯体感觉皮质的分布，将人体进行变形后得到的表征，它基于彭菲尔德医生的研究。皮质"小矮老鼠"是对等的老鼠身体的变形表征，根据的是啮齿类初级躯体感觉皮质的分布。注意小矮人身上被夸张表示的嘴唇和手，以及小矮老鼠身上被夸张表示的胡须、口鼻部以及前爪。

令彭菲尔德医生很满意的"小矮人"与我们平时看到的任何正常人都没有相似之处。"小矮人"被严重扭曲了，看起来很怪异。这种扭曲是被称为"皮质放大"发展过程的结果。皮质过度放大现象代表了身体区域中机械性刺激感受器密度最高。这些感受器是一系列高度适应的周围神经末梢，用于感知压力、牵张等外部信号的神经末梢结构，负责将触觉刺激转化成电位，即大脑的语言。因此，"小矮人"的手指、手和脸，特别是口周和舌头，是突出膨胀的。包括胸部和躯干的其他身体区域似乎收缩了，好像它们正在进行节食，虽然我们的大部分皮肤都存在于这些区域。手指、手和脸含有非常多的机械性刺激感受器，因此它们是我们最精良的触觉器官。我们通常利用它们来创造有关周围世界的触觉图像。这也是为什么当一个物体摩擦我们的后背皮肤时，我们很难准确辨别那是什么物体。

皮质放大现象并非人类的特权。在过去 70 年所检查的每一种哺乳动物中，我们发现这种现象普遍存在。拿老鼠来说，"小矮老鼠图"夸张表征了老鼠的胡须，其前爪的大小远远超过后爪。再比如半水生、卵生的澳大利亚哺乳动物鸭嘴兽，在躯体感觉皮质的身体地图中，它的喙就被过度放大了。

至此，我们简单回顾了人类过去近 200 年历史中对大脑认知的标志性事件。正是在这些医生、科学家和无数遭遇不幸的普通人的大脑基础之上，人类才构建出了对自身大脑的基本认识。这些知识大都在我们中学阶段的生物课中出现过，在接下来的一章，我们不妨简单回顾一下。

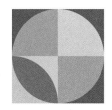

02

你好，大脑

A BRIEF
HISTORY OF BRAIN-COMPUTER
INTERFACE

人类的头部构造（见图 2-1）就像一个俄罗斯套娃，最外层是头发，头发下面是头皮，你以为打开头皮就到颅骨了，其实中间还隔着十几层之多。

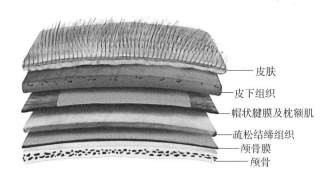

皮肤
皮下组织
帽状腱膜及枕额肌
疏松结缔组织
颅骨膜
颅骨

图 2-1　人类的头部构造

在颅骨下面，大脑被几层薄膜包裹着（见图 2-2）。

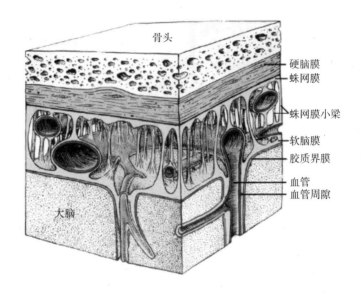

骨头

硬脑膜
蛛网膜

蛛网膜小梁

软脑膜
胶质界膜

血管
血管周隙

大脑

图 2-2　大脑构造

最外层的是硬脑膜（dura mater），是一层结实、凹凸不平的防水膜。硬脑膜会紧贴着颅骨。大脑是没有疼痛感知区域的，但硬脑膜上就有，它的敏感程度与脸部肌肤相当。硬脑膜受到压力或撞击时往往会引起剧烈的头痛。

下面一层叫作蛛网膜（arachnoid mater），这层薄膜下面的空间布满了富有弹性的纤维。我一直认为，我的大脑只是被浸在某种液体里，然后就这样在脑壳里面漂浮着，但其实大脑外部和颅骨内壁之间的唯一间隙就是这层蛛网膜。这些纤维物质可以固定住大脑的位置，让它不会四处移动。当头部受到碰撞的时候，它们还可以起到缓冲的作用。这块区域充满了密度接近水的脑脊液，能让大脑保持着一定的浮力。

最后一层是软脑膜（pia mater），这层薄膜是跟大脑外层紧紧贴合在一起的。你知道为什么你每次看到的大脑照片总是覆盖着一层黏糊糊的血管吗？这些血管其实并不是附在大脑表面上，而是嵌在软脑膜里面的（见图 2-3）。

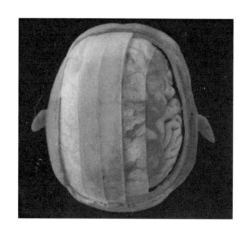

图 2-3　大脑全貌

注：从外到内，你会看到头皮，接下来是颅骨、硬脑膜、蛛网膜，最里面一层就是包裹在软脑膜下面的大脑。

　　如果我们把外层的东西都剥干净，就会看到大脑。这个看上去像一团果冻一样的东西，却是宇宙中已知的最神秘的物体。它虽然只有不到 1.4 千克重，却是目前已知的信息密度最大、结构化程度最高而且自我组织最完整的东西。一个"普通"的人类大脑，运行时的功率仅为 20 瓦，而一台性能同样强大的计算机则需要 2400 万瓦的功率才能启动。

　　面对它时，你不时会陷入深深的困惑中。时至今日，我们对大脑的理解，就如同 16 世纪初人类对整个世界地图的了解一样。

　　记得我在高中时期参加一次全国性的生物知识竞赛时，我的导师，一位著名的生物学教授，在他的第一堂课上提出了这样一个问题："如果大脑总共包含的知识长度是 1 千米，我们已经在这个路程上走了多远？"我们当中有回答 1/2 的，有说 1/3 的，有说 1/4 的，但是这位教授给出的答案却是"1 厘米"。

在人类正在构建的伟大知识库的帮助下，我们也许在未来某天能够抵达这1千米的终点。但是现在，让我们先来看看人类目前对大脑已有的认知，以及这1厘米当中都有些什么风景吧。

如果我们把大脑取出来，然后去掉左半球，我们就可以清晰地看到大脑的横截面（见图2-4）。

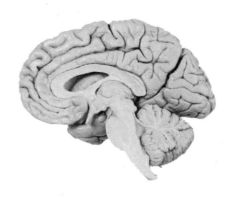

图 2-4　大脑的横截面

从爬虫脑到新皮质，大脑的进化假说

1967年，为了了解看似随机的大脑结构，将达尔文的进化论应用到大脑研究中，美国国家精神健康研究院的神经学家保罗·麦克莱恩（Paul Maclean）把大脑分成三个部分：在进化过程中，最先出现的是爬虫脑，后来的哺乳动物在此基础上发展出了第二重脑部结构，最后人类的出现完善了第三重脑部结构。

爬虫脑，人类大脑最古老的一部分

这一部分包括脑干、小脑、基底核，与爬行动物的大脑几乎相同，因而被称为"爬虫脑"。爬行动物的大脑起源可以追溯到 5 亿年前，这也是人类大脑最古老的一部分。它控制着动物最基本的生命功能，如心跳、呼吸、消化、血压、平衡等，还控制着争斗、领地、狩猎与交配，这些是动物生存和繁殖所必需的条件。

古哺乳动物脑，大脑的边缘系统

从爬行动物进化到哺乳动物，大脑也随之变得更加复杂了，向周边发展和产生全新的结构，这就是我们所说的"古哺乳动物脑"（边缘系统）。边缘系统位于大脑中心附近、"爬行动物脑"（爬虫脑）部分的周围，控制和调节着动物的记忆、食欲、情绪、困倦和警觉，以及感官信息处理等基本过程。

对于以群体生活方式为主的哺乳动物来说，边缘系统是极为重要的。它们需要辨别潜在的敌人、盟友和竞争对手，从而更为高效地生存并哺育后代。这种社会群体的生活方式是非常复杂的，尤其是涉及了情感。哺乳动物中的灵长类，如猿猴等，其边缘系统就显得十分突出。

新皮质，大脑中最新的进化结构

后来，我们有了哺乳动物大脑的第三个和最新的区域——大脑皮质，这是大脑的外层。大脑皮质内最新的进化结构是新哺乳动物脑（新皮质），它控制高级认知行为。这是人类大脑最发达的部分，它在大脑总质量中的占比高达80%。在老鼠的大脑中，新皮质是光滑的，但是在人类的大脑中，它是高度盘绕的，沟回起伏，极为复杂，这样才能允许大量的表面积被塞进人类的头骨中。

大脑的进化史是科学家认识大脑的一种模式。粗略地说，我们可以认为人类大脑的进化路径是从爬行动物大脑、古哺乳动物脑（边缘系统）到新哺乳动物脑（新皮质）的过程。

下面是这些结构在真正的大脑中对应的位置（见图 2-5）：

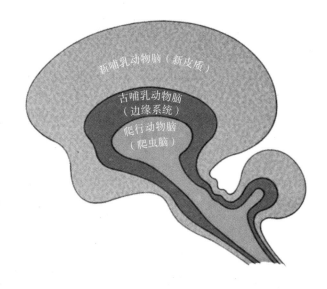

图 2-5　大脑横截面插图

接下来，让我们来看看这里的每个部分。

首先是爬虫脑，这是我们大脑中最古老的一部分（见图 2-6）。它长得像一只难看的青蛙。事实上，青蛙的完整脑部形状就跟我们大脑中的这个部分很相似。

在了解了这些部位的功能之后，你就会明白它们为什么是古老的了。这些部位能做的事情，青蛙和蜥蜴都能做。

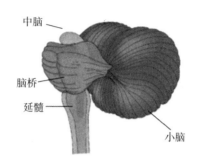

中脑

脑桥

延髓

小脑

图 2-6　爬虫脑

下面是爬虫脑的主要组成部分：

小脑

在端脑下方，头部正后方跟颈背相接的地方，驻守着小脑。虽然小脑体积只占颅腔的 10%，但它有着全脑大约一半的神经元。这里神经元众多，不是因为小脑要从事大量的思考，而是因为它控制平衡和复杂运动，这需要大量的神经接线。

脑干

在大脑的基座底下，有一条像电梯井似的、连接大脑与脊柱以及身体其余地方的东西，这是大脑最古老的部位——脑干。它掌管着人体更为基本的运作：睡觉、呼吸、保持心跳。另外，如果它认为你中毒了，它就会让你呕吐，干的都是些吃力不讨好的活。脑干并未得到大众太多的关注，但它对我们的生存至关重要。在很多国家，脑干死亡是衡量人类死亡的基本准绳。

其次，古哺乳动物脑——边缘系统。在小脑与脑干周围，分布着许多较小的结构——下丘脑、杏仁核、海马、终脑以及其他十来个类似的结构，它们被统称为边缘系统（见图2-7）。除非它们犯了错，否则人们一辈子也不会知道它们具体有什么作用。举例来说，基底神经节在运动、语言和思考方面扮演着重要的角色，但通常只有当它们退化并导致帕金森病时，它们才会引起人们的注意。

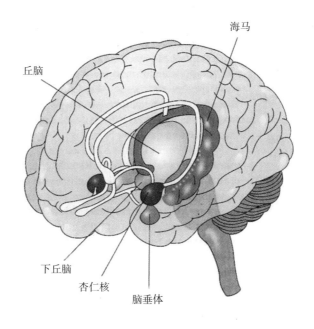

图 2-7　边缘系统

尽管边缘系统默默无闻，体积也不够明显，但这些结构在人体的基本运作中扮演着基础角色：它们控制和调节着我们的记忆、食欲、困倦和警觉，以及感官信息处理等基本过程。实际上，边缘系统是一个生存系统。有一个粗略的说法是，当你做一些狗也会做的事情，例如进食、饮水、交配、战斗、躲避或者逃离可怕的东西时，就是边缘系统在幕后操控。无论你是否愿意承认，只要你在做上述的任何一件事，你就处于原始人的生存模式。

边缘系统还控制着你的情绪，而情绪归根结底也是生存的需要。它们是更高级的生存机制，对于生活在复杂社会结构中的生物来说必不可少。

当你陷入理智与情绪的"天人交战"中时，边缘系统的工作可能就是怂恿你去做一些你以后会后悔的事情。从这个意义上说，学会控制边缘系统是人类成熟的象征，同时也是人类最核心的斗争。这并不是说没有边缘系统我们会活得更好。边缘系统是我们之所以为人的一半原因，我们生命中的大部分乐趣都与情绪或者动物本能欲望的满足有关，只是边缘系统并不知道你生活在一个文明社会，如果你过于放任它的话，它很快就会毁掉你的生活。

边缘系统由许多小部分构成，不过我们只介绍其中最重要的几个部分：

海马，长期记忆之源

顾名思义，之所以被称为海马，是因为它看起来像一只海马。这是记忆的"网关"，在这里，短期记忆被处理成长期记忆。海马的损伤将破坏产生新的长期记忆的能力，人们将会永远停留在目前的状况。美国电影《记忆碎片》（Memento）讲述了患有"短期记忆丧失症"的谢尔比根据支离破碎的记忆来找到杀妻凶手的故事。这部悬疑电影所描述的疾病是真实存在的——由海马受损所导致的顺行性遗忘症（anterograde amnesia）。

阿尔茨海默病的发作就从海马开始，然后才慢慢扩散到大脑的其他部分，这也是为什么阿尔茨海默病患者会先开始变得健忘，随后才出现其他一系列的严重症状。

杏仁核，情感诞生之地

这是产生情感，尤其是恐惧的地方。这里专门处理强烈而紧张的情绪，如恐惧、愤怒、焦虑。大脑有两个杏仁核，奇怪的是左边的杏仁核表现得更加乐观一些，除了通常的负面情绪之外，它有时也会产生愉悦的情绪，而右边的那个就一直处于心情不好的状态。杏仁核遭到破坏的人可以做到真正的无所畏惧，他们往往还无法识别他人的恐惧。我们睡着的时候，杏仁核就会变得特别活泼，这或许可以解释为什么我们的梦境常常令人不安。噩梦兴许只是杏仁核在给自己减负而已。

丘脑，大脑的"中继站"

它的拉丁名字的意思是"内室"，位于大脑的中心，就像一个中继站。它负责接收来自感觉器官的信息，然后再将其传输到大脑皮质进行处理。当你在睡觉的时候，丘脑也会跟你一同入睡，也就是说负责传输感官的"中间人"下班了。所以在深度睡眠时，你通常不会因为轻微的声音、光亮或触碰而醒来。如果你想唤醒处于深度睡眠的人，你的动静一定要足够大才能唤醒丘脑。

唯一的例外是嗅觉，它是可以绕过丘脑的感官。这就是为什么可以用嗅盐来唤醒昏迷者。既然说到这儿了，就给大家补充一个冷知识：嗅觉是嗅球（olfactory bulb）的功能，而且这是最古老的一种感官。跟其他感官不一样，嗅觉位于边缘系统的深处，它与杏仁核和海马都有紧密的联系。这也是嗅觉可以唤起特定记忆和情绪的原因。

下丘脑，你的成败皆与它有关

它负责调节体温、昼夜节律、饥饿、口渴、生殖和心情。它位于丘脑之下，由此得名。它是边缘系统最重要的组成部分，像一个小小发电室，与其说是一个结构，不如说是一束神经细胞。它的名字并没有描述它的作用，而是指它所在的位置——丘脑之下。说来奇怪，下丘脑的样子太不起眼了。它只有一粒花生的大小，重量仅为 3 克，却控制着身体大部分最为重要的化学成分。它控制性功能，控制饥饿和口渴，监测血糖和盐分，决定你何时需要睡觉。它甚至很有可能在人的衰老进程中扮演一定的角色。身为人类，你的成败在很大程度上取决于自己脑袋中央这个小小的东西。

最后，新哺乳动物脑——新皮质。作为整个大脑最重要的部位，新皮质也是我们将要探讨的主要内容。让我们先来区分几个概念。

端脑（cerebrum），所有高级功能所在地

端脑就是当你想起大脑时主要想到的部分，它充满了几乎整个脑穹庐。cerebrum 来自拉丁语里的"大脑"，是我们大脑中所有高级功能的所在地。它分为左右两个半球，每个半球主要与身体的另一侧相关，出于未知的原因，绝大多数的神经界限都是交叉的，因此大脑的右侧控制身体的左侧，大脑的左侧控制身体的右侧。

皮质（cortex），无所不能的结构

cortex 在拉丁语中是"树皮"的意思，在大脑（端脑）的最外层是大脑皮质。皮质几乎无所不能，它负责处理听觉、视觉及感觉信息，同时还掌管着语言、运动、思考、计划、性格等诸多方面。

皮质可以分为四叶（见图 2-8）：

额叶，给予我理性思维

额叶负责推理、预见、解决问题，是用来处理理性思维的。并且，你的大部分思考行为都发生在额叶前端被叫作前额皮质的部位，这个部位是大脑中的智者。

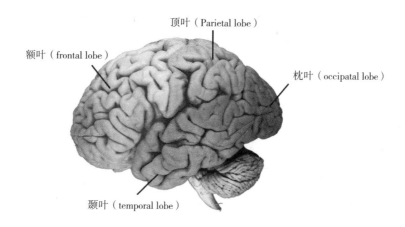

图 2-8　大脑皮质分布图

　　你现在正在读的信息就在你大脑的前额叶皮质中处理。这个部分的损伤可能会损害你筹谋计划的能力。这是评估来自感官的信息，给出处理意见，并执行未来行动的区域。同时，它也是负责个性（也就是我们是什么样的人）的地方。额叶是所有脑叶中最后才得以破译的大脑部位。在我学习生物的时代，它们也被叫作"沉默的额叶"。这并不是因为人们认为额叶没有功能，而是因为额叶的功能并未显露。

　　在之前提到的大脑内部斗争中，前额皮质是与边缘系统对立的一方。它是敦促你完成工作的理性决策者，劝导你不要担心其他人看法的内部声音，希望你不要对小事斤斤计较的高级存在。

顶叶，我们触觉的发源地

　　顶叶位于大脑的顶部。大脑右半球控制感官和身体形象；大脑左半球控制动作和语言的某些方面。这个部分的损伤会导致许多问题，比如不能定位自己的身体部位。顶叶负责的一项功能是触觉控制，其中最主要的是"主要体觉皮质"的作用，主要体觉皮质就处在主要运动皮质的后面。

　　互相紧挨着的主要运动皮质和主要体觉皮质是特别有趣的两个部位，因为神经科学家发现它们的每个位置都与某个身体部位一一对应。这就再次引出了我们此前见过的，也是本书中最惊悚的一张配图：小矮人图。

　　小矮人图形象地展示了主要运动皮质和主要体觉皮质所对应的身体部位。图中比例越大的身体部位，它们在相应皮质中所占的区域也越大。在此，我们可以得出一些有趣的发现。

　　首先，大脑中负责面部运动、手部运动和触觉的区域比负责其他身体部位的全部区域加起来还要多。虽然这听起来有点儿难以置信，但其实还是可以理解的，因为我们需要做出差别非常细微的面部表情，而且我们的双手需要无比灵巧，但是身体的其他部位，比如肩膀、膝盖、后背，它们的动作和感觉就不需要那么细致了。这就是为什么人类可以用手指弹钢琴，用脚趾就不行（见图2-9）。

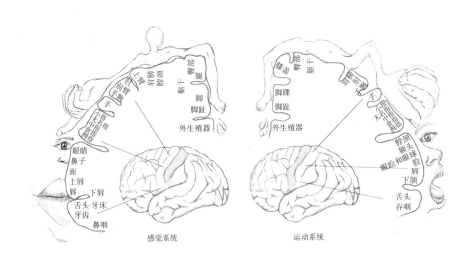

图2-9　大脑皮质小人

资料来源：ebmconsult.com

其次，这两种皮质所对应的身体部位的比例也高度相似。我虽然可以理解这一点，但我从来没有想过，身体最需要运动控制的部位恰恰也是最敏感的部位。

实际上，自从我在高中时期第一眼看到这张惊悚的图片后，它就一直在我的脑海中挥之不去，所以现在我也让你们再次深化一下这种体验—— 一个 3D 版的小矮人（见图 2-10）。

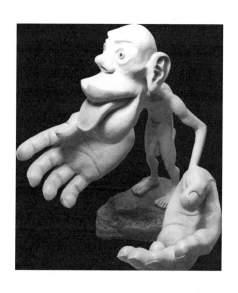

图 2-10　3D 版的小矮人

颞叶，储存着你的大部分记忆

颞叶负责储存你的大部分记忆。另外，因为它就在你的耳朵旁边，它又是听觉皮质所在的位置。但它也帮忙处理视觉信息，当我们看到另一张面孔时，颞叶上的 6 个区域（叫作"面部识别区域"）会兴奋起来，至于到底是我脸上的哪个部分激活了你大脑里的哪一块面部识别部位，科学家还不能确定。

枕叶，处理从眼睛传来的视觉信息

枕叶位于你的后脑勺，负责处理从眼睛传来的视觉信息。这个部分的损伤会导致失明和视觉障碍。你一定在影视剧中见过这样的情节：主人公因为摔了一跤，后脑勺磕在了石头上，醒来之后发现自己再也看不见了。这种剧情套路是具有科学依据的。

一直以来，我都以为这些大片的脑叶就是组成大脑的一块块部位，就像我们在 3D 模型中看到的分区一样。但实际上，皮质只占大脑最外层的 2 毫米，也就是相当于一枚硬币的厚度，皮质表层下面的空间基本上是各种神经组织的复杂联结。

此外，大脑中还有一些你一定听过的东西。比如，大脑皮质之下为白质，由大量神经纤维组成，其中包括大脑的回与回之间、叶与叶之间、大脑两半球之间以及大脑皮质与脑干、脊髓之间的神经纤维。大脑的左右半球由一条被称为胼胝体（corpus callosum）的带状结构连接起来。corpus callosum 在拉丁语里的意思是"强硬的材料"，字面意思则是"坚硬的身体"。大脑因为深深的沟壑而产生皱褶，凹陷的部分叫裂缝，凸起的部分叫脑回，这为它带来了更大的表面积。这些遍布大脑的凹缝和凸脊，在每个人大脑中的分布都是独一无二的。"脑纹"就和指纹一样，世间独此一份，它决定了你的智力、气质、性格和其他任何你独一无二的特质。

为什么大脑会有这么多皱褶

正如我们之前所讨论的，人类大脑的进化是一个由内向外扩展的过程，我们不断在现有的结构上添加更多更高级的新功能。但是这种进化方式也存在一定的限制，因为人类的出生还是需要经过母亲的生殖器官，而这就限制了胎儿的头部可以发育的大小。

而且更困难的是，人类在进化过程中成为直立行走的动物，这会导致女性的骨盆变小（否则她们就无法奔跑了）。幸好人类也进化出了适应这种情况的办法：婴儿在出生的时候其实尚未发育完全，他们本来应该继续待在子宫里的。这也是人类新生儿如此脆弱的原因。

于是，人类在进化过程中找到了一个巧妙的办法。因为大脑皮质非常薄，所以它的生长是通过增加表面积来实现的。它会形成很多皱褶（向下甚至可以延伸到左右半球之间的空隙里面），这样人类就能在不增加太多大脑容量的前提下得到超过 3 倍的大脑表面积。

当大脑开始在子宫内发育时，它的表面还是光滑的。这些皱褶大多在孕期的最后两个月才会出现。

如果将皮质从大脑上剥下来，你可以得到一个 2 毫米厚、面积为 2000 ～ 2400 平方厘米的东西。这个表面积已经足够大了，即使皮质只有 2 毫米厚，它的体积也依旧可以达到 300 ～ 500 立方厘米，超过大脑总体积的 1/3。

尽管还不完全，但是现代科学已经基本掌握了大脑的全貌。此外，我们对大脑的细节也有了一定的认识。接下来是对大脑细节的介绍。

神经元的复杂纠缠，人的智力的来源

尽管我们早就明白了大脑是人类智力的源泉，但科学界是在不久前才弄清楚大脑的构造的。科学家已经知道人体是由细胞构成的，但是直到 19 世纪末，科学家才发现了神经元细胞。几乎对所有动物来说，神经元都是构成大脑和神经系统以及它们内部的巨大沟通网络的核心单位。

我们现在知道，大脑有 1000 亿个神经元，每个神经元与成千上万个其他神经元相连，建立起数万万亿的连接。神经学家大卫·伊格曼（David Eagleman）[1] 说："1 立方厘米的脑组织里的连接多得就像银河系中的恒星一样。"人类智力的来源就在于神经元之间复杂的纠缠，而非之前所认为的神经元的数量。

其他细胞大多是紧凑的球形，神经元则不一样，它们长而多筋，能更好地将电信号从一个神经元传导到另一个神经元。它们通过树突接收其他神经元的信息，树突就像从神经元一端发芽的卷须。在神经元的另一端，有一个长的纤维被称为轴突。最后轴突通过它们的树突连接到上万个其他的神经元。在二者的交界处有一个被称为突触的小间隙。这些突触像大门，调节大脑内的信息流。被称为神经递质的特殊化学物质能够进入突触改变信号流。因为神经递质，如多巴胺、去甲肾上腺素和血清张力素，有助于控制通过各种各样的途径穿过大脑的信息流，所以它们对我们的情绪、情感、思想和精神状态有着巨大的影响。

不断优化的神经网络，让你从旧习惯到新习惯

在某种意义上，神经元跟计算机的晶体管很相似。它们都是用"1"（动作电位激活）和"0"（没有动作电位激活）的二进制语言传递信息。但是跟计算机晶体管不同的是，大脑的神经元一直处于变化之中。

你肯定有过这样的经历：你学会了一项新技能，掌握得还不错，但是到了第二天却发现自己又不会了。你第一天之所以能学会这项技能，是因为在

---

[1] 大卫·伊格曼，享誉全球的脑科学家，任教于斯坦福大学，大脑可塑性、时间感知、联觉和神经律等方面的权威人物，曾获美国神经科学学会科学教育家奖。其著作"自我进化"四部曲《大脑的故事》《死亡的故事》《飞奔的物种》《隐藏的自我》的中文简体字版已由湛庐引进，由浙江教育出版社和北京联合出版公司于 2019 年出版。——编者注

神经元之间传递信号的化学物质的数量或浓度发生了变化。不断重复的行为会导致这些化学物质发生改变，让你可以取得进步，但是到了第二天，之前调整过的化学物质会回归到正常水平，你之前取得的进步也会随之消失。

但如果你接下来继续坚持练习，你最终会长久地掌握这项技能。在这个过程中，你其实在告诉大脑"这不是一次性的工作"，然后大脑的神经网络便会做出可以长期持续的结构性调整。神经元会改变自己的形状和位置，强化或弱化不同的连接，并根据需要学习的技能建立一套固定的路径。

神经元能够在化学、结构功能上改变自己，根据外部世界不断优化大脑的神经网络，这种现象就叫作神经可塑性（neuroplasticity）。

婴儿的大脑拥有最强大的神经可塑性。婴儿出生后，其大脑完全不知道自己以后会有什么样的人生：成为拥有一流剑术的中世纪勇士，还是成为擅长弹奏大键琴的 17 世纪音乐家，抑或是成为既要记住并整理海量信息，又要管理复杂人际关系的学者？无论怎样，婴儿的大脑都已经准备好不断调整自己，以应对未来任何形态的人生。

虽说婴儿拥有最强大的神经可塑性，但这种能力会伴随我们的一生，所以人类才能不断成长、改变和学习新知识，同时这也是我们可以养成新习惯、改变旧习惯的原因，习惯其实是大脑现有神经结构的反映。

如果你想改变自己的习惯，你就需要付出巨大的意志力来推翻大脑之前建立的神经路径，但如果你可以坚持足够长的时间，你的大脑最终会得到指示，改变之前的路径，新的行为习惯将不再需要意志力的支撑。大脑已经针对新的习惯做出了相应的生理改变。

下面我们来看看完整的神经系统长什么样（见图 2-11）。

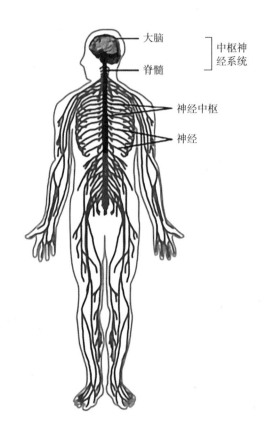

大脑

脊髓

中枢神经系统

神经中枢

神经

图 2-11　人体神经系统示意图

神经系统分为两个部分：中枢神经系统（你的大脑和脊髓）和周围神经系统（由从脊髓向身体其他部位发散的神经元组成）。

大多数的神经元都属于中间神经元，即负责与其他神经元交流的神经元。你在思考的时候其实就是一大堆中间神经元在互相传话。中间神经元主要存在于大脑。除此之外还有两种神经元——感觉神经元和运动神经元，它们是通向脊髓和组成周围神经系统的神经元。这些神经元的长度可以达到惊人的 1 米。

感觉神经元的轴突会从体觉皮质出发，经过大脑的白质，然后进入脊髓（它其实只是一大束轴突）。这些轴突会从脊髓延伸到身体的各个部位。你每一寸皮肤下都布满了源自体觉皮质的神经。

所以当一只蚊子停在你的手臂上时，你的身体会发生如下情况：

- 蚊子会碰到你的皮肤，从而刺激了那里的感觉神经。
- 感觉神经受到激发，开始发出信号。
- 信号经过脊髓，到达体觉皮质的神经细胞体。体觉皮质通知运动皮质："我们手臂上有一只蚊子，你得想办法搞定它。"
- 运动皮质向专门负责手臂肌肉的神经细胞体发出信号，经过脊髓传递到手臂的肌肉。
- 相关神经元的轴突末梢会刺激你的手臂肌肉，让它们产生收缩，完成拍死那只蚊子的动作。

而如果在你身上的是一只蟑螂，你的杏仁核还会让你发出一阵尖叫，还有什么比"小强"更恶心的东西呢！

所以现在看来，我们其实已经比较了解大脑了，前面那位教授说的我们在大脑包含的1千米知识长度上所走的短短1厘米居然包含着如此令人目不暇接的风景，那剩下的99 999厘米意味着什么呢？

第二部分

大脑的神秘工作原理，
藏着脑机接口的开关

现在看来，我们其实已经比较了解大脑了，不是吗？但为什么之前那位教授对问题"如果大脑总共包含的知识长度是 1 千米，我们已经在这个路程上走了多远"给出的答案是"1厘米"呢？好吧，其实事情并没有这么简单。

如今，人人都能熟练地使用智能手机和计算机，每天都在使用互联网与全世界沟通，对现代人来说这一点儿都不难，但是那些中间的过程——你的手机和计算机是如何工作的，互联网究竟是如何让你在瞬时内连接世界的……对此，你又知道多少？

大脑与这些东西有点儿类似。我们掌握了微观的细节——我们完全了解了神经传递信息的方法；我们也掌握了宏观的概念——我们知道大脑里有多少个神经元，知道主要的脑叶和结构负责控制什么，也知道这个系统会消耗多少能量。但是对于在微观和宏观中间的东西，即大脑各个部分究竟是怎么做到这些的，我们依旧一无所知。

对于大脑的工作原理，人类的无知甚至超乎想象。世界上最天才的科学家至今仍为此争论不已，没有一个人能够说出个所以然来。

在大脑的所有部位和功能中，神经学家最了解的部分莫过于视觉皮质和运动皮质。以视觉皮质为例，科学家已经找到了它与现实世界的联系。视觉皮质就好比一幅对应周围环境的地图，当某物体出现在你的视野中某个空间位置时，视觉皮质上代表这一空间位置的一小块区域就会被点亮。当物体移动时，这个亮点也会随着物体的轨迹产生相应的移动。如果你看到了现实世界中的某一个点，你可以从视网膜、丘脑，一路追踪到视觉皮质上这个点对应的位置。

说得简单点，我们在观看周围环境的时候只会看到一个三维的实体世界，比如当你看着一个杯子时，其实你看的不只是一个杯子，而是一堆像素，这时你的视觉皮质上可能有20 ~ 40处不同的映射。这些信息会以某种方式整合成一条信息流，在大脑中经过某种方式的处理之后，你只会认为自己看到的是一个杯子而不是一堆像素。换句话说，现代科学可以追踪这些像素与大脑映射之间的关系，但是没人能搞明白你的大脑究竟是怎么把这些像素整合成一个杯子的。

运动皮质是我们熟知的另一个大脑区域，科学家已经基本破译了各个身体部位大致所对应的运动皮质区域。然而它们究竟是如何协同从而产生身体动作的，至今仍然是未解之谜。

例如，同样是命令手臂做出动作，每个人的大脑和手臂之间都有一套不尽相同的神经沟通机制。神经不会说话，不会对着手臂说"动一下"，这是一种特定的电流活动模式，而且每个人的模式都不太一样。我们需要身体可以顺畅地理解"这样移动手臂"，或者"将手伸向目标"，或者"往左移动手臂、往上提、抓住、以某种力度抓住、以某种速度伸出去"这样的指令。我们做动作的时候不会想到这些，而是行云流水般地就把动作做出来了。所以，每个人的大脑都有一套跟身体交流的独特暗号。

虽然大脑的神经可塑性让我们变得如此强大，但这也导致我们的大脑变得如此难以理解，因为每个人的大脑的工作方式都取决于它之前塑造自己的方式，取决于这个人所处的特定环境和人生经历。而且，神经已经是我们最了解的大脑区域了。更令人沮丧的事实是，如果是一些更复杂的运算，例如语言、记忆和算术，我们就更不知道大脑是如何运作的了。

因此，即使在了解了你需要知道的以及不那么需要知道的各种关于大脑的奇奇怪怪的知识之后，你也依然没有解决关于大脑最核心和最本质的问题，即大脑是如何运作的。过去近200年间，科学家几乎把所有的脑区都做了标识，但整个大脑的运作机制仍然是一个深不可测、晦暗不明的谜题。在将大脑细分为很多细小的单元之后，神经学家依然无法解释这些单元是如何协同工作从而产生人类特有的知觉体验的。

但是，少安毋躁。至少现在我们已经掌握了关于大脑的背景知识，接下来，可以正式开启对"脑机接口"这个话题的讨论了。

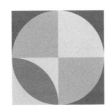

03

大脑如何思考

A BRIEF
HISTORY OF BRAIN-COMPUTER
INTERFACE

第一条脑电波，开启脑机接口的大门

很早以前，科学家就发现人和动物的大脑，特别是大脑中的皮质细胞，在没有任何外界刺激的情况下就存在频繁的自发电现象。科学家从脑电极中记录的电位就是对脑部大量神经元活动的反应。这种低至微伏级的、随时间波动的电位被称为脑电波。

人类第一条脑电波是由德国精神科医生汉斯·贝格尔（Hans Berger）发现并记录下来的（见图3-1）。1924年，贝格尔从第一次世界大战的战场上回到德国耶拿大学后，对不能将测量血液循环的方法用于大脑感到懊恼，因为这样他就无法在神经活动与心理行为之间建立联系。于是他决定冒险尝试一个不同的方向：测量大脑的电信号。追溯到1875年，英国科学家理查德·卡顿（Richard Caton）曾记录了动物大脑皮质的电活动，而俄罗斯神经生理学家W. W. 普利维茨－涅明斯基（W. W. Prawidicz-Neminski）在第一次世界大战前曾记录过颅骨完好的狗的大脑皮质的电活动。

贝格尔决定对人类使用同样的技术。一开始，他尝试通过将银制电极插入人的头皮来记录电信号。但后来贝格尔意识到，把电极连接到头皮上，同时连接到一台电流计上，便可以读取大脑产生的微弱电位了。这让他的被试

（包括他的儿子）长松了一口气。贝格尔在各种情况下记录大脑的活动，其中包括记录癫痫患者的大脑活动。他发现一系列统一的大脑节律与日常的行为相关。他的最初发现之一是 α 节律。这是一种每秒 10 个循环（或 10 赫兹）的振荡。当患者闭着眼睛静坐时，研究人员可以在他们大脑的枕骨上捕捉到这种大脑电位。贝格尔将他的这个测试方法命名为脑电图。

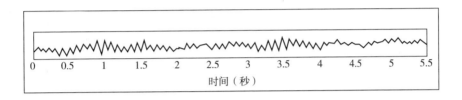

图 3-1　汉斯·贝格尔获得的第一条脑电图记录

注：这幅图显示了贝格尔儿子的大脑在几秒钟内的电活动，他采用的是头皮传感器。

如今，脑电图已经成了一种最基本的诊断与研究设备。而且，随着脑电图的出现，神经学家开始认识到，大脑皮质能够产生整体性的电活动模式，其中包括各种各样与正常的大脑内在动态、状态及行为相关的节律，例如专注或放松的觉醒状态。脑电图还可以侦测出病态的大脑皮质状况，例如各种类型的癫痫发作。脑电图使神经学家拥有了记录大脑清醒状态时的整合性活动的能力。

尽管科学家在 100 年前就已经捕捉到第一条脑电波，从而开启了脑机接口这项技术的大门，但是直到 20 世纪六七十年代，脑机接口技术才逐渐成形，而它们真正开始发展起来是在 20 世纪的最后 10 年。

网状理论与神经元学说之争

在对神秘的大脑的早期探索中，意大利神经学家卡米洛·高尔基（Camillo Golgi）和西班牙神经学家圣地亚哥·拉蒙－卡哈尔（Santiago Ramón y Cajal）是两位不可忽视的人物。

在卡哈尔初出茅庐的时候，高尔基已经是全球范围内神经学界的泰斗级人物了。他发明了铬酸盐－硝酸银浸染法，将脑组织切成薄片再染色，使人类第一次在显微镜下观察到了神经细胞和神经胶质细胞，这为神经科学研究提供了最为基本的组织学方法。35 岁时，卡哈尔第一次看到高尔基那些著名的染色脑切片，并受到了极大的震撼。他通过学习迅速掌握了这种研究方法，并在高尔基的基础上进行改良创新。1903 年，卡哈尔发明了独创的银染法（此法可显示神经纤维的微细结构），并探讨神经细胞的变性和再生。

高尔基一直推崇由德国解剖学家约瑟夫·冯·格拉赫（Joseph Von Gerlach）于 1871 年发布的"网状理论"（reticular theory），认为神经系统中的一切都是一个连续网络，就好像心肌细胞通过缝隙连接使整个心脏成为一个合胞体那样。与之相对，卡哈尔更加认可 1891 年德国解剖学家威廉·瓦尔代尔（Wilhelm Waldeyer）提出的"神经元学说"（neuron doctrine），认为中枢神经系统是由离散的神经元细胞组成的，这些神经元各自独立。于是，卡哈尔和高尔基两位领军科学家的学术争论持续了数十年之久。1904 年，卡哈尔 52 岁时完成了巨著《人与脊椎动物的神经组织学》，以周密而正确的观察最终确立了神经元学说的基础。此书至今仍被奉为研究神经组织的经典著作。

1906 年诺贝尔生理学或医学奖的评选有一个充满戏剧性的结果。卡哈尔和高尔基在神经结构上的激烈争论延续到了他们各自的获奖致辞上。负责进行两人成就比对的斯德哥尔摩卡罗琳研究所的埃米尔·霍姆格伦（Emil Holmgren）教授认为，在相近的几年时间中，卡哈尔的理论得到了越来越多科学家的支持，于是在获奖候选人排位上他力主将卡哈尔放在高尔基之前。最终，通过评委们的集体投票，这个奖项被同时颁发给了卡哈尔和高尔基，这是诺贝尔奖设立以来第一次由两人分享一个奖项。

尽管神经元学说赢得了舆论，但一部分的科学家仍然支持网状理论。在接下来近一个世纪的激烈讨论中，许多新的组织学、电生理学和成像方法被神经科学家纳入常用技术中，以在不同时空的解析度上对脑功能进行探测。大部分的新技术都在为神经元学说添砖加瓦，使其越发蓬勃。神经元学说是20世纪大多数时间中系统神经学的焦点。

峰回路转的是，在卡哈尔和高尔基获得诺贝尔奖数十年之后，科学家在哺乳动物脑部的关键结构中鉴定出了通过间隙连接紧密连接在一起的神经元的簇，包括下橄榄核（inferior olive）、海马和新皮质。由于间隙连接的存在，这些神经元的簇通过生物电耦合交换信息。这一系列新发现证实了高尔基"神经网络"的主张。

从局部论到分布论，力图登顶人脑的神秘高地

过去200年间，神经科学家将太多的精力投入到哪个脑区负责哪种功能或行为的激烈争论中。其中一端是激进的局部论者，他们主要是神经元学说的支持者。他们坚定地认为，大脑的不同功能是由高度专门化、相互区隔的神经系统产生的。而另一端则是人数较少但增长迅速的一群人，他们自称分布论者，理论依据类似早先高尔基的网状理论。他们认为，人类大脑依赖的不是独特的、专门化的功能细分，而是分布于各个脑区的多任务神经元群体，从而实现每个目标。为了证明这种观点，分布论者提出，大脑的生理机

制类似于选举，分布于不同脑区的大量神经元参与了投票，虽然投票的数量很小而且不等，但最终导致人类行为的产生。

现代神经学发展至今不过短短 200 年的时间。从我们讲述过的法国医生布罗卡在失语症患者大脑中发现运动语言中枢（布罗卡区），到德国医生韦尼克发现了语言理解中枢（韦尼克区）等，所有这些神经医学研究都包含这样一个影响深远的假设：人类的外在行为和能力，与大脑某个部位的功能有着直接的联系。因为卡哈尔和神经元学说的成功，加之前面提到的布罗卡区和韦尼克区等大脑功能部分的逐一发现，局部论阵营在将近 100 年的漫长岁月中牢牢占据了神经学领域研究的制高点。

尤其是 20 世纪 80 年代，几乎所有的神经学家都认为人脑研究应该严格遵守对单一神经元的还原论实验范式。这个时期的其他科学领域，包括粒子物理学、分子生物学，在还原论的指导下都取得了惊人的成果。特别是在粒子物理学领域，越来越小的粒子（如夸克）的发现及相关理论被证明是定义标准模型的关键，而标准模型始终是我们理解物质世界的基础。

◖◗ 还原论

粗略来说，20 世纪的神经学主流研究中，还原论的方法是先将大脑分解成独立的脑区（又称神经核），每个脑区都包含密集的神经元，然后再研究单一神经元，以及神经元在神经核内部、神经核之间的连接。并且，每次只非常深入地研究一个神经元。研究人员希望，当被详尽分析的神经元及其连接的数量足够多时，这些累积的信息就能够解释整个中枢神经系统的运作机制。对还原论的坚守，让很多神经学家将毕生的精力都奉献给了解释单一神经元的解剖结构、生理结构、生化结构、药理学组织、分子组织以及神经元的构成。这些艰苦而卓越的努力推动了巨大的数据宝库的形成，由此产生许多杰出的发现与突破。而系统神经学家并不认可前辈们的做法，在他们看来，当时神经学家研究大脑运作机制的方法类似于生态学家每次只研究一棵树的生理机能，却试图以此来理解热带雨林的生态系统；类似于经济学家只监控一只股票，就想预测股市；类似于军事独裁者只拘捕抗议集会中的一位抗议者，就想削弱数百万抗议人群的声势。

20世纪80年代，在巴西圣保罗医学院求学的尼科莱利斯在刚刚决定进入这一激动人心的领域的时候，所知道的关于人类大脑的知识基本上跟我在前文所讲述的那些差不多。在当时的大学教科书里，局部论一家独大。在对大脑进行了近200年的研究后，神经科学似乎仍然缺少一个能够应对大脑复杂性的实验范式。今天，人们将由大量相互作用的要素构成的系统称为复杂系统，例如政治运动、全球金融市场、网络、免疫系统、地球气候和蚁群。系统中许多要素的相互作用使得系统最基本的性质显露了出来。一般来说，当采用还原论法进行研究时，人们无法揭示这类复杂系统的共同奥秘。人类的大脑拥有1000亿个相互作用的神经元，这种相互作用每时每刻都在发生变化，因此，大脑无疑是典型的复杂系统。

神经学家要想对人脑中的大量神经元发出的电信号进行识别和分析，无疑会面临巨大的实验挑战。迄今为止，没有一位神经学家确切地知道，应该在动物的大脑中植入什么类型的传感器，以使在被试完成各种行为任务时研究人员可以从大量细微的神经电信号中进行抽样。并且，神经学家也没有适当的电子硬件和强大的计算机，用来过滤、放大、显示并储存众多神经元同时放电的活动信息。在很长一段时间内，神经生理学家几乎绝望了，他们不知道应该如何选择大脑结构中的神经元，以记录它们的活动。最糟糕的是，没有人知道，一旦突破了这些技术上的瓶颈，人们又该如何分析浩如烟海的神经生理学数据。

然而 20 世纪 90 年代，随着物理学领域新技术的引进，人类对大脑的认知出现了令人欣喜的变化。特别是在过去 10 年中，世界各地神经学实验室的研究发现正在推翻局部论者的模型，分布论阵营开始攻城略地，他们已然占据了人类大脑研究的高地。

从技术角度来说，尼科莱利斯是一位系统神经生理学家，简单地说，系统神经生理学家就是研究各种神经回路背后的生理原理的人。尼科莱利斯在杜克大学的实验室进行的研究明确显示，单一神经元无法再被看成是大脑的基本功能单元。相反，他坚定地认为，大脑工作的基本单元是相互连接的神经元集群。

◐ 神经回路，共同定义了我们引以为傲的"人性"

神经回路由大脑中数千亿神经细胞构成的神经纤维组成。在复杂程度与连接的广泛性方面，大脑网络使得人类发明的任何输电网络、计算网络或机械格栅都相形见绌。每一个神经元，都同时与其他几百或几千个神经元建立直接的联系。神经元具有独特的形态，因此它们可以通过细胞触点，即突触，专门接收和传递微小的电化学信息。神经元使用突触与其他神经元进行交流。正是通过这些广泛连接的、具有高度活力的细胞网络，大脑才能完成它的主要任务：做出大量专门化的行为。这些行为共同定义了我们常常引以为傲的"人性"。

从人类开始出现时起，这些微小的神经回路便通过控制大量毫伏级的神经放电，为我们每个人的每一次思考、创造、破坏、发现、掩饰、交流、征服、引诱、屈服、爱、恨、快乐、悲伤、团结、内省提供了条件，直到今天仍是如此。对于大多数系统神经生理学家来说，他们的终极追求正是破解产生丰富人类行为的神经生物放电的生理机制。

在著作《脑机穿越》中，尼科莱利斯写道："经过对神经回路20多年的潜心研究，我不仅在大脑之外、在制约着我们始于星团的生物进化的边界之外寻找着这些原则，我还试图在中枢神经系统的深处识别并表达大脑自身的观点。因此我的观点是，就像让我们如此着迷的宇宙一样，人类的大脑是一位相对论的雕塑家、一位技艺高超的建造师，它将神经的空间与时间融合成了有机的连续体，进而创造了我们看到和感受到的现实，其中包括我们的存在感。"经过十几年的努力，尼科莱利斯的团队已经能够记录下这些神经元集群所发出的信号，甚至可以以具体、自发的动作行为来重现其中的一个小片段。通过聆听大脑中数十亿个神经元的一个极其微小的样本——几百个神经元，科学家已经能够开始复制会产生从复杂思维到即时的身体动作的神经反应过程了。

人脑中的交响乐：我们用神经元群进行思考

尼科莱利斯坚定地认为，人类是在用神经元群进行思考。甚至人类的两个最私密的所有物——自我认知和身体意象，也是通过大脑调配电流和少量的化学物质而创造出来的。它们不是固定的，完全可以被改变，而且会变得很快。

尼科莱利斯热衷于用交响乐团比喻大脑的运作方式。想一想音乐家在交响乐团中的作用：假设你得到了音乐会的入场券，当你来到音乐厅时，发现台上只有一位长笛吹奏者，你一定会感到失望。无论那位长笛吹奏者的技法多么娴熟，当晚他多么卖力地表演，你都无法想象出交响乐的总谱。即使台上不是长笛吹奏者，而是风华绝代的小提琴女神或见者倾心的钢琴王子，也依然于事无补。只有当很多音乐家一起演奏时，你才能欣赏到完整的交响乐。在分布论者看来，当大脑的很多神经元共同产生一条复杂的信息或任务时，它便是在创作某种类型的交响乐：神经元协奏曲。分布论者认为，将复杂的神经元信息或任务编码成许许多多单一的小片段或动作就类似交响乐团的运作机制，每个部分都有助于形成有意义的整体。在自然界中，人们也常常能看到这种信息分布策略。

◐ 分布策略，遍布于我们生活的方方面面

分布策略存在于我们日常生活中的很多方面，例如复杂表型特征的形成，即我们的基因组成是如何被表达的。也就是说，我们的外貌通常是分布在染色体上的许多基因同时作用的结果。

分布策略也能在更高的层面上发挥作用。例如，非洲狮通常成群结队地捕食，特别是在试图捕获大的猎物时，比如看到一只似乎很容易攻击的大象在水坑边喝水时，狮群会一起向大象逼近，这样即使一只狮子被大象杀死，其他狮子依然有机会在天亮前吃到大象肉。相应地，一些最容易成为猎物的物种，在觅食时往往也会聚集成一大群，以防自己成为潜在的猎捕对象，例如掠过喜马拉雅山稀薄空气的迁徙鸟群、在加勒比海闪耀的绿色浅水中游曳的鱼群以及成群的水豚[①]。这些动物都是依靠分布策略来抵御猎食者的。由于群体密度的增加，敌人的注意力被分散了，这就大大降低了某个个体被捕获的可能性。采用这种方法，群体作为一个整体得以延续的机会便增加了，这就是风险管理的分布策略。

这种应对风险的方法听起来是不是很熟悉？"不要把所有的鸡蛋放进一个篮子里"，老话里总是包含着最朴素的真理。当理财经理建议你保持投资组合的多样化，将投资分散到多个经济部门的多家企业中时，他其实提出的就是这种分布策略。即使是今天最有影响力的技术之一——互联网，也是依赖分散的计算机网络来满足我们对无限信息的渴望。整个网络系统中的信

---

① 南美洲的一种啮齿类动物，体重超过 45 千克，有着吓人的前齿，但基本不猎食其他动物。

息流不是由一台计算机控制的，当你在百度上搜索某个关键词时，将你的计算机与百度连接起来的也不是一根电缆。数量庞大、相互连接的机器会疾速地将你搜索的词条传递到百度公司众多服务器中的一台上。如果其中一台机器坏掉了也没问题，剩下的计算机网络仍然能够确保你能获得你想要的信息。

为什么分布策略会如此有效？为什么从基因表达到水豚群都可以依靠大量分散的单个要素？为了回答这些基本问题，让我们回过头来再看看大脑，检视一下思维群体编码方案的优点。

人类的进化为大脑设计了一个"保险单"，那就是将思维分散到许许多多的神经元中。在大多数情况下，局部创伤或轻微的中风所造成的单个神经元或一小部分脑组织的损伤，并不会使人脑丧失重要的功能。由于是分布编码，在患者表现出神经机能障碍的临床迹象和症状之前，大脑就已经发生过很多损伤了。想象一下与之相反的一个情况。假设大脑中只有一个神经元负责表达你生活中的某个重要方面，比如它负责的是你最喜欢的偶像的名字，那么你将面临怎样的风险？失去这个神经元后，它所负责的相关信息将永远丢失。然而真实的情况是，当你成年之后，神经元在不断死亡，但并不会产生任何显著的负面作用。事实上，尽管这类神经元的小悲剧每天都在发生，但我们从来没有察觉它对大脑功能或人类行为的影响。

◐ 分布式神经编码，了解人类思想最恰当的方法

了解人类思想最恰当的方法是研究神经元动态的相互作用背后的生理原则。这些分布在大脑中的神经元群体就是大脑回路。神经元通过长长的、突出的结构，即轴突来彼此传递信息。轴突与神经细胞主体以及树突进行不连续的联系。在分布论者看来，虽然单一神经元是大脑的基本解剖结构，也是信息处理的单元，但它

无法产生行为，最终也无法产生思想。相反，中枢神经系统真正的功能单元是神经元群体或神经元群。在这种功能安排中，负责产生某种行为所需信息的是神经元群，而不是单一神经元。这一过程通常被称为分布式神经编码。

神经元的庞大数量有利于大脑进行分布编码。神经元群具有高度适应性，或者说可塑性。当需要绕开受损或死亡的神经元时，只要将之反复暴露在相应的环境或任务中，其他的神经元就会进行自我再组织，改变它们的生理构造、形态构造和连接方式。再次拿交响乐团打个比方：大脑的运作方式很像乐团，但它是一个非常独特的乐团，它在演奏音乐的同时能够更改演奏者和乐器的结构，并且能够在这个过程中创作出一首全新的乐曲。

大脑"主动与巧妙"地创造现实

以上关于大脑的新观点不只是从强调单一神经元到强调神经元群的简单改变。越来越多的神经学家开始相信这样一种说法：大脑不会静观事态的发展。相反，它会主动收集有关身体以及周围世界的信息，不知疲倦、勤勤恳恳地编织着现实、观点、爱以及生活中时时刻刻都存在、有时骄傲有时盲目的偏见（尽管我们并不知道它是从哪里来的）。主动的信息搜寻也就是所谓的"大脑自己的观点"。它是大脑积累的进化史与个人生活经历的结合，是某个时刻大脑的全局性动态状态，也是身体与外部世界的内在表征。所有这些成分构成了我们最私密的心理存在，并融入全面而精细的现实中。

"大脑自己的观点"不仅对我们感知周围复杂的世界具有决定性的影响，而且它也影响着我们身体的意向和存在感。因此，虽然此前的神经学家认为大脑只是被动地诠释来自外界的信号，本身并没有事先形成观点，但在尼科莱利斯等人看来事实完全不是这样的。尼科莱利斯坚信，为了实现大脑的巨大潜能，从揭示主宰大脑运作的复杂生理原理，到能恢复被神经疾病破坏的功能，再到大幅度扩展人类探索范围的脑机接口，主流神经科学"都必须摒弃 20 世纪的教条，由衷地接受这一新观点"。

尼科莱利斯所提出的新观点在于，大脑的活动源于数十亿单个神经元之间动态的相互作用，这种相互作用创造了一个空间与时间可以无缝衔接的连续体。在一个正常运作的动物体内，在处理任何输入的感官刺激时，大脑都会先将这个刺激与大脑内在的意向及预期进行对照。这些意向和预期源自对过去类似的刺激，甚至并不太类似的刺激的信号及记忆的积累。当周围出现新奇的信息时，有意识的主体的大脑被激发起的电反应似乎在很大程度上依赖于大脑当时的内在状态。

有关世界以及我们的身体的大多数信息其实是大脑自身发起的探索行为。感知是一个主动的过程，它始于我们的大脑，而非身体的某个部分。外部世界只是恰好与身体的这个部分发生了接触。通过各种探索行为，大脑会不断通过对照新的信息来检验自己的观点。

尽管我们常常在指尖上"感觉到"诸如质地、形状和温度等触觉特征，但这些感觉其实是大脑创造的巧妙幻觉。在我们的手指触碰到物体的那一瞬间，大脑会收集感觉数据，并通过神经将它们传输回大脑。如果这些感觉与大脑的预期不吻合，它便会产生吃惊和不安感，以调整其中的不吻合。这种感觉就像是你把手伸到装面包的袋里，拿起一片面包，但它又湿又滑，而不是干干的、松软的。当我们同时用视觉、听觉、嗅觉和味觉来"体验"世界时，同样的过程也在进行着。毋庸置疑，这些都是人类的特征，它们是许许多多大脑电反应的结果，我们通常称之为思考。

大脑实际上是绝佳的模拟器，至少到目前为止，尼科莱利斯所在的实验室已经能够证实这一点。大脑就像忠诚而孜孜不倦的现实塑造者，其主要任务是创造各种对我们人类至关重要的行为。从本质上说，这些生理目标可以归结为以下几点，而这几项囊括了中枢神经系统的大多数基本功能：

- 通过被称为体内平衡的全面生理过程，保持身体正常运转。

- 建立并存储有关外部世界、我们的生活以及两者间不断交汇的非常翔实的模型。

- 主动、不间断地探索周围环境，寻找检验和更新这些内部模型的新信息，其中包括从经验中学习，预测未来事件及结果，产生对结果、代价和收益的预期。

在 200 多年有关大脑本质的神经学理论混战中，有关大脑作为模型建造者的观点之争才是真正的核心问题。令人感到欣慰的是，这个观点在神经科学领域之外得到了大力支持。英国进化生物学家理查德·道金斯（Richard Dawkins）[①] 在经典著作《自私的基因》（*The Selfish Gene*）中说："大脑（特别是人类的大脑）已经进化出非常有益的能力，这种能力就是创造对现实的精巧模拟。"物理学家戴维·多伊奇（David Deutsch）在他的著作《真实世界的脉络》（*The Fabric of Reality*）中更进一步指出："我们直接感受到的是虚拟的现实，它来自我们无意识的大脑。借助感觉数据以及解释这些数据的复杂的理论，大脑信手拈来般地为我们创造了虚拟的现实。"

[①] 牛津大学教授，英国皇家科学院院士，有"达尔文的斗犬"之称的进化生物学家，"无神论四骑士"之一，"第三种文化"推动者。其著作《道金斯传》的中文简体字版已由湛庐引进，由浙江人民出版社于 2019 年出版；《基因之河》的中文简体字版已由湛庐引进，由北京联合出版公司于 2016 年出版。——编者注

通过评估过去，大脑得以模拟未来

物理学家加来道雄在《心灵的未来》一书中更进一步提出了一种新的观点，他认为："人类意识是意识的一种特殊形式，它创建一个世界模型，然后不断地进行模拟，通过评估过去模拟未来。"他认为，我们的大脑也不同于其他动物的大脑，尤其是位于前额后方的扩大后的前额叶皮质，它让我们"看到"未来。

哈佛大学的心理学家丹尼尔·吉尔伯特（Daniel Gilbert）写道："人类大脑的最大成就是它能想象在现实领域中不存在的物体和事件，而这种能力让我们能够思考未来。正如一个哲学家指出的，人类的大脑是一个'期待机器'，而'创造未来'是它所做的最重要的事情。"

在加来道雄看来，虽然动物也可能明确地知道它们在空间中的位置，有些动物在一定程度上还了解其他动物，但人们不清楚它们是否有能力、有计划地设计未来和理解"明天"。大多数动物，甚至具有发达边缘系统的社会性动物，对环境的反应（例如存在掠食者或潜在的配偶时）主要依靠本能，而不是系统地规划未来。

例如，哺乳动物不是靠着准备冬眠为过冬做出安排，很大程度上是遵循本能。当温度下降时，大脑中有一个反馈回路会调节它们的冬眠。它们的意识是由来自它们的感官的消息支配的。没有证据表明它们通过系统地筛选各种计划和方案来为过冬做准备。当掠食者使用狡猾的办法和伪装捕获毫无戒心的猎物时，它们也预测未来的事件，但这个预测仅限于本能和狩猎这段时间。灵长类动物善于制订短期计划（例如寻找食物），但没有迹象表明它们的计划会超过几个小时。

人类则是不同的。虽然人类在许多情况下确实依靠本能和情感，但人类还会不断地分析与评估反馈信息。人类通过模拟进行分析和评估，有时甚至预测超出人类寿命，甚至几千年以后的事情。运行模拟的重点是评估各种可能性，为实现目标做出最佳决策。这一点发生在前额叶皮质，它允许我们模拟未来和评估各种可能性，以制订最佳的行动路线。

大脑究竟是如何模拟未来的？加来道雄认为，人类的大脑充满了大量的感官数据和情感数据，但关键是要通过事件之间的因果关系模拟未来，也就是说，如果 A 发生，那么 B 发生；但如果 B 发生，那么结果可能是 C 和 D。这一事件会引发连锁反应，最终形成一个有许多分支的各种可能的未来的树。处在前额叶皮质的"首席执行官"评估这些因果树的结果，以做出最终的决定。

在加来道雄提出的"意识的时空理论"中，他将意识定义为"为了实现一个目标而创建一个世界模型的过程"，在此过程中要使用各种参数和多个反馈回路（例如，空间、时间及与其他个体的关系）。人类意识是一种特殊类型，包括通过评估过去和模拟未来来调解这些反馈回路。这个理论很好地解释了人类具有幽默感的本质。

我们经常会与朋友们聚会，一起谈笑风生，看相声表演时大笑不止。当我们听一个笑话时，我们会情不自禁地模拟未来，我们会设想这个笑话将是什么结果（即使我们不知道我们在这样做）。我们对自然和社会足够了解，可以预见结局，最终，当这个妙语连珠的笑话给了我们一个完全意外的结果时，我们会放声大笑。幽默的本质在于当我们模拟未来时，这个笑话却以令人惊讶的方式突然中断了。历史上，这对于我们的进化是很重要的，因为成功在某种程度上取决于我们模拟未来事件的能力。因为在丛林中，生活充满了无法预料的事件，谁能预见意想不到的结果谁就有更好的生存机会。在这个意义上，具有良好的幽默感其实是一个表明我们具有高级意识和智慧，即模拟未来的能力的迹象。

　　这也解释了每个相声演员都知道的诀窍：把握节奏是幽默的关键。包袱如果抖得太早，那么大脑还没有时间对结果做出反应，也就没有未预料到的感觉。包袱如果抖得太晚，大脑已经有时间想到各种可能的结果，这个相声就失去了它令人捧腹的效果。

　　人人都爱闲聊和玩耍，这两个看起来毫不重要的行为也在这个框架内得到了解释。"模拟未来"理论认为，说长道短是人类生存必不可少的，因为错综复杂的社会互动是不断变化的，所以我们必须了解这个不断变化的社会情况。这是人类特有的高级意识在工作。但是一旦我们听到闲话，我们就会立即思索，确定这将如何影响我们自己在社会上的地位。事实上，几千年前，闲聊或八卦是获得关于部落的重要信息的唯一方式。一个人的生活状况常常取决于从闲聊中知道的最新情况。

　　"玩"好像是多余的，但它也是意识的一个基本特征。如果你问孩子们，他们为什么喜欢玩，他们会说："因为它很有乐趣。"但这又引起下一个问题：什么是乐趣？实际上，当孩子们玩耍的时候，他们往往试图以简化的形式再次模仿复杂的人类相互作用。人类社会是极其复杂的，对发育中的儿童大脑来说太复杂了，因此孩子们在玩游戏中简化模拟成人社会中的角色，如医生、警察、强盗等。

　　每一个游戏都是一个模型，可以让儿童部分地体验成人行为和模拟未来。同样，当成年人玩耍，如打扑克的时候，大脑会不断地创建一个模型，以猜想别人手里有什么牌，然后利用以前的有关每个人的个性数据和虚张声势的能力等，用这个模型推测未来。游戏，如下棋、打牌等的关键是预测未来的能力。动物主要生活在当下，不像人类那样擅长玩游戏，特别是，它们不能预测未来。未成年的哺乳动物也确实会进行某种形式的玩耍，但这更多的是一种彼此测试练习和演练争斗的运动，以建立未来的群居秩序，而不是模拟未来。

最高级别的意识主要是人类才有的意识。在这个意识级别上，我们建立世界模型，然后模拟未来。我们通过对人和事件的过去记忆的分析来模拟未来，通过建立许多因果联系来形成因果树。如果这个理论是正确的，那么它也给我们带来了自我意识的一个严格的定义。加来道雄对自我意识的定义是：自我意识是创建一个世界模型和模拟你在未来的显现。

相对于动物本能，人类的大脑向前迈进了一大步，它一刻不停地在为我们模拟未来，设想在未来我们将如何生活。我们常常想象自己面对不同的情况，去约会、找工作、谋划事业，这些都不是由本能确定的，而是源自人类大脑真正的工作方式。它为我们创造了一个世界模型，并不断模拟你在未来的显现。

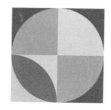

04

大脑定义身体的边界，
脑机接口扩充它

A BRIEF
HISTORY OF BRAIN-COMPUTER
INTERFACE

　　贾斯汀曾经是个温柔美丽又自信乐观的姑娘。不幸的是，她在 20 多岁时遭遇了一场严重的车祸，为了保住性命，医生不得不截掉了她左侧膝关节以下所有的部位。尽管截肢手术获得了成功，在安装假肢以后，贾斯汀就能重新走路，但是在此后的 15 年中，她经常感觉到已经失去的左腿还在自己身上。这条"幻肢"出现了难受的瘙痒和抽筋般的疼痛，令她的生活质量受到严重影响。她终日在痛苦和孤独中度过，一度出现自杀的念头。

　　和贾斯汀一样，很多患者在失去肢体后很快就会出现一种奇怪的感觉，仿佛那条肢体还在自己的身上。糟糕的是，80% 的患者居然还感到"幻肢"发热、发冷、疼痛、瘙痒等。从发病率的统计资料来看，临床上约 70% 的截肢患者会伴有幻肢痛，其中 5% ～ 10% 的患者会出现严重的幻肢痛。幻肢痛成为多数截肢患者最为恐怖的噩梦。

幻肢之痛，大脑会赋予我们"模拟的"身体

　　幻肢，按照维基百科上的定义就是"某些失去肢体的人类所产生的一种幻觉，这些人感觉失去的肢体仍旧附着在躯干上并和身体的其他部分一起移动"。

早在 16 世纪，法国的外科医生安布鲁瓦兹·巴累（Ambroise Paré）就已经注意到了幻肢现象的存在，关于幻肢的民间传说也不胜枚举。据说，50% ～ 80% 的截肢患者会经历幻肢现象。全世界大约有几百万名截肢患者，他们会不可思议地感到已经被截掉的肢体依然存在，与自己的身体连接在一起。弥漫的刺痛感遍布整个被截掉的下肢或手臂，这种幻肢痛通常会令人感到异常痛苦，在某些情况下，它们甚至会持续数年。

不幸的是，促使现代医学对幻肢现象进行研究的是血腥的战争。自从美国南北战争以来，研究人员详细记载了对上千名截肢患者进行的访谈。这些病例表明，截肢前由严重骨折、深度溃疡、烧伤或坏疽造成的剧烈疼痛，是引发后来的虚幻痛感的主要因素。超过 70% 的患者发现，在手术后，他们立即感到了幻肢的疼痛。高达 60% 的患者会在此后数年持续感到抽痛。幻肢有时会做出虚幻的动作。刚被截肢的患者甚至会尖叫以致惊醒，试图用他们已经不存在的腿下床，自己跑掉。对于超过 30% 受到幻肢症折磨的患者而言，他们已经失去的腿或胳膊会变得完全麻痹，这是一种令人痛苦的麻痹。例如，他们会感到自己的幻肢好像被冻在了冰块里，或者被永远扭成了麻花，又或者被故意向后弯折……

这种幻肢痛是因人而异的，可间断出现，也可持续存在，甚至可能持续终身。大部分幻肢痛的性质为烧灼痛、紧缩样痛、跳痛、刺痛、钻孔样痛、挤压痛或拧痛等。有的患者把自己的幻肢痛描述成类似遭枪击、刀捅的感觉，有时还感觉"幻肢"被迫处于某种憋屈不适的姿势。并且，如今的研究人员知道，这种"幻肢症"不止会出现在胳膊或腿上，还可能发生在任何被切除的身体部分上。失去乳房、牙齿、眼睛、鼻子、脸、生殖器官，甚至腹腔内的子宫、阑尾等都可能引起"幻肢感"，这些都有过个案报道。被切除子宫的女性称，她们感到了"痛经"和"子宫收缩"。

这让我想起之前看过的一部有关大脑的纪录片。片中一个年轻人经历了

脑机简史

一场严重的车祸，最终导致他的左臂被截肢，但他十几年来一直觉得他的左臂还在，甚至能感觉到那只左手蜷缩抓进肉中的疼痛。医治这个年轻人的医生，正是大名鼎鼎的印度裔美国神经科学家、加州大学圣迭戈分校大脑与认知中心主任维莱亚努尔·拉马钱德兰（Vilayanur Ramachandran）。

拉马钱德兰发现，研究人员触摸患者的脸时，患者会感到研究人员似乎也在触摸他已经失去的手指。实际上，身体的每一部分，都对应着大脑体感皮质的一块特定区域，而与手相对应的区域紧邻与脸部对应的区域。于是，拉马钱德兰推断，患者大脑中的体感皮质已发生了明显改变。

我们的日常行为和周边环境，都能引起大脑神经回路的重新连接、功能重组和位置改变。有些人甚至认为，不同的思考方式也足以重塑大脑，也就是说，我们的大脑有着惊人的适应性与可塑性。

尽管过去 100 年来人们对幻肢症进行了深入的研究，但神经学家还是没能确定幻肢的根源。最早，麻省理工学院教授、英国神经学家帕特里克·沃尔（Patrick Wall）提出了早期的假设。他认为幻肢现象的原因是，残肢伤疤区域中被切断的神经纤维产生了欺骗性的活动。沃尔认为这些被切断的神经纤维会形成结节或神经瘤，会通过脊髓向大脑传递错误的信号。根据沃尔的假设，神经外科医生开始设计治疗方案，目的是消除导致错误解读信号的外周来源。但是，当他们切除了通往脊髓的感觉神经，切断了脊髓中的神经，甚至去除了接受感觉神经通路的部分大脑之后，幻觉依然存在。患者的疼痛感会短暂消失，但总是会再次出现，而且会变本加厉。随着临床观察的积累，许多神经学家开始反对神经瘤或其他周围神经出现异常的观点，认为这无法从根本上合理解释幻肢综合征症状的复杂性。

主要的反对声音来自加拿大著名的神经生理学家罗纳德·梅尔扎克（Ronald Melzack）。1965 年，梅尔扎克和沃尔一起在麻省理工学院工作，他们引入了"闸门控制理论"（gate control theory of pain）。根据这一理论，疼痛感与周围的有害刺激相关，也就是说，一个会造成某种身体伤害的刺激能够在脊髓层面上被调节或"被控制在闸门外"。

疼痛的闸门控制理论是关于疼痛的一项具有革命性的研究成果。它明确地展示出痛感是由大脑内部产生的。大脑作为现实的最终塑造者，能够根据自己的意愿来调节源自周围的有害刺激。这一理论将人们理解疼痛的参考点从周围疼痛受体和神经转化为大脑自身。在这个理论的指导下，神经生理学家开始能够解释，为什么英勇的战士会在遭遇了极大的痛苦与创伤之后，依然为保卫国家而战斗到死；为什么意志坚定的马拉松选手会咬紧牙关不停奔跑，即使身上的旧伤发作……人类为了完成使命而克服疼痛，也许是因为他们的大脑中有着使命必达的更高目标。

梅尔扎克假定中央大脑结构在痛感的控制上发挥着基础性的作用，并据此提出了对幻肢现象的另一种解释：被截肢者所体验到的复杂幻觉不是来自周围神经瘤，而是来自患者大脑中广泛分布的神经元的活动。局部论者所说的"疼痛纤维"和"疼痛通路"根本不存在。与之相反，疼痛以及与之相关的所有感觉与情感，都说明了大脑复杂的神经回路的产物是如何被形成、被通报、被传递到我们的意识中的。当你注意到自己在流血时，疼痛会突然袭来，尽管你可能在几分钟之前就已经被割伤了。这种疼痛会发展成极度痛苦，有时会达到无法控制的程度，然后渐渐演化成萦绕不去的记忆。

梅尔扎克对幻肢现象的解释挑战了经典的认知教条。他提出，大脑除了会"侦查"来自身体的感觉信号，还会定义生活中任何给定时刻的身体图像或图式。他认为，这种内部大脑表征已经超出了彭菲尔德在运动和躯体感觉皮质理论中所提出的"小矮人图"的范围。大脑会赋予我们对自己身体的外形及边界的感觉，并建立起我们对自我感觉的定义。根据梅尔扎克的观点，即使某个身体部分被切除，大脑的身体图像与边界仍会继续保持，由此产生了虽反常但栩栩如生的幻肢感觉。

对幻肢现象的探源至少证明了关于人类大脑的两个理论：第一，成人大脑的身体地图是可塑的；第二，是大脑的内部运作，而不是来自周围神经系统的前馈触觉信号流，塑造并保持了身体认同感以及身体的独特感。

在这条证据的激励下，拉马钱德兰医生开发出了一种非常简单同时极富创意的幻肢综合征治疗方法："镜箱疗法"（mirror box）。

**脑机接口
实验室**

神秘的"镜箱疗法"

在这个神奇的实验中，镜子被垂直插入一个顶部被去掉的纸壳箱中。被截肢者将他们完好的胳膊伸到纸箱前面，这样镜子中的胳膊就盖在了幻肢的位置，这会让患者产生一种幻肢重新长上了的视错觉。当患者移动他们确实存在的胳膊时，会觉得幻肢也遵从着相同的运动指令。使用镜箱疗法的6位患者说，他们觉得好像在看着幻肢运动，并会产生两只胳膊现在都能活动的印象；4位患者利用这种新得到的能力，放松并打开了紧攥着的虚幻的手，从而缓解了痛苦的痉挛；有一位患者每天对着镜子练习10分钟，3周后，他虚幻的胳膊和肘部彻底"消失"了，幻肢痛也随之消失无踪。

"镜箱疗法"的发明成功地为许多截肢患者减轻了痛苦。医生记录了一位下肢截肢患者的病例：把一个镜子放在其两腿之间并遮住残肢，但能完整地照到好腿，让其产生有两条好腿的错觉。每当疼痛、瘙痒出现的时候，就让患者活动好腿，同时想象自己在活动截掉的腿，或者用手按摩好腿，并抹上止痒药膏，在镜子中看起来就像是给另一条腿治疗。这样可以糊弄大脑，让其以为自己还拥有那条腿，从而清除大脑中的神经错乱。患者每天治疗 15 分钟，每周治疗 5 天，过了一周就减轻了疼痛，4 周后跟对照组相比产生了显著疗效。

现在，随着科学技术的进步，研究人员试着用虚拟现实技术来替代镜箱疗法。虚拟现实能够产生与镜子类似的错觉。这项技术能够展示患者完整的身体（包括幻肢），并能使患者完成手指、脚趾、手、脚、胳膊和腿的复杂运动，这是镜箱疗法不可能实现的。

在 2007 年进行的初步研究中，曼彻斯特大学的心理学家克雷格·默里（Craig Murray）和他的同事让两位上肢截肢者和一位下肢截肢者身处模拟环境中。在模拟环境中，被截肢者真实存在的胳膊或腿的运动会转换到虚拟的胳膊或腿上。在虚拟环境中，虚拟的胳膊或腿覆盖在他们的幻肢上。三位截肢者参加了 2 ～ 5 次虚拟现实的疗程后，都报告说，感受到了幻肢上的感觉。每位患者的幻肢痛都在某次治疗期间得到了减轻，这说明，虚拟现实疗法能够缓解幻肢痛。

从这些患者身上得到的临床证据证实，身体意象是大脑回路集体电活动的动态副产品，目的是对我们皮肤所组成的身体边界之内、之上以及之外发生的事件保持敏感。就像任何良好而明智的现实塑造者一样，大脑赋予我们有关自我、模拟的身体的物质实例，并让我们觉得它真实而具体。

正如尼科莱利斯所指出的那样："从 20 多年的实验研究中，我们可以得出这样的结论，那就是：大脑通过高度适应、多模式的过程创造了拥有身体的感觉。这种过程能够通过对视觉反馈、触觉反馈以及体位感觉反馈的直接操纵，在几秒钟的时间里诱导我们接受另一个全新的身体，并以此作为我们意识存在的家园。"

灵魂出窍，被激活的大脑的"开关"

如果身体意象只是一种模拟，那么在我们的一生中，大脑如何创造并保持了如此令人信服的幻觉？改变这种内在神经模型的难易程度如何？自我的界限能够达到多远？一些实验已经开始解决这些关键问题。渐渐浮现出来的答案无疑令神经学界的很多人感到震惊。

就像幻肢一样，"灵魂出窍"的现象在整个人类历史中都有过记录，那是一种离开身体，甚至是从外部视角来感受身体的生动感知。一些事件会诱发"灵魂出窍"的体验，其中包括脑创伤、濒死体验、撞车、重大外科手术、氯胺酮引起的麻醉、使用迷幻药物、深度冥想、睡眠或感官剥夺，以及感官超载等。

有报告显示，"灵魂出窍"现象并不罕见，12%～20%的人都至少体验过一次"灵魂出窍"，有的人甚至能够随意控制"灵魂出窍"。"灵魂出窍"的体验多种多样，有人看到了神秘的光芒，有人感觉通过了时空隧道，有人感觉一部分肢体离开了躯干，而这些体验都包括漂浮在身体上空的感受。很多有过这种神奇体验的人都深信"灵魂"的存在，因为它实在太奇妙了，超出了人们通常的理解范围。

同时，"灵魂出窍"可能发生在任何时候——走路时、工作时……一名法国男性甚至在开车时突然"灵魂出窍"。但大多数情况下，体验者都是躺在床上，在半睡半醒之间突然感觉到"灵魂出窍"的。"灵魂出窍"常常与睡眠瘫痪同时发生，它也是"濒死体验"的重要组成部分。那么，"灵魂出窍"为什么会发生？为什么它通常在这两种情况下发生呢？

在神经科学和心理学不发达的年代，人们试图用各种玄妙的理论来解释

"灵魂出窍"现象。到了21世纪，新的突破出现了。瑞士洛桑联邦理工学院（Swiss Federal Institute of Technology in Lausanne）大脑与心理研究所的神经外科专家奥拉夫·布兰科（Olaf Blanke）发现了"灵魂出窍"的"开关"。布兰科的一位患者患有严重癫痫，要想治愈这一顽疾，就必须找到大脑中控制其发病的关键部位并进行脑部手术。医生在患者的大脑表面贴上了很多电极，对大脑皮质多个位置进行刺激，以寻找控制其发病的关键点。在这一过程中，患者一直保持意识清醒，医生一边对患者大脑皮质的各个部位进行刺激，一边询问患者的感受。当刺激到某个点时，患者突然感觉到眩晕，觉得身体在扭曲。在更强的刺激下，患者感觉自己飞上了天花板，并且越飞越高，好像从高处俯视大地。

布兰科作了进一步的研究，对多名患者脑部的相同区域进行了电刺激，诱导出多例"灵魂出窍"的现象。这个被刺激的"开关"，就位于大脑的"颞顶联合区"。

这是否能证明"灵魂出窍"与灵魂或者星体之类的东西无关，而只是一个完全自然的生理现象呢？为了更好地解释"灵魂出窍"这种现象，我们有必要进一步了解颞顶联合区。

颞顶联合区位于大脑的颞叶和顶叶相接的部分，主要负责汇集来自外部环境的视觉、听觉信号和身体内部的平衡和肌肉感觉等信息。简而言之，颞顶联合区让我们感受到"我是谁""我在哪""我在干什么"。在这个区域，信息从感官和记忆中流入，给我们留下了深刻的印象，其中就包括我们随意控制自己身体时的感受。

一些人在接近死亡时（如休克、窒息或心脏骤停等）会经历一些"超自然"的现象，包括"灵魂出窍"，看见奇妙的光、隧道或"神灵"等。神经生物学家和心理学家对其发生机理有过多种解释，但并无准确、统一的结论。从神经生物学角度而言，濒死体验可能与大脑缺氧和内啡肽水平激增有关。

结合颞顶联合区的功能来看，科学家不难解释布兰科医生的发现。当这一位置受到电刺激时，患者的大脑就无法正确感知身体的位置和活动，因此会感到身体漂移、扭曲，四肢伸长或缩短等。这类情况不仅发生在大脑受到直接刺激时，也发生在半睡半醒时、使用某些药物时和自发"灵魂出窍"之前。研究人员认为，严重的干扰可能导致"身体模式"分裂，这就是造成"灵魂出窍"的原因。

虽然"灵魂出窍"是长久以来人们热议不绝的超自然话题，但关于它的严肃科学研究才刚刚起步。随着相关研究的进一步深入，这个曾因被主流科学视为幻想而被忽视的现象，可能将促进我们加深对意识和自我本质的理解。

"灵魂出窍"的相关研究表明，大脑对身体的感知并不总是准确的。另一个典型的有关大脑错误感知的例子是"橡胶手错觉"。实验中，研究人员用一块隔板遮住被试的一只手，而把一只橡胶手模型放在其视线范围内。然后，研究人员同时触碰被试被遮住的手和他们眼前的橡胶手，被试就会产生十分强烈的错觉，认为这只橡胶手就是自己的手。

橡胶手错觉，激发脑机融合的新篇章

"橡胶手错觉"的发现引发了许多科学家的兴趣。瑞士的一个研究团队受此启发，用虚拟现实技术创造了"全身幻觉"。实验中，被试能够体验到离开自己身体的离奇感觉，就好像占据了一个全新的身体，并与其他人"交换"了身体。

实验中，研究人员将摄影机放在被试身后两米处，并将摄影图像实时传导到被试头戴的显示器上，因此他们眼前看到的是自己的背部。当研究人员触碰被试的背部时，他们既能观察也能感觉到。渐渐地，被试感觉自己进入了显示器中的"虚拟身体"。

瑞典的科学家也做了一项类似的实验。他们同样准备了摄影机和头戴显示器，然后用塑料棍在摄影机镜头前上下移动，同时用塑料棍在被试胸口上下滑动，被试同样产生了"身体转移"的错觉，这种错觉会对身体产生一系列的影响。陷入错觉的被试体温下降，对疼痛的感觉减弱，对外界威胁的反应也相应减弱。脑部扫描显示，被试在产生错觉时，其颞顶联合区的活动发生异常。虽然这种错觉与"灵魂出窍"的感觉并不完全相同，但这揭示了我们的自我感受是如何被操纵的，这也许可以解释"灵魂出窍者"为什么会相信自己"飘出"了肉体之外。

幻肢现象、橡胶手错觉以及实验室诱导的"灵魂出窍"体验，都说明大脑主动塑造了自我感受以及身体存在的边界。这种新的身体意象观的核心在于，身体意象的定义似乎并没有止步于这副包裹住我们的皮囊。与之相反，一系列研究显示，就像人类能够熟练使用人造工具一样，大脑也会将这些工具同化为自己的一部分，使之成为与身体无缝衔接的真实外延。这就意味着，成为杰出的小提琴家、钢琴家或足球运动员的过程包括逐渐与专门的工具，比如小提琴、钢琴和足球进行结合，这些工具就像大脑中手指、手、脚和胳膊的神经表征的真实外延。

然而，并不是只有艺术大师和世界级运动员才拥有这种天才的技巧。在我们每个人的大脑中不断进行着的工作，就是时刻不停地同化我们附近的一切工具，根据永无停息的信息流来更改我们的"自我形象"。人类的大脑具有卓越而独特的能力，这不仅使人类成为自然选择所孕育出的最高级的工具制造者之一，还使人类成为如饥似渴的"工具结合者"。大脑不停地忙着把我们的衣服、手表、鞋子、汽车、鼠标、餐具等日常用具加入我们不断扩展的身体表征中。

如果将这些观点发挥到极致，脑机接口技术的应用便有了理论支持。当我们学会了让大脑直接与人造工具进行互动，大脑就会把这些工具同化为我们身体的一部分。对某些人来说，未来大脑与机器的融合听起来可能令人感到恐惧，甚至觉得这会是人类的终结，我却对此完全不赞同。事实上，我相信，大脑对融合工具的渴望将开启人类进化的新篇章，它将为我们延展身体的边界，甚至以非常独特的形式达到"永生"，比如为子孙后代保存我们的思想。

小说家、剧作家和导演在他们的奇思妙想中，已经为我们描述了脑机接口成为现实的种种未来：1963 年，漫威超级英雄漫画中与蜘蛛侠对抗的章鱼博士让我们最早了解到脑控机械义肢的惊人作用；2009 年，电影《阿凡达》呈现出脑机接口和远程意识保真传输在宇航、高性能运动和极端环境探索中的价值；1973 年的《无敌金刚》（ *The Six Million Dollar Man* ）和 1987 年的《机械战警》（ *RoboCop* ）讲述了伤残人类用大脑操控人造躯体成为超人战士的憧憬；1999 年的经典电影《黑客帝国》预示了人机互联和沉浸式虚拟世界进入全民应用的未来；2013 年的《环太平洋》（ *Pacific Rim* ）更是一部综合了脑控外骨骼、多脑协同、远程脑控、感官回传等脑机接口技术的教科书式展演；而以 1977 年《火狐》（ *Firefox* ）为代表的作品更是直接将脑机接口技术表现在军事对抗当中；《光晕》（ *Halo* ）、《碳变》（ *Altered Carbon* ）等作品还专门描写了人类思想和意识进行电子化上传和"升华"，抛弃物理身体的终极设想。

随着人工智能的飞速发展，人类又一次产生了对新技术的焦虑甚至恐惧，代表人物中甚至还包括很多非常著名的意见领袖。比如早在 2014 年，特斯拉 CEO 埃隆·马斯克就在麻省理工学院的公开访谈中抛出了"人工智能威胁论"。著名物理学家霍金曾经表示："人工智能可能自行启动，以不断加快的速度重新设计自己。"

微软创始人比尔·盖茨也曾公开表达过同样的忧虑，称"机器确实可以帮助人类完成很多工作，但机器越智能，它们就会对人类的存在造成越大的威胁"。亚马逊 CEO 贝佐斯 [①] 曾就"人工智能威胁论"与马斯克进行公开辩论，但后来他同样认为未来的人工智能革命或许的确会有一部分超出人类的控制范围。当然，以谷歌母公司 Alphabet 执行董事长埃里克·施密特、IBM 公司前董事长兼 CEO 罗睿兰和脸书创始人扎克伯格等为首的乐观派坚持反对这样的"人工智能威胁论"，两派观点一直在公开场合激烈对撞。

诚然，当前的软件和硬件都还不足以实现"真人工智能"（比如"图灵机桎梏"），但如果考虑到技术的进步，比如量子运算，或本书中将会提到的混合式类脑计算机呢？那么，为了这个并非虚无缥缈的未来，在以人类命运为考量标准的时候，我们似乎的确应当有所准备。

需要注意的是，在技术飞速发展的今天，人类自身反而成为系统当中的性能短板。我们已经有了数控机床、无灯工厂，甚至无人兵器等，再往后，这样的"去人类化"可能还会加剧。为了不被我们自己的造物淘汰，人类的增强势在必行。相比修改基因"玩弄上帝"的游戏，借助外力达成目标可能更加现实，尤其是，如果这种方式能让人类更加适应这个已经高度数字化、信息化的社会发展现状的话。

这不是天方夜谭，很多以前看似幻想的念头都逐渐实现了：从潜水艇到

---

① 贝佐斯创办了全球最大的网上书店亚马逊。《贝佐斯致股东的信》浓缩 21 封贝佐斯致股东信的精华，是一本讲述如何让企业像亚马逊一样高速增长的教程。该书的中文简体字版已由湛庐引进，由北京联合出版公司于 2021 年出版。——编者注

飞行器，从空间站到原子弹，再到虚拟现实和脑机接口。过往的幻想甚至神话正在逐渐实现。在本书中，我将向读者展示，人类已经有了增强自身适应未来社会的基础积淀。

正如马斯克所说的那样："人工智能将在智力上超越人类，人类唯一击败人工智能的方法就是和它们融为一体，而脑机接口才是打开人与机器大融合的唯一通道。"无论人工智能是否会像电影《终结者》（*The Terminator*）《我，机器人》（*I, Robot*）《异形》（*Alien*）等描述的那样背叛人类，我们都应该在面对未来时有所准备。

人工智能 PK 脑机接口？这一次，我将坚定地与后者站在一起。

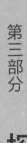

第三部分

探秘脑机接口，
进入人机融合的增强时代

现在我们有了一些更加优秀的理论，这些理论彻底颠覆了传统的神经学对人类大脑的认知，也将从根本上改变整个人类世界的景观。

在这些理论的支撑下，脑机接口技术已经成为全球众多大学学术研究的重要课题。专门从事这项研究的科学家目前已经能够利用精密传感器解读人类大脑中的独特文字、图像和思维，并且能够改变我们同中风患者、渐冻症患者等的沟通方式。在所有的这些进展中，或许这一技术最新奇的应用要属尼科莱利斯博士的研究了。

被誉为"脑机之父"的尼科莱利斯在2019年来到中国，为中国的同行带来了一场令人叹为观止的脑机接口技术盛宴。我有幸采访了他，在他的讲述中，我们了解到了什么是脑机接口技术，人类对脑机接口领域的探寻已经进展到什么程度，在可以预见的未来，脑机接口将具有极为广阔的应用前景，最为重要的是，脑机接口将开启人类进化的终极篇章——让人类自诞生之初就怀抱的永生之梦具有最终实现的可能。

在进入奇幻的脑机世界之前，让我们先了解一些基本概念吧。

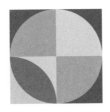

05

什么是脑机接口

脑机接口 = 脑 + 机 + 接口

脑机接口（Brain-Machine-Interface，BMI）的其他名称包括脑 – 计算机接口（Brain-Computer-Interface，BCI）、神经控制接口、心智界面、直接神经界面等。顾名思义，脑机接口就是在人或动物脑（或者脑细胞的培养物）与计算机或其他电子设备之间建立的不依赖于常规大脑信息输出通路（外周神经和肌肉组织）的一种全新的通讯和控制技术。

◖◗ 脑机接口是什么

"脑"——Brain，意指有机生命形式的大脑或神经系统，而并非仅仅是"抽象的心智"（mind）。

"机"——Machine，意指任何处理或计算的设备，其形式可以从简单电路、硅芯片到外部设备和轮椅。

"接口" = 用于信息交换的中介物。

"脑机接口" = "脑" + "机" + "接口"。其定义是，在人或动物脑（或者脑细胞的培养物）与外部设备间创建的用于信息交换的连接通路。

1968年，雯达·威尔威卡（Wanda Wyrwicka）和M. B. 斯特曼（M. B. Sterman）首次在神经生理学基础上进行了控制大脑信号的尝试，他们记录到猫的感觉运动节律，并将其转化为感官反馈。1973年，加州大学洛杉矶分校的雅克·维达尔（Jacques Vidal）在一篇文章中首次创造了"脑－计算机接口"（Brain-Computer-Interface）这个术语，并搭建了世界上第一个脑机接口系统。但是，维达尔的BCI只描述了从脑信号到计算机解析的单向沟通，在他那个年代，只是实现这点就需要大量的处理设备和庞大的实验空间。

脑机接口真正成型是在20世纪90年代。以杜克大学的尼科莱利斯为首的科学家提出了从脑信号经由解码计算机到实体或虚拟的外部设备操控，然后从外部设备产生回馈信号输送回大脑的新型闭环脑机接口架构，称为脑机接口。2000年，在给美国《科学》杂志的一份评论报告中，尼科莱利斯正式提出了对BMI的诠释。2001年，《自然》杂志特刊评价了科学与技术当下的发展水平，认为脑机接口将成为影响人类未来发展的十大科技之一，也正是这本特刊发表了尼科莱利斯的文章《从思想到行动》，第一次展示了闭环脑机接口构成要素的系统工程图（见图5-1），以及将这样一个设备转变成神经义肢的必要步骤。正是由于尼科莱利斯等科学家整理出的现代理论体系和他们在脑机接口领域取得的一系列重大突破性成果，脑机接口成为新世纪最为火热的高新技术领域之一。

当今一些研究人员主张对BMI和BCI两个词进行区分，比如将非侵入式脑机接口定义为BCI，而将侵入式脑机接口定义为BMI，企图描述非侵入式脑机接口比侵入式脑机接口"更加先进"，以人为诠释造成"代差"的错觉，这是一种在科学上不负责任的错误认知。BMI和BCI这两种被研究人员使用最多的称呼其实都是为了定义将活体大脑和外部设备进行联通和指令翻译传输的操作架构，并不拘泥于侵入式或非侵入式信号收集方式。

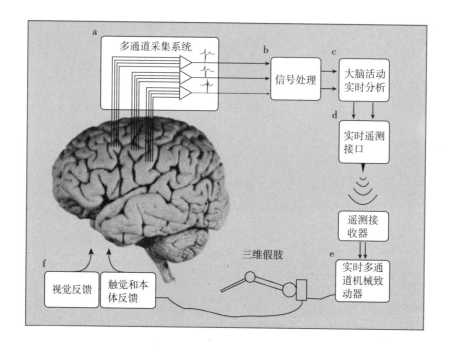

图 5-1 尼科莱利斯经典的闭环脑机接口系统图

注：这是马斯克创办 Neuralink 公司的理论基础。

　　以德国著名的神经科学家尼尔斯·拜尔博默（Niels Birbaumer）为例，他把尼科莱利斯的 BMI 直接并入了 BCI，为原来的 BCI 赋予了更多的含义，所以也有研究人员认为他才是现代 BCI 的提出者。2007 年，拜尔博默在论文《脑－计算机接口：瘫痪中的沟通和恢复运动》中写道："脑机接口或脑－计算机接口利用源自大脑的神经生理信号激活或停止外部设备或计算机。"在论文中，他也把侵入式和非侵入式的脑机接口一并称为 BCI，并将尼科莱利斯团队的成果统统划入 BCI 的研究进展范畴："侵入式 BCI 领域的进展使用了完整的动物，它们学会在不移动自己手臂的情况下，在高度虚拟的实验环境中移动人工设备或电子游标。"可见，事实上并不存在所谓"BMI 指的是侵入式脑机接口，BCI 指的是非侵入式脑机接口"，或者"BCI 是 BMI 的进化版"之类的混淆概念且在科学上不负责任的说法。中国、日本、韩国等东方国家的一部分研究人员在引用西方学者的文献时，往往不理解这些研究背后的理念问题，从而在翻译过程中延续这样那样的错误认知。如果按照时间延续、技术发展和理念的更新换代，一定要进行具体区分的话，应该说 BMI 是在原 BCI 的基础上进一步优化和拓展之后，更加具有应用性和包容性的现代化理念。本书会沿用我国科学界惯用的译法，在提到 BMI 和 BCI 时统称"脑机接口"。

作为当前神经工程领域中最活跃的研究方向之一，脑机接口在生物医学、神经康复和智能机器人等领域具有重要的研究意义和巨大的应用潜力。近 10 年来，脑机接口技术取得了长足的进步和飞速的发展，应用领域也在逐渐扩大。

脑机接口是如何实现的

脑机接口技术通过信号采集设备从大脑皮质采集脑电信号，经过放大、滤波、转化等处理过程，转化为可以被计算机识别的信号，然后对信号进行预处理，提取特征信号，再利用这些特征信号进行模式识别，最后转化为控制外部设备的具体指令，实现对外部设备的控制。

脑机接口的实现所依赖的一个很重要的理论就是前面提到的神经系统"网状理论"，也就是"分布式"理念，这涉及从大脑的多个皮质部位获得脑电信号并综合为具体的指令。20 世纪初期，神经元学说获得权威地位之后，认为脑功能的表现基于"网状理论"的观点从 20 世纪 40 年代开始重新获得人们的关注。加拿大心理学家唐纳德·赫布（Donald Hebb）通过对老鼠和猩猩神经心理的研究，提出了著名的"赫布理论"，诠释了神经元是如何组成联结并形成记忆印痕的，该理论后来成为非监督学习的生物学基础。1949 年赫布出版的《组织行为学》（*Organization of Behavior*）为传统的系统神经学带来了神经群体编码（neural population coding）的新纪元，赫布也被尊称为"神经心理学与神经网络之父"。

20世纪70年代，E. M. 施密特（E. M. Schmidt）、J. S. 麦金托什（J. S. McIntosh）、L. 迪雷里（L. Durelli）和 M. J. 巴克（M. J. Bak）组成的研究小组证实猴子可以在闭环的操作性条件作用下快速学会自由地控制初级运动皮层中单个神经元的放电频率。80年代，约翰斯·霍普金斯大学的神经科学家阿波斯托洛斯·乔格普洛斯（Apostolos Georgopoulos）发布了对灵长类动物脑部运动皮质的定向编码研究成果。他发现对猴子要移动胳膊的方向进行运算的时候，依靠单一的 M1 神经元个体是不行的，猴子大脑运动皮质的神经元必须汇聚在一起进行广泛调谐。到了90年代，在自由行为动物中引入慢性多电极记录的新电生理方法，开创了神经集合生理学的新阶段。科学家使用了纤细的绝缘金属长丝制成的微电极阵列或捆绑集束，将其长时间连接于啮齿动物大脑的多种皮质结构和皮质下结构。如今，这种植入的电极已经可以持续活动数年之久。

以在这个领域进展最领先的尼科莱利斯团队为例，从1993年到1995年，这种创新方法可以在自由活动的老鼠脑中记录到12至24个神经元，持续时间从数周到数月不等。1995年中期，他们的技术已经增强到可以大规模植入电极并同时记录大约50个神经元，并可以将同一神经通路中的多达5个不同的皮质下结构和皮质结构（即大鼠三叉神经躯体传感系统）记录到同一个神经元。到1999年，这一技术提升到同时记录100个神经元，且这种同时运行的记录阵列可以在大鼠和猴子身上实现。如今，在其他较为领先的脑机接口研究团队中，布朗大学的约翰·多诺霍（John Donoghue）、匹兹堡大学的安德鲁·施瓦茨（Andrew Schwartz）、加州理工学院的理查德·安德森（Richard Anderson）等都是其中的佼佼者，但他们的科研课题中能同时使用的神经元数（大多在数十个的级别）要显著小于尼科莱利斯团队（已达数百甚至数千个）。

　　由约翰·查平和尼科莱利斯组成的先驱团队积累了大量脑机接口的实验数据，率先完成了现代脑机接口概念的创立。关于尼科莱利斯的成就，下面这段来自美国最高医学研究管理部门——美国国家卫生研究院的评价可以作为参照和说明。

　　尼科莱利斯博士的开拓性BMI研究已经变得极具影响力，因为它为受苦于重度瘫痪、帕金森病、癫痫等的患者提供了潜在的新型疗法。今天，美国、欧洲、亚洲和拉丁美洲的许多神经科学实验室都采用了尼科莱利斯博士的实验范式，以研究各种哺乳动物的神经元系统。他的研究影响了计算机科学、机器人和生物医学工程的基础和应用研究。[①]

脑机接口的 4 种分类方法

　　迄今为止，科学界提出了好几种细分脑机接口的方法。

　　第一种方法是通过仿生的生理功能进行分类，通常根据脑部功能的不同分为行动类、感官类、感觉－运动类、认知类，以及在近几年中尼科莱利斯团队成功开创的新领域——不同大脑间的互动，它被称为大脑网络。行动类脑机接口意图实现运动功能，比如上肢和下肢的二维或三维移动，以及全身的位移；感官类脑机接口的目标是重塑感官，比如让盲人重见光明或让失聪者恢复听觉；感觉－运动类将运动功能和感官功能的实现捆绑在一起，有单向的也有双向的；认知类则更加复杂，瞄准的是大脑的高级功能，比如记忆、注意力、决策能力等。在过去，很多研究人员会简单地根据"传统标

---

① 选自 2019 年 10 月 16 日美国国家卫生研究院院长弗朗西斯·柯林斯（Francis Collins）的特邀讲座"脑机接口：从基础科学到神经调节和神经康复"（Brain Machine Interfaces: from basic science to neuroprostheses and neurological recovery）。

签"将脑机接口连接到指定的脑分区，比如"运动区""感知区"等。但事实上，越来越多的研究证明大脑会使用不同的区域实现某一类功能，比如尼科莱利斯团队在 2000 年就率先提出了同时连接多种皮质区域的大规模神经元记录手段对于建立通用、耐用、高效和能够进行临床应用的脑机接口至关重要，这为之后所有的脑机接口研究指明了正确的道路，也让尼科莱利斯团队成为同行业中进展最为迅猛的研究团队。

第二种方法是根据其"侵入程度"分为非侵入式（脑外）、侵入式和半侵入式。典型的非侵入式系统是脑电图，这是有潜力的非侵入式脑机接口的主要信息分析技术之一，在同类非侵入式解决方案中具有相对较好的时间分辨率、易用性、便携性和相对低廉的价格，但是脑电图对噪声的敏感、精度不佳和其传输表达的速率等方面的问题一直未得到妥善解决，而且基于脑电图的设备无法进行非常精密或者要求迅速反应的操作。另外，使用脑电图需要用户在之前进行大量的训练，用人脑的专注来替代机器的不足，争取能够给予正确的、能够识别的指令，这成为脑电图进行应用的现实障碍。最后，目前所有的脑电图都需要在头套和头皮之间注入导电胶来增强信号的传输，而导电胶是流质的，并且会逐渐干涸，这也在很大程度上限制了脑电图技术在实验室之外的实际应用。

◑ 非侵入式脑机接口

非侵入式指无须通过侵入大脑，只需通过附着在头皮上的穿戴设备对大脑信息进行记录和解读。这种技术虽然避免了昂贵和危险的手术，但是由于颅骨对大脑信号的衰减作用，以及对神经元发出的电磁波的分散和模糊效应，记录到的信号强度和分辨率并不高，很难确定发出信号的脑区或者相关的单个神经元的放电。

◑ 侵入式脑机接口

侵入式指通过手术等方式直接将电极植入大脑皮质，这样便可以获得高质量的神经信号。从脑机接口达成的功能和传输效率来看，侵入式拥有最佳的脑机沟通效率，在信号强度、精度以及发展前景等方面都远超非侵入式，但是存在较高的安全风险和成本，并且需要一定的社会和伦理方面的基础。异物侵入可能会引发免疫反应和愈伤组织（疤痕组织）生成，导致电极信号质量衰退甚至消失，同时，侵入创口也有可能导致伤口难以愈合及炎症等诸多反应。目前国际上正在研究的课题包括开发使用新材料和生物亲和的电极、减小侵入式创口和侵入的深度、进行指令的无线传输等，其中集大成的发展领域就是所谓"半侵入式"的改良脑机接口方法。

◑ 半侵入式脑机接口

半侵入式指将脑机接口植入颅腔内，但使其仍在大脑皮质之外，主要基于皮质脑电图 ① 进行信息分析的一种中间方法。虽然其获得的信号强度及分辨率弱于侵入式，但是优于非侵入式，同时可以进一步降低产生免疫反应和生成愈伤组织的概率。这是在目前科技和社会伦理无法完全解决侵入式脑机接口所面临的问题的情况下，一个较为合理和务实的研究方向。尽管如此，因为事实上还是造成了对人体的侵入，它也同样需要考虑侵入式面临的一些技术和伦理问题。

第三种方法是通过神经型信号的起源分类。自 20 世纪 90 年代后期现代

---

① 皮质脑电图：通过放置在脑皮质的电极记录到的脑细胞群自发性、节律性电活动。——编者注

BMI 的概念和设计发布后（大多是由尼科莱利斯团队率先发布，他们也一直坚持进行多部位、多点式的阵列信号收集和综合分析），大部分尝试脑机接口的团队都使用了从动物或人类被试皮质区域读取的神经信号，因为皮质是最大、最先进的大脑结构，也是最容易植入信号传感器的部分。初级运动皮质是目前最常见的也是最先被脑机接口使用的信号读取区域，因为其神经元放电与移动行为的参数明显相关。运动前皮质的信号也常被收集以识别运动指令，用于控制正在进行的运动以及预先表达将要进行的运动。

近几年，脑机接口研究人员将兴趣延伸到皮质下结构的信号，尝试获取更加丰富的信息指令，比如行动控制、感知处理、行为动机、技能学习等。科学家发现这些更加深层的信号对生物的脑可塑性至关重要，比如它们对推动人类患者大脑在学习脑机接口使用方面有正面效果。皮质下脑机接口还将被用于治疗神经性疾病，比如尼科莱利斯团队现在已经实现的非直接侵入式手段治疗帕金森病就是一个非常好的范例。在未来，基于皮质下信号记录的脑机接口可用于监测神经疾病的迹象、评估医疗手段的成效，甚至通过植入装置提供实时和智能的康复疗法而无须医护人员的持续监控。

第四种方法则是按脑机接口的设计形式进行区分。过去20年中出现了不少脑机接口的设计模式，其中两个使用较普遍的是所谓"独立"（内生）和"非独立"（外生）的脑机接口系统。它们虽然主要被非侵入式脑机接口所使用，但也同样适用于侵入式的颅内脑机接口。在独立系统中，被试执行动作，比如通过想象做出行动或者通过自身肢体运动的带动向外界传输指令（如电影《环太平洋》里引导外部巨型机甲的驾驶员）。在非独立系统中，使用者是通过外部刺激来激发大脑皮质对该刺激的触发神经反应的，这种模式能让被试更加专注于发出脑信号指令，且解码设备能在发出刺激时和收到回馈时进行信息比对，使得转化出的指令较为精确。当然，虽然能够提升运算速度和解码可靠性，然而这种非独立系统只能在有限的预设规则框架下进行，这减少了使用者的行为自由性。

近几年还出现了新的名词——被动性或无源性脑机接口，意指无须被试专注的心理意图即可解析其神经型号的方式。理论上，无源系统可以改善人员和技术系统的人为交互，用于对技术系统和使用环境进行调整优化。实践中，无源系统对软硬件设备的要求极高，但它对操作人员的要求最少，使用最为方便和持久，可能是未来脑机接口的一个主要发展方向。

侵入式疗法 VS 非侵入式疗法

从目前的研究水平来看，我们在评估某种信息采集手段的优劣时需要考虑三个方面的标准。

- 规模：可以记录多少神经元。
- 分辨率：这个工具接收到的信息的细致程度。这里所说的分辨率可以分为两种：空间上的分辨率（能否细致记录单个神经元的触发情况）和时间上的分辨率（能否确定你所记录的活动的确切发生时间）。
- 侵入性：是否需要手术；如果需要，手术的影响范围有多大等。

长久以来，脑机接口技术领域存在这样一个争论不休的问题：非侵入式疗法（比如头皮脑电图）和侵入式疗法（在大脑中植入微电极阵列），哪种方式才是脑机接口技术的未来？两派人士各执己见，各自站队，各显神通，几十年过去了，依然互不相让，没能分出高下。正如前文所提到的，两派中的激进研究人员很快就开始互相划分阵营和自留地，形成了"BMI 指的是侵入式脑机接口，BCI 指的是非侵入式脑机接口"，或者"BCI 是 BMI 的进化版"等片面的观点。

毕竟两者的优、劣势是如此明显：一个性能优越、潜力巨大，但可靠性和社会伦理压力等难点问题需要长远考虑和解决；另一个方便快捷、应用场景广阔，但从技术上可供深化发展的空间有限，存在基础层面的不足。

脑电图传感器的优点在于它们不会造成侵入式创伤，且十分快捷。你所要做的就是将装有许多电极的头盔戴在头上，剩下的就交给脑电图传感器处理，脑电图传感器能迅速识别时刻都在变化的信号，虽然其敏感度和精确度一直是一个问题。支持非侵入式疗法的神经学家认为，由于不需要侵入大脑组织就可以获得脑电图信号，它实现了临床风险与临床收益之间的最佳平衡。他们总是会引用这个派别的代表人物拜尔博默的成功案例来证明他们的立场。

拜尔博默曾是德国最负盛名的神经科学家之一，他的研究主要集中采用颅骨外的非侵入式脑机接口与计算机相连，在人类历史上第一次使受渐冻症影响的"闭锁"患者与外部世界进行了交流。这次著名的实验使他一战成名。但在 2019 年，德国最大的全国性独立科学研究资助机构——德国科学基金会报告了对拜耳博默涉嫌学术不端行为的调查结果。调查认定他公开发表的研究结果数据不完整，且科学分析过程存在缺陷。拜尔博默为此付出了惨痛的代价：他和团队成员乌贾瓦尔·乔杜里（Ujwal Chaudhary）同时被制裁惩罚，拜尔博默在 5 年内被剥夺申请德国科学基金会资助和担任德国科学基金会评审员的资格，并被追回用于进行这些有问题的实验的经费。他之前发表在《公共科学图书馆·生物学》（PLOS Biology）的两篇论文也随之被撤回。

这两篇文章恰好涉及拜尔博默团队在学术界最关键的一项实验：他们在 2013 ~ 2014 年进行了一项监测技术研究，声称通过近红外光谱分析能够测量脑电波并检测血液流量和颜色的变化，从而了解大脑活动，并能够读取瘫痪患者大脑中的某些想法。他们使用头皮传感器记录了四名渐冻症（肌萎缩性脊髓侧索硬化症）患者的大脑活动，并在 2017 年发表论文称，他们可以通过对记录的分析确定患者是否在不出声的情况下对简单的提问回答了

"是"或"不是"。拜尔博默表示"回答准确率超过 70%"，但德国科学基金会的调查结果显示，拜尔博默团队并没有完整记录患者的检查内容，未在论文中适当体现分析细节并最终给出了虚假的报告。公共科学图书馆平台在这些论文的题注上标明："两个机构的委员会得出结论，认为作者在数据收集、处理和分析方面存在问题，但没有评论获取数据的方法……作者拒绝签署此撤回，打算采取法律诉讼手段。"2019 年 7 月，《发现者》杂志刊登了评论文章《尼尔斯·拜尔博默的陨落》，9 月，世界三大科学期刊之一的《自然》刊登评论文章《著名的德国神经科学家在"脑阅读"研究中犯下不当行为》，引用了拜尔博默本人承认这一指控和制裁的邮件内容。

这次学术不端事件在神经科学界及脑机接口研究圈子内引发了轩然大波。非侵入式派别遭受重创，好在拜尔博默一人的学术不端尚不足以使他们彻底退出历史舞台。后来者在拜尔博默套用的 BCI 概念上添加了其他的内容，拓展了新的应用，包括让健康的被试用脑电波活动来玩电子游戏，严重瘫痪的患者可以利用基于脑电图的大脑计算机界面来操纵轮椅。这一切并不需要一场轰轰烈烈的开颅手术，只需要在他们的脑袋上戴一顶特殊的"帽子"即可。

拜尔博默的丑闻给了反对者锐利的武器，虽然他们对这位曾经闻名于世的前辈依然怀有最基本的尊重。侵入式疗法的支持者更有底气地宣称，这种脑电图传感器显然存在严重的局限性。正如我们所知道的，电磁波经过头颅骨时会逐渐减弱，因此要想找出电磁波源自何处绝非易事。并且，由于脑电波是数万个皮质神经元突触活动以及放电活动的平均效果，输入脑机接口的信号缺少假肢器官所需的空间分辨率，从而无法使其模仿天然四肢的功能。简单地说，坚固的颅骨屏蔽了大多数神经元信号，颅骨外的脑电波信号只能携带很少的神经元信息，因此，这种方式不能实现对神经义肢或者外骨骼的精确操纵。也就是说，这种方法看似简单便捷，但在现阶段的技术水平下很难替代侵入式脑机接口。

作为在全球脑机接口领域取得过最亮眼成果的权威人士之一以及 BMI 概念的提出者，尼科莱利斯对流派之争并不在意，他采用的是"不管黑猫白猫，捉到老鼠就是好猫"的态度。"我除了是科学家之外还是一个医生，能治病救人的就是最好的。"在一次和中国科学院相关单位的会议上他这样表示。在后文中我们会看到，尼科莱利斯从实用角度出发，同时进行着侵入式和非侵入式的各种实践，并且在两种方式中都创造出了亮眼的成绩。

在两大阵营之外，出现了一种"半侵入式疗法"，即皮质脑电图技术。这种技术相对非侵入式的脑电图而言，是一种巨大的进步。由于信号是从大脑直接记录下来的，并没有经过颅骨的屏蔽和减弱，皮质脑电图扫描技术无论在精确度上还是在解决问题的性能上都是空前的。然而，它仍旧不完美，被试依然要被去掉头盖骨的一部分，用来放置一个装有若干电极的网格，也就是将电极直接置于裸露大脑的上面。这种方式基本上是在两大阵营的矛盾之间寻求一个妥协的互通点，把两边的优势和劣势都做了一些融合。

越来越多的神经科学家站在了半侵入式疗法这一边，尼科莱利斯也对这一疗法表示了期待。他认为在未来的某一天，半侵入式也许能够发展到足够成熟可靠的程度，两大阵营的争论终将停止。尼科莱利斯相信他可以从侵入式以及非侵入式的技术中找出最好的方法来建立脑机接口。他本来就一直坚持从实效出发看待技术的发展，比如在对脊髓受到损伤的患者的治疗上，他一方面对侵入式疗法和非侵入式疗法信手拈来，另一方面也在积极推动脑机接口和其他疗法的结合（比如干细胞疗法，以后还可能包括中医的推拿、针灸等方式），使患者身体的可动性得到革命性的恢复。

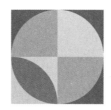

06

"黑科幻"时刻，
那些著名的里程碑实验

既然大脑能够产生有规律的电波，人们就想到用脑电波来控制外部设备，这就是脑机接口的由来。早期的工作开始于 20 世纪 60 年代，美国华盛顿大学医学院的研究人员埃伯哈德·费兹（Eberhard Fetz）发现，猴子可以通过大脑运动皮质中神经元的活动来使生物反馈仪的指针发生偏斜。运动皮质是大脑中计划和支配躯体运动的区域。在这项研究中，科学家首次证实了脑电波可以控制外部设备。

脑机接口
实验室

学会吃更多香蕉丸子的猴子

在这项著名的实验中，费兹将猴子大脑中的一个神经元连接到它面前的一个仪表盘。当神经元被触发的时候，仪表盘的指针会转动。如果猴子可以通过某种思考方式触发该神经元，并让仪表盘的指针转动，它就能得到一颗香蕉味的丸子作为奖励。渐渐地，猴子变得越来越擅长这个游戏，因为它想吃到更多的香蕉丸子。这只猴子学会了控制神经元的触发，并在偶然之间成为第一个真正的脑机接口被试。

　　进入 20 世纪 70 年代，美国国家科学基金会和美国国防部高级研究计划局资助加州大学洛杉矶分校的相关研究，"脑机接口"一词首次在科学文献中出现。此后，科学家主要用猴子、大鼠和猫来研究脑机接口，比如有人通过探测猫的脑电波还原了猫眼所看到的图像。

　　1978 年，视觉脑机接口方面的先驱威廉·多贝尔（William Dobelle）在一位男性盲人杰瑞的视觉皮质中植入了 68 个电极的阵列，并成功制造了光幻视（phosphene）。该脑机接口系统包括一个采集视频的摄像机、信号处理装置和受驱动的皮质刺激电极。植入后，患者可以在有限的视野内看到灰度调制的低分辨率、低刷新率点阵图像。该视觉假体系统是便携式的，且患者可以在不受医师和技师帮助的条件下独立使用。

　　尽管早在 20 世纪六七十年代就已经有关于大脑信号读取和分析的实验，科学家也认知到脑机接口的未来意义，但稳定的多通道神经元记录技术的缺乏严重阻碍了该领域的深入发展。这一领域最具革命性的探索或许要属尼科莱利斯在杜克大学的研究了。在他两年前的中国之旅中，我有幸见证了尼科莱利斯的神奇发明。他简直是一个无与伦比的科幻电影道具大师，他领导的脑机接口技术实验室就是一个名副其实的"奇迹诞生所"。在这个实验室里，尼科莱利斯"复制"出了许多只有在科幻小说里才能找到的设备，同样是在这里，尼科莱利斯创造了一个又一个闻所未闻的"黑科幻"时刻。

喝水的大鼠与现代脑机接口的开端

　　尼科莱利斯的脑机接口研究始于 20 世纪末。20 世纪 90 年代中期，科学家发明了使用柔性和绝缘金属长丝构建的多点电极，称为微线（microwire），尼科莱利斯的一位得力研究伙伴就是微线植入物研究的重要先驱约翰·查平。1994 年，尼科莱利斯和查平一同发表了首篇关于不锈钢微线电极能够在大鼠脑部连续数周监测信号活动的论文。几年后，他们再次发表了在清醒和自由活动的大鼠体内使用慢性植入物进行同时、多点的脑活动连续观测的成果，涉及丘脑、脑干核以及三叉神经节等大脑的各个部位。1998 年，他们首次将这一技术应用到枭猴的多皮质区域记录中。

也正是由于这全球首个真正意义上能够持续读取脑信号的系统的建立，尼科莱利斯和查平早在 1997 年就训练大鼠操作真正的脑机接口了。在这项具有先驱性质的实验中，研究人员先花了 6 周的时间训练出一群能够用前爪按下一根小棒的大鼠。当大鼠学会按小棒之后，它们还必须学会在较长的时间里重复做这个动作（每次记录时要保持几分钟），目的是为实验提供足够多的数据，然后通过计算机传入脑机接口外接设备。

尼科莱利斯在这项实验中所设计的脑机接口包含一个完整的闭环控制设备，这意味着脑机接口可以利用大鼠大脑产生的信号来控制机械装置的运动，同时可以让大鼠通过收集视野中的信息，不断获悉装置的运作情况。

 脑机接口
实验室

突破"迷离境界"

实验开始后，大鼠按动的小棒与一个金属杠杆相连，杠杆上安装了一个小杯子。如果大鼠前爪的按动足够灵巧，那么杠杆就会移动，使得杯子正好位于滴水的管子下面；将杯子保持在这个位置大约 1 秒，大鼠便能利用杠杆收集到一口冰爽可口的水；然后慢慢放开前爪，大鼠便能让杠杆把杯子带到它嘴边，这样它就能享用甘美的水滴了。当大鼠掌握了这个简单的动作后，研究人员便把微电极阵列植入鼠脑的初级运动皮质中，为脑机接口获取神经元的电活动。他们的下一个目标是让大鼠重复喝到水的整个操作，但现在控制杠杆的是脑机接口，而不是大鼠的前爪。为了达到这个目标，大鼠必须用它们的大脑活动来控制杠杆的运动，让杠杆把水送到它嘴边。

此时研究人员进入了一个只能被称为"迷离境界"的神经生理学领域。在这个领域里，重要的问题悬而未决：大鼠能够明白只通过思考，无须抖动胡须就能获得水吗？

经过几周的术后恢复（在脑中植入电极后），大鼠们的表现令人惊喜不已。大鼠渐渐能够在使用前爪控制杠杆和使用大脑控制杠杆之间进行转换了，在它们表现出这种能力的几天后，研究人员决定跟这些动物朋友开个玩笑：把小棒与杠杆的连接断开了。这样，大鼠在按下小棒的时候，杠杆就不再动了。大鼠们显得非常沮丧，开始反复按动小棒，但毫无结果。之后一件意想不到的事情发生了。当研究人员打开脑机接口，让大鼠可以将大脑的活动传输给杠杆时，大鼠的反应就像任何陷入困境的人突然有了一线希望一样，它们在努力找方法移动杠杆，但不是用前爪按动小棒，而是只通过思考！

它们的尝试成功了！大鼠通过这种最不可能的方式喝到了水！它们的小脑袋终于意识到，自己可以只通过大脑的活动就让水杯自己移动过来！尽管没有一只大鼠真正明白这是怎么回事，但它们的大脑正在源源不断地产生用前爪按下小棒操纵杠杆的神经元放电活动。与脑机接口设备互动了几分钟后，大多数大鼠不再使用前爪按压小棒了。通过试错过程，大鼠们发现，如果只是看着小棒，想象前爪按压小棒的动作，便能喝到想喝的水。当然，取得成功的 4 只大鼠成了第一批每次都可以通过这套实验设备获得水喝的大鼠。

1999 年，尼科莱利斯与查平团队发布了关于大鼠通过 46 位电极实时读取脑指令并实时操控体外机械手臂的重要论文，这是首个真正意义上实现我们现在所熟知的"脑控机械臂"概念的实验，在进行足够多的训练后，6 只大鼠中的 4 只不用伸手控制操纵杆就可以操控机械手臂取水喝了。

2000 年，尼科莱利斯实验室又单独发布了枭猴使用近 100 位电极控制复数的和全三维自由运动的机械手臂的综合实验结果，而这篇重要论文还介绍了一种新的分析方法和图形系统——神经元丢弃曲线（neuronal dropping curve），后者作为神经学研究的标准化手段之一，迅速被美国国家生物技术信息中心专门用于量化描述对多个被记录的神经元数量进行解码。

总体而言，20 世纪 90 年代末到 21 世纪初的查平、尼科莱利斯以及拜尔博默等代表性科学家的一系列论文标志着现代脑机接口技术的开端。而对颅内脑机接口而言，可行的多电极记录方法的进步，结合引入更新更快的计算机和运行更优秀的计算算法将脑部信号转化为运动信号，使得该领域获得迅速的发展。

奥罗拉是尼科莱利斯团队的一只枭猴实验体，与生活在原始森林的同类不同，在实验室里的它发展出一项另类的爱好：玩电子游戏。经过几个月的训练，奥罗拉狂热地迷上了一款电子游戏。在游戏中，当看到面前的显示屏上出现一系列水平方向的闪光时，奥罗拉就会用右手抓住操纵杆。当屏幕上突然闪过光线时，按照光线的方向向左或向右拉动操纵杆，电磁阀就会打开，这时它就成功获得了赢得游戏的最高奖赏：一滴甘甜的果汁。

猴子和游戏：马内实验破解人类大脑

 脑机接口
实验室

用意念控制机械手臂的枭猴

在奥罗拉玩这个游戏的时候，研究人员会给它戴上一顶特殊的"帽子"。这顶帽子通过外科黏固剂被黏在了它的头顶上。帽子下面有 4 个连接器，每个连接器都能从被植入猴子大脑的电极中搜集脑电波信号。这些电极不到人的一根头发丝粗细，它们发出的微弱电信号通过导线进入一套独特的计算机系统。该系统能识别与动物手臂特定运动相关的大脑信号模式，信号经翻译后用来对机械手臂运动进行控制。

在这个 2002 年的实验中，研究人员首先通过果汁奖赏成功地将奥罗拉训练成这款游戏的"高级玩家"。等它熟练掌握了各项操作技能后，实验开始引入脑控机械手臂（这个现在仍然算得上非常先进的设备是尼科莱利斯团队 1999 年取得的成果之一），屏幕上光标的运动会因机械手臂的动力和惯性等产生相应的变化，但这也难不倒聪明的奥罗拉。几轮下来它很快又玩上了手，只见屏幕上的光标来去自如，一杯杯甘甜的果汁不断送到它的嘴边。

玩得正起劲儿，人类又要开始他们的"恶作剧"了。游戏机上的操纵杆被撤走了，没了操纵杆还怎么玩游戏、喝果汁呢？奥罗拉起初不太适应，两只前臂继续在空中挥舞着，试图控制屏幕上的光标，感应到它大脑活动的机械手臂也随之运动起来。然而这种情况持续短短几天后，最令人惊异的结果就出现了，奥罗拉突然意识到实际上根本就没有必要移动自己的手臂。意识到这点后，它就像一只气定神闲的猴王，把手揣在怀里，仅仅通过思考和观察（大脑信号和视觉反馈）

就能顺利地控制机械手臂，赢得游戏，获得果汁。研究人员对奥罗拉大脑信号的分析显示，它似乎完全把机械手臂当成自己的一部分了！

桌猴通过意念操纵机械手臂的实验已经成为脑机接口技术领域最著名的实验之一。尼科莱利斯将其命名为"马内实验"计划，英文简称 MANE，意思就是"所有神经生理学实验之母"（Mother of All Neurophysiological Experiments）。

对于致力于发展脑机接口的神经学家来说，马内实验的结果听起来就像贝多芬第九交响曲最后的乐章一样，充满了纯粹的希望与欢欣。原因很简单，如果奥罗拉都能够将大脑产生运动活动与身体肌肉的收缩脱离关系，那么对于脊髓遭受严重损伤或患有周围神经退行性疾病的瘫痪患者来说，如果其大脑其余部分没有受到影响，便很有可能学会用他们的大脑皮质来控制神经义肢器官的运动，从而恢复身体的活动性。尼科莱利斯据此提出，脑机接口技术会带来新一代神经义肢器官的发展，并将使数百万严重瘫痪患者重新感受到生命的美好，他给我们讲述了治疗这些患者的塞萨尔·蒂莫－艾瑞尔（César Timo-Iaria）教授的故事。

蒂莫－艾瑞尔教授是尼科莱利斯的导师。在尼科莱利斯的讲述中，自学生时代起，他就将蒂莫－艾瑞尔教授视为他的"科学英雄"。在蒂莫－艾瑞尔教授的引导下，尼科莱利斯进入了这一充满灵性的领域。在 20 多年的征途中，师生二人将人类对大脑的认知与脑机接口技术向前推进了一大步。然而，正当马内实验创造了科学史上的又一个"高光时刻"时，噩耗传来，蒂莫－艾瑞尔教授被诊断出患有可怕的神经疾病，即通称的"渐冻症"，医生称他可能只有 4 年的生命了。

我们大多数人往往很难想象，一个意识清醒的人无法控制自己的身体是一件多么可怕的事情。无情的疾病最终会使患者失去对最顽强抗争的肌肉组织，也就是负责呼吸的肌肉的控制，这便是渐冻症患者的命运。通过纽约洋基队的传奇棒球运动员卢·格里克（Lou Gehrig）的事例，大众才开始对这种疾病的破坏性有所了解。

人的一生竟能上演如此不可思议的戏剧！蒂莫－艾瑞尔教授的职业开端便是研究诊断渐冻症的新方法，他是最早发现渐冻症患者的周围神经传导速度不断减慢的神经生理学家之一。谁能想到，40 年后，这位圣保罗大学医学院心理学系的荣誉退休教授有一天会平静地通知他的学生和同事，他已被确诊患上了渐冻症，而诊断所使用的各种现代检测技术正是他年轻时所完善的。

在他生命的最后几年，蒂莫－艾瑞尔教授满怀兴趣地跟进尼科莱利斯团队在杜克大学的研究。他之所以感兴趣，并不是因为他有可能从中受益。作为一位经验丰富、颇有成就的神经生理学家，他深知脑机接口技术才刚刚起步，从成功的动物实验到人类的临床应用，中间还需一段相当长的时间，而他已经没有那么多的时间了。"然而他想的是对未来患者的可能性，以及这些实验对神经学领域将产生的影响，"尼科莱利斯说，"他永远是我的科学英雄。"

几十年来，将大脑和机器融合在一起似乎是一个可望而不可即的梦想，最多也就是科幻作品的素材。然而，随着尼科莱利斯团队马内实验的研究成果的发表，脑机接口技术终于迈入了现实科学的大厅。

2001 年，《自然》杂志特刊评价了科学与技术当下的发展水平，认为脑机接口技术将成为影响人类未来的十大科技之一。也正是在这本特刊中，尼科莱利斯发表了著名的《从思想到行动》一文，开创了闭环性现代脑机接口的全新领域。随着脑机接口技术的热度逐渐升温，世界各地的神经学实验室开始将他们的研究和资源转向这一领域。

2003 年，尼科莱利斯发表了那篇后来享誉世界的经典论文《灵长动物学习控制脑机接口以完成触及和抓取动作》。2004 年，他的团队发布全球首个关于综合记录人类神经元细胞活动并将其作为脑机接口运动控制信号源头的展示。这个在帕金森病患者脑起搏器手术中进行的信号采集实验证明，人类脑部信号能够直接提取机械运动指令，这是日后全球所有人实操"脑控机械手臂"项目的源头。2009 年，尼科莱利斯实验室发布全球首个解码恒河猴双足行进运动学的脑机接口方法，2011 年，他们又发布了全球首个以多通道皮质内微刺激手段向被试躯体感应性皮质传递触觉反馈的技术，这个全新的范式被命名为脑 - 机 - 脑界面。

尼科莱利斯深知，在将脑机接口技术安全而成功地应用到临床医疗之前，实验团队需要进一步探索动物实验。2007 年，他们再次进行了一项载入史册的实验，他极富诗意地将其命名为"月球行走"。

"月球行走"：机器人的一小步，人类的一大步

简单来说，这个实验成功让美国的一只猴子通过其大脑思维活动让远在日本的一个类人机器人在跑步机上行走了起来。截至目前，这个机器人已经成功行走了约 10 000 公里。

脑机接口
实验室

艾多亚的神奇表演

这只猴子名叫艾多亚，生活于美国北卡罗来纳州的杜克大学。它身高 81 厘米，体重 5.5 千克，是一只聪明好学的猕猴。研究人员在艾

多亚的大脑里植入了一枚芯片，芯片与互联网相连接。在地球另一端的日本东京，从猴子大脑里传来的信号被用来操纵机器人行走，而且机器人的行走模式和跑步机上猴子的运动模式一模一样。这个机器人也有一个特别的名字：CB-1。它身高1.52米，体重达到了91千克，是当时世界上最先进的类人机器人。

为了做这个实验，研究人员首先要训练出一只能够在跑步机上"直立行走"的猴子，这可不是一件容易的事。他们的灵感来自俄罗斯马戏团如何训练猕猴"在舞台上用两条腿走路"。诀窍在于，给猴子的上部躯体提供足够的支持，这样它才能比较安心地用下肢站立并行走。

研究人员首先制造出一架特殊的跑步机。这部液压跑步机的上部装配了能够支撑猴子上半身的几块玻璃。猴子能够透过玻璃看到它行走的状态。由于使用的是液压机械，而不是电动机，因此可以很好地消除主要的潜在噪音源，避免影响神经元记录。跑步机被放在一个被屏蔽的隔音房间里，这进一步确保了猴子在漫步时不会被任何事物分散注意力。

接下来就是艾多亚的表演时间了。就像它的前任奥罗拉一样，艾多亚从一开始就展露了它的"天赋异禀"。尽管从没见过这个奇怪的设备，但它并没有被这个设备吓到。它用手抓住跑步机的支架，然后以不同速度向前和向后行走，每次完成任务都能获得丰厚的葡萄干和雀巢脆谷乐奖励，它简直到达了"猴生巅峰"。就这样一共训练了2个月，艾多亚就成了专业的"两足行走者"。它不仅学会了如何变换向前和向后行走的方向，当跑步机的速度改变时，它还能自如地加快或减慢行走的速度。只要在走对几步后发给它水果奖励，它就能每天走1个小时或者更长时间。

在艾多亚努力行走时，研究人员将电极植入艾多亚大脑中的特定区域，用来记录 250 ～ 300 个神经元的活动。当它行走时，这些神经元就会被激活。来自大脑的信号清晰地显示出这些神经元放电率的调整情况。当它的脚踝、膝关节和髋关节运动时，一些神经元也会活跃起来。当它的脚接触地面时，另一些神经元会有所反应。而当它预备运动时，一些神经元也会被激活。

为获得艾多亚腿脚运动模式的详细情况，研究人员还用荧光标记物描绘了它的脚踝、膝关节和髋关节的运动，用一台专用的高速照相机来拍摄它运动的录像带。之后，研究人员将此录像带和大脑细胞的活跃性结合起来，将其编写成计算机能读懂的语言程序。在它出现动作之前的三四秒内，此程序预测艾多亚腿脚运动的准确率达 90%。

猴子的问题已经解决了，要通过灵长类动物的大脑活动产生真正的行走模式，研究团队面临下一个重大的瓶颈：哪种人造行走设备能够实时利用研究人员从灵长类动物的大脑中记录下来的驱动信号？这是一个难题。为了确保每个人都能理解这项实验的含义，研究人员需要直观地展示某种人形机器人的行走动作。

尼科莱利斯心中早已有心仪的"人选"了。这个名为 CB-1 的人形机器人就在戈登·陈（Gordon Cheng）的实验室里。戈登·陈是一位杰出的澳门人，当时他是日本东京国际电气通信基础技术研究所人形机器人及计算神经学部门的创始人，后来成为尼科莱利斯国际化团队的一位重量级成员。作为一个享誉全球的机器人专家，他设计出的这个人形机器人 CB-1 看起来很像人，有两条胳膊、两条腿，并且能够再现真实的、类似人类的动作行为，其中包括行走、跳跃，并能用其脚上埋植的传感器感知地面。当它被人推挤时，它也不会倒。经过编程后，它甚至能打乒乓球，还能完成几个日本传统民间舞蹈中慢慢拖曳的舞步！在尼科莱利斯看来，没有比 CB-1 更适合配合艾多亚大脑的机器人了。

万事俱备，只欠东风。令人期待的一刻终于要来了。2008年1月的一天早晨，准备测试的艾多亚踏上跑步机，大脑植入电极的它开始以稳定的速度行走。它的行走模式和大脑信号被收集起来，反馈给计算机，再通过高速网络连接传输给日本东京的CB-1。当艾多亚的大脑信号传输到CB-1的刺激器时，猴子的工作就是让CB-1通过它的大脑活动实现稳步行走。在它的跑步机前有一个巨大的屏幕，里面能看到CB-1的腿脚在运动。如果它能让机器人的膝关节运动与它自己的腿部运动相一致，它就可以获得奖赏。

当艾多亚行走时，CB-1也正好以同样的步伐在行走。来自猴子大脑的记录表明，艾多亚每次迈步和CB-1每次迈步时，艾多亚的神经元都在活动。来自艾多亚大脑的信号传输到了CB-1的"大脑"中，CB-1的录像又反送给艾多亚，来回时间相差不到1/4秒。速度如此之快，以至于CB-1的运动与艾多亚的感受非常吻合。

在1小时的测试中，研究人员给艾多亚设置了一个"恶作剧"。他们突然停止了它的跑步机。每一个人都屏住呼吸，看看艾多亚会有何反应。尼科莱利斯说："那时，它的眼睛仍旧盯住CB-1的腿，像傻了似的。"接下来就是见证奇迹的时刻。艾多亚停止了身体运动，但并未停止它的大脑运动，通过执行它大脑里发出的信号，CB-1继续行走了整整3分钟！研究人员为此欢呼不已。为此，它获得了丰富的奖赏。

当艾多亚的大脑信号促使机器人行走时，艾多亚大脑中的一些神经元在控制它自己的腿，而另一些神经元则在控制机器人的腿。艾多亚虽然不能说话，但它的大脑信号表明，在跑步机停止工作后，它能通过专注于机器人的腿而不是自己的腿，让机器人继续行走整整3分钟！

尼科莱利斯的团队设计并成功完成了这项著名的实验。其伟大之处在于，这既是人类历史上首次将大脑信号用于控制机器人行走，也是人类历史上首次将大脑信号在如此遥远的范围内保真传输。这成为尼科莱利斯"大脑网络"技术的基础之一。后来，美国航天局甚至认真地考虑过将这个技术纳入火星探测计划，试图以此降低运送宇航员的昂贵费用。在脑机接口领域，它的意义不亚于人类在月球上首次迈出的那一步，这真是"机器人的一小步，人类的一大步"。

而这距离猴子利用思维控制机械手臂的马内实验仅仅过去了 4 年时间。尼科莱利斯对全球的同行发表宣言称，这是开发大脑机器界面的第一步，10 年内将有望让四肢瘫痪的患者通过其思维来控制行走工具，以达到行走的目的。届时，植入人类大脑中的电极将可以将信号传输到人们随身穿戴的设备（如手机）上，然后再将信号传输给一对穿在腿上的"外骨骼"。他说："当这个人想走路时，外骨骼就会带领他走起来。"后来的事实证明，不需要 10 年，这个目标只用 6 年就实现了。

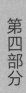

第四部分

逐级"改造",实现
人类与商业的全新进化

从猴子控制机器人行走，到让瘫痪者重新站起来，需要多久？尼科莱利斯给出的答案是6年。前面提到过，他是一个以实用为目标的研究人员，所以，在考虑过人体实验接受程度的问题后，他在为侵入式脑机接口创立了引领性的经典架构后，马上又转向了非侵入式脑机接口的研究，推动这一流派实现了真正具备临床意义的人体应用。

2014年，巴西世界杯开幕式上，瘫痪数年的青年朱利亚诺·平托穿着一件"外骨骼"式的机械战甲，在非侵入式脑机接口的帮助下，通过意念踢出了当年世界杯的第一球。

"全世界应该再没有哪位科学家能够在7.5万名充满热情的巴西球迷和12亿直播观众面前对他的研究进行同行评议。"这是美国国家卫生研究院对这件惊人之事的评价。

如今，脑机接口技术正在迅速发展。科学家已经开始攀登脑机接口这座金字塔，逐级"改造"人类，实现进化。

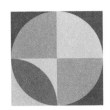

07

真正的"重新行走"

　　尼科莱利斯在他几十年的神经学和脑科学研究中获得了崇高的荣誉。他是法国科学院成员、巴西科学院成员，曾被评为美国科技领军人物 50 强，2010 年获美国国家卫生研究院院长先锋奖，2011 年被评为巴西年度人物，2015 年入选《外交政策》"全球百位思想家"，2016 年获世界资讯科技与服务业联盟年度杰出人物奖，2017 年因对脑机接口的开创性贡献获颁国际电气电子工程师学会丹尼尔·E. 诺布尔奖（Daniel E. Noble Award）并入选"全球最具影响力的 30 位拉丁美洲人"，2019 年获得世界神经大会 Barucha 奖，还获得香农奖、美国国家精神分裂症与抑郁症研究联盟杰出研究者奖等。

　　尼科莱利斯担任过很多极为重要的职务：美国杜克大学神经工程中心主任，巴西埃德蒙与莉莉·萨夫拉国际纳塔尔神经科学研究所（Edmond and Lily Safra International Institute of Neuroscience of Natal）联合创始人和科学主任。2011 年和 2015 年两次担任巴西总统顾问委员会领导职务。更为重要的是，他在 2003 年被选为美国国防部高级研究计划局的脑机接口首席研究员，负责领导由美国国防部高级研究计划局和美国国家卫生研究院组织的，包括杜克大学、纽约州立大学、佛罗里达大学、麻省理工学院等分支团队在内的全国性脑机接口研究网络。尼科莱利斯的研究贡献了无可估量的实验数据，指出了至关重要的发展路径。尼科莱利斯是美国现代应用性脑机接口技术最为重要的奠基人之一，在 2002 年和 2007 年两次荣获美国国防部的嘉奖。

作为全世界最优秀的神经科学家之一，尼科莱利斯在美国工作和发展的同时仍然不忘自己的母国。2003 年，他参与创立了一个非营利科学发展机构——阿尔贝托·桑托斯－杜蒙特研究协会（Alberto Santos Dumont Association），协会以此为名，是为了纪念 19 世纪 90 年代前往巴黎追寻飞行梦想并最终取得成功的巴西飞行家、世界动力飞行之父杜蒙特。该协会一直致力于推动巴西科学特别是神经科学的发展。2007 年，他们通过自行筹资和国际捐助，在巴西东北部的玛卡依巴（Macaiba）建立了南半球目前规模最大和水平最高的新概念神经科学研究所：埃德蒙与莉莉·萨夫拉国际纳塔尔神经科学研究所。

2014，脑机接口元年

2011 年 5 月，美国《科学》杂志报道了尼科莱利斯受任建立为巴西总统和政府提供科技发展战略咨询的"未来委员会"，希望为这个国家的科学发展和未来政策提供专业支持。委员会的一个目标是希望通过改善巴西科技创新环境和提升国际影响力来吸引更多巴西裔研究人员回国效力，这里面也包括通过展示国家科学成就来提升巴西在世界科学界的影响力和号召力。和大多数巴西人一样，尼科莱利斯也是个资深足球迷。他对当时的迪尔玛·罗塞夫（Dilma Rousseff）总统提出了建议：有什么比在世界杯这一最大的足球赛事上进行成果展示更震撼人心的呢？

尼科莱利斯的很多同僚和国际伙伴受其感召，从世界各地来到巴西加入了这一计划，最终这个计划包含了来自 5 大洲共 25 个国家和地区的 156 位杰出科学家领导的科研团队。在圣保罗的"重新行走项目"（Walk Again Project）神经学研究所，科学家只有 18 个月的时间、有限的资金、完全没有成功先例的技术积累，他们计划在世界杯上拿出真正通过大脑指令控制的医用外骨骼，向世界证明脑机接口技术的前景和价值。在此之前，脑机接口还只是一小群高度专业的科学家在实验室里摸索和尝试的"黑科技"概念。这一项目同样获得了美国的高度关注。美国国家卫生研究院院长弗朗西斯·柯林斯亲自负责跟进尼科莱利斯团队远在巴西的科研进展，并在2014年5月底（距离世界杯开幕式约半个月）专程飞到巴西实地考察脑机接口外骨骼的使用情况（见图7-1）。

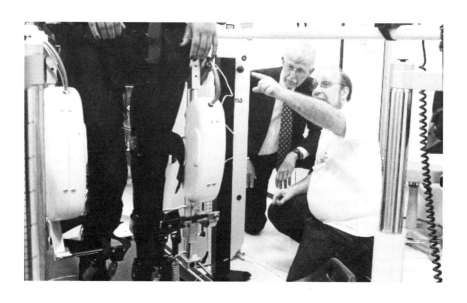

图7-1　柯林斯在巴西的实验室实地考察"重新行走项目"

2014年6月12日巴西世界杯开幕式上的那次开球，在全球各地有非常多的报道，在这里我想分享的是来自柯林斯院长撰写的文章。柯林斯不只是美国国家卫生研究院的院长，掌管着每年数百亿美元的国家医学研究预算，他还是美国脑科学计划的总负责人。他在美国国家卫生研究院院长博客文章《神经科学研究揭幕了世界杯》中欣喜地宣布了尼科莱利斯在巴西取得的成功，并以此为契机正式发布美国国家卫生研究院的"美国脑科学计划发展纲要"：

全球超过 10 亿人第一次观看到这项具有突破性意义的神经科学研究的实践成果,一个瘫痪的年轻人穿着意念控制的机械外骨骼开出了 2014 年在巴西圣保罗举行的世界杯开幕式上的第一球(见图 7-2)。

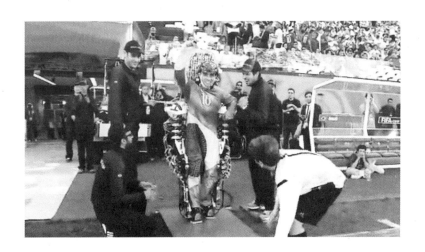

图 7-2 巴西世界杯开幕式上的开球

注:巴西圣保罗世界杯开幕式上,一名巴西瘫痪少年在脑控外骨骼的帮助下于 7.5 万现场观众和超过 10 亿观看直播的观众面前完成历史性的开球。

虽然在这套或其他类似的设备能被提供给更多的瘫痪患者之前还有很多工作要做,此时此刻,这一令人激动的一幕为我们展示了当科学得到长期支持后能够实现的诸多目标之一。事实上,这种机械外骨骼激动人心的首次亮相背后有着超过 20 年科学研究的积淀,其中包括美国国家卫生研究院对其基础研究的支持和巴西政府对其临床研究的支持(见图 7-3)。

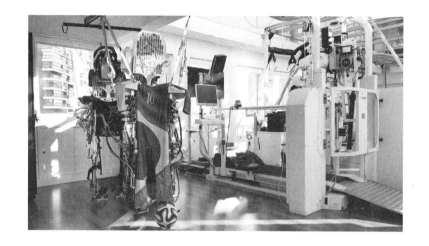

图 7-3　巴西世界杯开幕式上使用的机械战甲初代脑控外骨骼

资料来源：巴西圣保罗 AASDAP 实验室。

　　这一团队的领导者尼科莱利斯是一位巴西人，他在北卡罗来纳州达勒姆的杜克大学神经工程中心担任主任，并已经在不同动物模型上进行了数十年的脑机接口研究。在猴子佩戴大脑传感器并发出关于下肢运动实时指令的先驱性实验中，尼科莱利斯展示了动物可以只通过行走动作的思想，在数万千米外操控以计算机控制的机器人。

　　如今，尼科莱利斯展示了他与"重新行走项目"非营利科研计划的德国同事共同建立的机械外骨骼系统在人身上达成类似效果的壮举。瘫痪患者佩戴一个包含读取脑电波的电极的特殊帽子，为控制由塑料和铝材混合制成的外骨骼设备，被试需要想象进行他所期望运动的各个步骤，比如"开始走""右转""踢球""坐下"，等等。这些大脑信号被送到背包里的计算机上，在那里被翻译成控制外骨骼的指令。

为了帮助用户保持平衡，外骨骼配备了内置的稳定陀螺仪。此外，为了微调它的运动，外骨骼脚上还装有"人造皮肤"传感器，脚所接触的各种触感会被振动传递到人的手臂神经，产生一个让瘫痪患者感觉是自己在走而不是机器在运动的反馈循环。

在世界杯开幕式上使用的脑机接口系统中，背包里含有液压设备以及能让外骨骼足够运行几个小时的电池，这些设备与计算机一起增加了大约 27 千克的重量。但这并没有听起来那么糟糕，因为这个重量是由外骨骼自身的框架而不是由穿他的人来承受的。

这项振奋人心的技术发展给瘫痪患者以鼓舞，仅美国就预计有 600 万患者。当然，我们必须在满怀期待的同时尊重现实：尽管今天的展示已让人信服，但它仍然只是一个概念验证机。机械外骨骼仍然处在非常早期的开发阶段。科学家需要改进他们的设计并在更多人身上进行测试，并且他们还需要分析和发表他们已经汇集了的大规模数据。

前不久，我与尼科莱利斯会见并参观了位于圣保罗的"重新行走项目"实验室。我观看了两位病情程度不同的瘫痪患者为了今天这一重大时刻进行的最终阶段的训练。整个气氛以及技术都让人震惊！作为 2010 年美国国家卫生研究院院长先锋奖的获得者，尼科莱利斯提到了世界杯上的这次开球是他的"登月发射"，我们都认同：这个领域的未来研究需要在他已有的丰富经验的基础上，对大脑电路如何实现其出色而复杂的活动进行更深入的了解。我们为这一努力达成了新的蓝图。美国国家卫生研究院院长顾问委员会中的杰出工作小组提交了关于脑科学研究的大胆且振奋人心的 10 年计划：美国国家卫生研究院《脑科学计划 2025 报告》(*BRAIN 2025 Report*)。

朱利亚诺·平托所穿的"外骨骼"让人不禁联想到电影《钢铁侠》中的"机械战甲"（见图 7-4）。实际上，这正是一种以特殊材料制成的可穿戴机器人。它坚固、可靠，能将人体紧密包裹起来。你想做出任何动作，例如迈步、走路、踢球等，只需动脑筋想一想，便能用意念控制它的动作，你的身体也能随之活动起来。"重新行走项目"团队的合影见图 7-5。

对普通人来说，要完成"踢球"这个动作就像走路一样容易。我们在走路时，从未想过要如何控制肌肉迈出双腿，也从未想过要先迈左腿还是先迈右腿。在我们的大脑未意识到的情况下，我们的身体就自然而然地完成了这个简单的动作（借助肌肉记忆）。但对与大脑相连的机械战甲而言，这个简单的动作背后承载了极为复杂的过程。

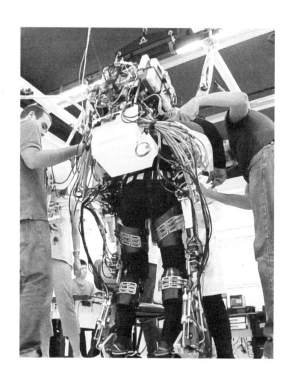

图 7-4 尼科莱利斯的原型外骨骼

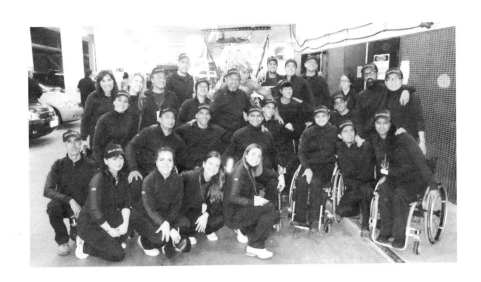

图 7-5　2014 年巴西世界杯开幕式，"重新行走项目"团队在成功开球展示后的合影

注：中间穿球衣的就是穿戴外骨骼开球的朱利亚诺·平托。

平托的大脑发出的信号会通过无线传输的方式传送给计算机。计算机将大脑电信号转换成数字化的行动指令，让机械战甲首先稳住平托的身体，然后诱导机械腿在平整的草坪上协调地做着前后运动。当平托发现脚和足球接近时，想象着用脚去踢它，300 毫秒之后，脑信号就会命令机械战甲上的机械脚以巴西式的踢法，将球勾起并踢出。

人们对神秘大脑的探索已经进行了上百年，但直到 2014 年世界杯开幕式上这轻轻的一脚，人们才意识到人脑和外部设备的连接已经成为现实。脑机接口迅速成为全世界关注的焦点，这一年可以真正称为脑机接口进入公众社会认知和开始繁荣发展的"元年"。之前只存在于科幻电影里的装备终于成真，尽管它看起来还比较笨重，而且造价不菲，但尼科莱利斯的原型外骨骼给全球十几亿观众传递了一条信息：大脑控制机器已不仅仅是实验室里的演示和技术幻想，未来它将迅速发展，以修复残障人士备受挑战的躯体和人生。

在尼科莱利斯自己的认知当中，2014 年世界杯开幕式上的展示是他探索大脑奥秘以及发展脑机接口理论的高光时刻。但在他数十年漫长的科研生涯中，这只是一个承上启下的节点，自此他开启了将手头的技术投入实际应用、造福人类的重要旅程。初代脑控外骨骼在绿茵场上短暂的展示只是让这个领域向世界打了声招呼，这与尼科莱利斯后来各项成果的意义相比又显得有些微不足道了。

修复脊髓损伤，脑机接口缔造的狂想奇迹

虽然大多数媒体都集中报道机械战甲在十几亿观众面前的英姿，但是真正的技术和成果却远远不止这些。在 25 个国家和地区的 156 个科研团队的努力下，"重新行走项目"从一开始就不是为了让瘫痪患者动一动腿、开出一个球那么简单。这个融合学科计划和国际联合倡议的项目更像是一次脑机接口行业的总动员和嘉年华，来自不同国家、不同单位、不同专业、不同流派的研究人员集思广益，将脑机接口过往数十年的狂想和成果综合到了一套设备上，帮助脊髓损伤患者实施康复训练（见图 7-6 和图 7-7）。当然，作为现代脑机接口领域的底层架构建立者，尼科莱利斯团队的技术成果是整个系统的核心。

从 2012 年到 2014 年，"重新行走项目"团队在一年半的时间里完成了工程学的奇迹：全世界第一套全脑控液压外骨骼，第一款沉浸式虚拟现实脑运动训练系统，第一位完全依靠脑部活动驱动全身脑机接口设备进行行动的受训者，可能是全世界最大规模的一次同行评议活动……还是第一次让瘫痪患者重新感受到踢球的感觉。

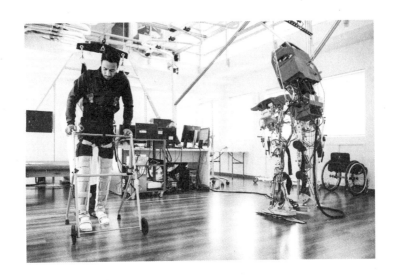

图 7-6　脊髓损伤患者在进行康复训练

资料来源：巴西圣保罗 AASDAP 实验室。

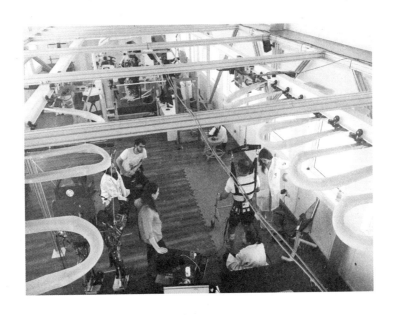

图 7-7　科学家帮助脊髓损伤患者进行康复训练

资料来源：巴西圣保罗 AASDAP 实验室。

为尼科莱利斯设计"月球行走"CB-1机器人的戈登·陈教授以其在仿生机器人领域取得的成就著称于世。他为团队设计了如仿生皮肤一般的触感传感器,并将它们嵌在了机械战甲外骨骼的足底。被试会先通过虚拟现实去适应喧闹的球场环境,这样他们就不至于在数万名疯狂球迷的欢呼声中不知所措,从而无法输出可靠的机电运动指令。接下来,他们要在虚拟空间和现实当中尝试感知足底的触感,这样可以使他们更加下意识地去发出脑部指令,让双足双腿的行动适应不同的"地形"——在绿茵场和沙滩上踢足球使用的力度显然是不同的。

在确保被试能够发出准确的控制信号之后,他们会就实际操纵脑控外骨骼展开训练,并进行肢体运动和行进位移的尝试。他们必须进行一次又一次的训练,还要不停地排除虚拟空间中各种喧闹声的干扰。值得庆幸的是,在脑机接口的另一端,以人工智能算法辅助的解码系统也在同样适应着人类被试的脑波指令,不断地自我学习和修正,让这种"适配度"变成双向对开,就像日本动画《EVA:绝密冲击》中提升人与仿生机甲的"契合度"那样。"重新行走项目"团队希望尽可能地为巴西的患者(同样也是足球爱好者)创造一个沉浸式的环境,让他们更能适应这种通过机器和人造感官重塑的久违场景。

中国有句著名的古诗:"宝剑锋从磨砺出,梅花香自苦寒来。"在巴西世界杯的惊鸿一瞥后,"重新行走项目"团队又投入到繁杂的工作当中。研究人员对大量的实地数据进行汇总和分析,被试又陆续接受了检测以验证他们的脑机接口操作技能的延续性。而这个时候,谁都没有预料到的奇迹发生了。

2016年8月,全球各大媒体又一次被集中"刷屏"。美国《自然》《科学》《科学日报》《科学美国人》、美国有线电视新闻网(CNN)、美国全国广播公司(NBC)、美国广播公司(ABC)、雅虎、英国《卫报》《金融时报》、瑞士达沃斯世界经济论坛等都刊登了一个震撼性的消息："重新行走项目"团队发布的最新研究成果证明，为 2014 年世界杯开幕式而参与训练的被试实现了脊髓损伤的逆转性康复效果。第一批的 8 位被试中，7 位得到了不同程度的显著康复，恢复了一定程度的感觉和肌肉控制能力，而他们当中有多人已经完全瘫痪了超过 10 年。"实际上，在进行了仅仅 10 个月的被巴西医学团队称为'大脑训练'的培训之后，被试已经能够清晰地做出行动决定并从他们已经超过 10 年未曾使用的肌肉得到反馈，"《卫报》惊奇地报道称，"其中一个人已经能够离开房子，并且能够开车，另一个人已经怀孕并生育。"

"先前的研究表明，大量确诊为完全瘫痪的患者可能仍会留下完整的脊神经，这些神经多年来收不到从皮质到肌肉的信号，从而保持着静默。随着时间的推移，使用脑机接口设备能够重新"激活"这些神经。它可能只是残余的少量纤维，但这已足以将信号从大脑的运动皮质区域传送到脊髓，"尼科莱利斯表示，"我们在论文中显示的是，长时间使用脑机接口设备的脊髓损伤患者在运动行为、触觉感觉和内脏功能等方面确实得到了改善。到目前为止，还从未有患者在被诊断为完全瘫痪许多年后还能恢复这些功能。"参与"重新行走项目"训练的志愿被试不但在行动能力上得到恢复，在内脏功能上也得到了明显改善：大多数患者在膀胱控制和肠道功能得到改善后降低了对泻药或导管的依赖，这在临床上会降低慢性瘫痪患者最常见的感染风险，同时大幅提升生活质量。

根据《脊髓损害分级》，A 级为完全瘫痪，B 级为神经平面以下存在感觉功能但无任何运动功能，C 级为神经平面以下有运动功能保留但一半以上的关键肌肌力小于 3 级。目前全球绝大多数的康复项目，包括国内外众多著名医用外骨骼公司，都极少涉及完全瘫痪的 A 级，接受实验的瘫痪患者分类并不清晰，有的患者本身就保留部分的行动能力或身体感知，这使得其所谓的治疗效果很难得到科学分析和临床验证。

　　"重新行走项目"采用的不是某个单一的技术，而是一系列技术的复合治疗。在完整的治疗过程中，新的瘫痪患者在脊髓情况还未稳定的时候必须卧床（大约半年到一年的时间），他们将使用专门设计的 App 进行脑机接口的初级训练，让大脑能够按照设定的目标发出清晰的运动和定位指令。"重新行走项目"团队还将依托尼科莱利斯在近几年开发的"大脑网络"协议，让健康的"大脑训练师"与患者一同训练，以一个训练有素的大脑带领另一个"新大脑"去适应脑机接口（实验室全景见图 7-8）。当患者大脑指令的准确性达标后，他将首先在虚拟现实场景下学习操作机械战甲外骨骼，然后再上机正式进行行走训练。这些外骨骼装置是全支撑、液压驱动和自带触觉回馈功能的，以便平衡瘫痪患者全身的重量和模拟类似人体运动的仿生感觉。患者的大脑发出肢体运动的指令，由仿生外骨骼替代自身的肌肉做出同样的行动动作，这一切都是为了"欺骗"大脑，触发"幻肢效应"并使身体利用脊髓尚未完全断裂的部分进行传导功能的代偿。最终，患者能够重新获得一定的感觉和对肢体的掌控能力，他们的腿部肌肉能够真正收到身体自身传导的运动指令并做出回应。

　　在"重新行走项目"团队发布的相关视频中，编号为"一号患者"的32 岁女性患者已经 A 级瘫痪 13 年，她在经过大约一年的训练后已经可以按照自己的意愿移动双腿，只是暂时还需要吊具承担身体的重量，并使用电刺激设备来逐渐重新激活她由于长期未使用而变得萎缩的肌肉。在 2019 年的公开资料中，编号为"3 号患者"的男性患者已经 A 级瘫痪了 6 年，他在第一次使用外骨骼实机训练后还只能自行移动双腿并需要护士推动他产生往前的驱动，在第九次实机训练后（大约 3 个月后），他已经可以在承重吊具和手扶支架的支撑下靠着自己的腿进行行走训练了。"重新行走项目"在巴西已经完成了对两批患者进行的临床康复训练，取得了成体系、成规律、令人满意的可靠疗效。

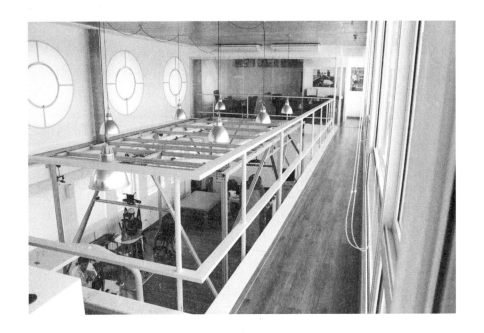

图 7-8 巴西圣保罗 AASDAP 实验室全景

注：二层为办公与科研区，楼下一层为脊髓损伤康复中心和外骨骼训练场。

至此，这一集合全球百余个科研团队的联合攻关项目终于获得了具备实际应用价值的重要成果。"重新行走项目"不但让瘫痪患者站起来、走出去、踢出球，还开创性地首次实现了完全瘫痪患者的脊髓损伤逆转性恢复。圣保罗的阿尔贝托·桑托斯－杜蒙特研究协会实验室已经开始全球范围的国际合作和技术授权。

2018 年 2 月，中国某著名神经学康复医院成为"重新行走项目"在亚洲的第一个授权临床研究中心，目前，两个赴巴西培训的团队均已回国，正在展开对被试的封闭性训练。2021 年 5 月，该项工作在中国正式发布首个案例成果，一位瘫痪 6 年的女性被试经过半年的训练已经恢复了相当程度的自主行走能力。"重新行走项目"在大洋的这一端也结出了震撼性的硕果。

再次套用那句名言的说法，这真是"平托的一小步，人类的一大步"。这便是尼科莱利斯近 30 年科研生涯中最重要的一个计划"重新行走项目"的高光时刻。尼科莱利斯相信，"重新行走项目"将为无数瘫痪的人带来重生的希望，包括那些在残酷的战争或惨烈的事故中遭遇不幸的残障人士，以及渐冻症患者、帕金森病患者和其他正在经受磨难的人们。

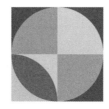

08

神经电极与神经界面

A BRIEF
HISTORY OF BRAIN-COMPUTER
INTERFACE

正如前面的分析所示，非侵入式脑机接口采集的脑电信号是体外能够获取的信噪比最低、空间分辨率最低的皮层脑电信号。脑电电极通常为银／氯化银材质，商业发展已经很成熟，各个科研团队或行业公司都有自己的电极和头盔设计（例如尼科莱利斯团队采用 3D 打印为每个使用者定制符合自身需要的脑电图头套）。非侵入式脑机接口设备虽然安全可靠、方便快捷，只要带上它就能够搜集脑电波，而不需要在头顶钻洞植入电极，但这一点既是它最大的优势也是它最大的劣势。脑电波经过皮层、脑膜、头骨等层层筛选（滤波）后得到的信号已经大大减弱。同时，业内采用的脑电图电极很大一部分是"湿电极"，为了保持电极和头皮的接触，需要在两者间注入导电胶，但使用一到两个小时后导电胶就干了，脑电信号就会变得更差，最后导致脑机接口无法工作。显然，截至目前，这种方案只能在实验中进行演示，而无法进入寻常百姓家，甚至连进入临床都很困难。

与之相对，侵入式脑机接口需要在脑中植入电极，它的实现功能、速率和精度都远超非侵入式，但大量电极的多位点植入对从理论到技巧的一系列操作环节有着极高的要求。另外，无论是传统侵入式的深入颅内还是半侵入式的植入大脑皮质表面，两者都需要在人体组织中放置电极，电极在长期使用中对患者的健康所产生的风险和信号读取的持续有效性都是科学家非常关心的问题。因此，找到一种安全、便捷、高效的植入物，是摆在科学家面前的第一道坎。不同侵入形式的脑电信号读取途径见图 8-1。

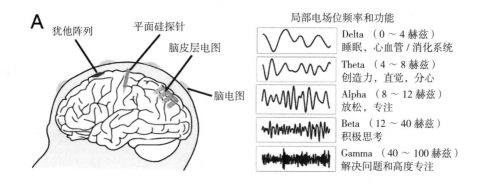

图 8-1 神经电极与神经界面

　　微电极阵列（multi-electrode array，也称为多电极阵列）是包含多个（从数十个到数千万个不等）微电极的集成设备，通过微电极将神经元连接到电子电路的脑机接口。有两种应用较为普遍的微电极阵列：可植入的用于体内使用的微电极阵列、不可植入的在体外使用的微电极阵列。其中，体外微电极阵列通常用于单细胞培养物或急性脑切片，常用材料为氧化铟锡或钛。与脑机接口应用关系更加紧密的是侵入式微电极阵列。体内微电极阵列则是神经界面科研的重点，因为它是神经接口的重要组成部分。

　　神经界面是脑机接口的一个分支领域（后者也称为直接神经界面），是随着神经工程和脑机接口技术的兴起而发展起来的，主要目的是将原来由科学家手动控制操作的电极植入这一步与其他脑部操作和先进技术相融合，例如采用新材料、新技术、新芯片集成设计方式等，将信号读取、传输、指令解码等整合到一起，并且向着标准化、制式化、泛用化尝试。神经界面最早应该是源自布朗大学的多诺霍在研究"大脑之门"（Brain Gate）脑芯片时提出的"神经接口系统"这个概念。

　　脑传感器（脑电极或神经电极，或者说神经接口）为什么重要？从脑神经的角度来分析，无论是治疗脑神经疾病、提供脑控机械肢体还是研究脑神经功能的基础神经科学研究，都需要一个外部媒介来把脑神经信息提取出来并转发到外部的信息世界中，这个媒介同样也要把外部计算机的信息传递给脑神经。而作为外来物，这个脑机媒介物如何融入脑组织中并与神经系统无障碍地沟通信息？这就是神经界面的研究目的和内容。在介观尺度[①]上，它负责准确地获取脑内一定范围内神经网络的活动规律；在微观尺度上，它需要和特定功能的神经元近距离沟通代表神经信息的电信号；在纳观尺度[②]上，它还需要在拥挤的胞外基质中与各种神经递质、细胞受体、胞外大分子蛋白进行密切的物质与能量交换。

因此，神经界面的细分领域研究为脑机接口整体领域的研究进展提供了发展基础，可以说是神经科学、生物技术、微纳加工、纳米技术与材料科学的结合与综合研究。而神经电极作为这个媒介物的一种主要形式，它的理想设计与实际的发展方向是要在保证安全、长效、简便使用的基础上同时涵盖介观、微观以及纳观层面上与神经结构交互的要求。

微线，最传统和最可靠的脑电极植入手段

微线，又称微线记录方块（microwire recording cubes），是最传统和最可靠的脑电极植入手段，仅尼科莱利斯团队就已对其开发和使用了近 30 年。20 世纪 90 年代，尼科莱利斯团队率先定义了一种经典的多电极植入物，一开始是由 12 ～ 50 微米粗细的绝缘金属电极组成的二维网格，后来演变为立体的阵列结构，从原理上已经和硅基"脑芯片"等同。2011 年，尼科莱利斯为其独创的高密度电极植入手段注册了"用于长期神经元记录的小型化、高密度、多通道电极阵列"专利，并使用这种手段在 2014 年发表的论文《对

---

① 介观尺度：一般指介于宏观和微观之间的尺度范畴。——编者注

② 纳观尺度：100 纳米或更小尺寸的尺度范围。——编者注

自由行动恒河猴大规模脑活动的无线记录》中创下了电极安全植入的世界纪录：截至发文时，该实验连接超过 1800 个神经元，同时记录分布在不同皮质区域的近 500 个皮质神经元的细胞外活动，而且在自由行动的灵长类（猴子实验体）大脑中以无线信号传输的形式持续工作了超过 5 年。到 2019 年，这一实验的数据上升到有超过 2200 个同时记录神经元活动的电极，且其安全工作至猴子寿终正寝，时间跨度接近 8 年。这应该是目前最符合美国食品药品监督管理局对脑机接口植入物商用化所提出的"在人体植入后持续 10 年正常运行"指标要求的技术了。

尼科莱利斯团队试验了很多不同材质的电极，包括在猴子身上试验的 30 ～ 50 微米聚酰亚胺绝缘不锈钢微电极，以及在大鼠身上试验的钨材质电极。钨电极不会诱导神经元死亡或者组织出现炎症，但目前胶质封装的磨损还是会使得记录质量随时间劣化。原则上，作为目前实际操作规模最大的电极植入方式，微线方法可扩展到 4000 到 16 000 个同时录制神经元的频道。它还在生物体长期存留方面具备显著的领先优势。与此同时，微线方法很早就实现了无线信息传输，这为神经生理学的研究奠定了重要基础。

近期，尼科莱利斯团队还专门设计了另一种能够更加长期使用的、作用于皮质下结构（如新纹状体、丘脑和海马）的慢性多电极植入物。

2019 年，马斯克创立的脑机接口公司 Neuralink 发布了 N1 脑芯片概念，在参照尼科莱利斯微线专利的基础上，其柔性微电极使用生物相容性高的薄膜材料（金属铱氧化物）制造，尺寸只有 4 ～ 5 微米，直径只有头发丝的 1/15。这些"线"被以阵列排列组合，每个阵列有 48 或 96 个线程。Neuralink 公司在 N1 脑芯片上植入了 1024 通道的"线"，并声称其系统可记录约 1500 到 3000 个电极（最大 3072 个），并且通过专门的手术机器人进行植入工作。目前，Neuralink 公司的技术已经开始用于动物实验。

硅基电极，开启"大脑之门"

硅基（silicon-based）电极就是通称的"脑机芯片"，主要应用于侵入式脑机接口的颅内皮层内电极。最具代表性的是密歇根探针电极（michigan probes）和犹他阵列电极（utah array）两种。

犹他电极由犹他大学的理查德·诺曼（Richard Normann）教授发明，曾被誉为神经研究的"黄金标准"。该方案是在一块芯片上集成大约128个电极，最多不超过256个，电极通常通过气锤瞬间打入皮层，适用于感觉运动皮层脑电信号的记录或者刺激。相较于密歇根电极，犹他电极的稳定性和对于电信号的捕捉能力都非常强，可是这种方式既简单也粗暴，基本上就是往脑子里打钉子，术后不好取出，对大脑损伤也大。犹他电极也会引起组织反应，导致胶质细胞（大脑的支持细胞）组成的组织瘢痕化，这可能会干扰记录信号的质量或对脑细胞造成损害。有研究表明，该类电极最长植入时间可达到2年，大部分最终都会因生物体排异反应或者电极本身尖端脱落而失去信号记录能力。

1998年，布朗大学的多诺霍教授使用现有的犹他电极范式，开始将脑电极传感器集成到单独硅基芯片上，称之为"大脑之门"。这种方案是将一块只有4毫米×4毫米大小的硅基芯片植入患者的大脑表面，用来采集运动脑区的神经细胞放电。由于运动皮质在之前的几十年里得到了细致的研究，科学家可以直接在控制四肢运动的特定神经元上植入芯片。芯片外面连接着传输线，把采集到的信号传导出来。

"大脑之门"概念最早在2002年进行了第一例患者植入，第一版"大脑之门"芯片在2004年问世，目的是实现瘫痪患者和计算机之间的交流。2005年，"大脑之门"获得美国食品药品监督管理局的临床试验批准，对

9位患者进行第一期运动皮质脑机接口临床试验。四肢瘫痪的马特·内格尔（Matt Nagle）成为第一位用侵入式脑机接口来控制机械臂的患者，他能够在一定程度上通过运动意图来完成机械臂控制、计算机光标控制等任务。2008年，"大脑之门"第一次让患者和互联网连接了60分钟。

2012年，"大脑之门"团队展示了他们的脑芯片用于让患者控制机械手臂的应用场景。他们宣传道，有了这些芯片，患者就可以使用他们的思维进行交流，移动机械手臂，点击计算机画面上的图标并连接到互联网。多诺霍教授在接受采访时曾表示："这一技术的另一种用途是你可以把这种计算机与任意设备连接起来，比如烤面包机、咖啡机、空调、电灯开关、打字机等。如今，做到这些已十分简单，而且成本也不高。有了这种技术，完全无法行动的四肢瘫痪患者便可以自由地切换电视频道、自主开关灯，无须任何人进房间帮扶，完全自食其力。"通过计算机，他们最终可以像健全人一样处理任何事情。

但回到现实中来，从2012年到现在，已有很多关于这项技术的学术论文发表，出现了很多类似的脑芯片设计，但我们仍然没有看到"大脑之门"进入大规模临床应用或者进入市场。为什么会这样？让我们看看他们公司的发展情况，你就会了解其背后的许多挫折和失败。

"大脑之门"最早是由犹他大学Cyberkinetics公司开发的，联合创始人包括布朗大学的多诺霍教授团队以及芝加哥大学的神经科学家尼可·哈索普洛斯（Nicho Hatsopoulos）等，公司吸引了初创风投集团牛津生物科学合作伙伴的930万美元启动资金。2002年，该公司与犹他电极创始人团队组成的Bionic Technologies公司合并，当时宣布的是，产品离进入市场只有3～5年。

美国有一项规定，在进入大批量临床应用之前，只允许对少数患者进行试验，以评估其安全性，这个过程叫试验装置豁免（investigational device exemptions）。2004 年，"大脑之门"获得批准对几个患者做了试验，但评估结果不太好，整个项目随即被美国食品药品监督管理局叫停。团队人员很失望，之后把"大脑之门"技术卖给了黑石公司（Blackrock），后者建立了黑石微系统并开始生产和销售这些传感器和信息收集硬件，新的"大脑之门"分支公司收购了原 Cyberkinetics 公司的知识产权。2009 年，麻省总医院牵头进行了"大脑之门二代神经界面系统"的小规模临床试验，至今仍在进行中。

为什么"大脑之门"会遇到这么多的波折？因为"大脑之门"团队是一个主攻应用工程设计的团队，而不是一个基础技术研发团队，其实他们几乎没有对材料学或侵入式操作本身进行突破的能力。虽然每隔一段时间，"大脑之门"就会发布使用他们的脑芯片在某个脑机接口研究领域的应用展示，比如在 2021 年 4 月进行的"人类第一次将大脑信号无线传输到计算机"的尝试，但在大多数时候，他们只是别的实验中某一中间环节的硬件的提供者，一个"背景板"一样的存在。

和前文中尼科莱利斯团队试验不同材质电极时遇到的问题一样，"大脑之门"那个 4 毫米 ×4 毫米的电极看上去很好，但在插入大脑皮质的时候，它无法解决胶质细胞会把电极包裹起来从而产生免疫炎症反应的问题。电极被包裹起来后形成隔离，一些电极就记录不到信号了。研究人员在猴脑上做过的实验表明，电极周围会形成绝缘壳。人脑也是这样，少则两三个月，多则半年，信号就损失殆尽，需要取出电极芯片重新植入。这样的手术创伤和风险是令人无法接受的。这使它至今只能存在于实验室当中，无法进行真正的长期临床应用。

在众多硅基脑芯片或植入式电极阵列概念中，"大脑之门"只是其中一个。举例来说，前述的 Neuralink 公司的 N1 脑芯片，或者密歇根电极流派的各种柔性集成电路都能归入广义的"脑芯片"范畴。复旦大学在 2020 年也提出了"全无线侵入式 64 通道脑机接口芯片模组",主打无线信号传输。虽然这个设计还处在非常早期的阶段,正在尝试动物应用,但这代表了中国研究人员的积极进取和为追赶国际领先技术所做出的努力。

从密歇根电极到柔性微电极阵列,
脑机接口一直在进化

密歇根电极源自 1989 年肯塞尔·D. 怀斯(Kensall D. Wise)在密歇根大学推出的第一种能用于神经读取的气密密封的超柔性单晶硅片电缆,它后来被几乎所有的神经生理学专家所使用。密歇根电极和犹他电极一样是针式电极,这种电极非常薄,厚度平均只有 15 微米,需要挑破硬脑膜再将电极插入,因此它的强度不如犹他电极,比较脆,易折断,信号收集强度也较弱,通常只能作为极性或者慢性的记录电极。

柔性微电极阵列(flexible microelectrode arrays,FMA)是密歇根电极的一种集成表现形式,使用非常薄的以聚酰亚胺、聚对二甲苯或苯并环丁烯制成的柔性材料,可随身体组织进行一定程度的形态变化,在向脑和神经组织植入和停留的过程中提供更好的外形匹配,尽量减小物理破坏。因为柔性硅材料的杨氏模量远大于脑组织(指在材料学角度上,柔性材料比脑组织更加有弹性和更柔软),这还有助于减少因为剪切应力诱导的炎症。

在传统密歇根电极基于微纳刻蚀技术的基础上,可以直接增大电极密度、减小尺寸,从而增加通道数,这类新型电极阵列的代表是神经像素(neuropixels)、神经探索者(neuroseeker)和 3D 硅电极(silicon probe)。神经像素是由比利时电子研究中心在 2017 年发布的,是基于 130 纳米 CMOS

技术①制造的长条探头，在1厘米长的细柄上有966个记录通道，每个通道12微米×12微米大，间距25微米，主要用于小鼠和大鼠的脑研究。这种电极阵列的记录通道与电极位点的对应关系可以由硬件编程控制。在小鼠脑中植入2个神经像素电极，即可以在5个脑区采集700个以上的神经元活动。2020年，英国伦敦大学学院的神经科学家肯尼斯·哈里斯（Kenneth Harris）团队发布了使用神经像素技术对小鼠大脑的42个脑区、近3万个神经元在施行视觉辨别任务的过程中进行的电生理记录。

与神经像素类似的是神经探索者计划，它同样使用130纳米CMOS生产工艺，单个电极条的长度为0.8厘米，电极数量1344个，可以同时记录感觉皮层、海马和丘脑的场电位和动作电位，并使用时分复用技术，即用同一物理连接的不同时段来传输不同的信号，也能达到多路传输的目的。

美国韦恩州立大学的埃里克·金（Eric Kim）等人设计的3D硅电极阵列则结合了犹他电极和密歇根电极各自的优点，在4×4列排布的16根电极体上，每个都有64个电极位点，同时还将切换电路（也就是产热部分）附着在颅骨外部，因此可以较好地应对产热对神经活动和神经元存活率可能产生的负面作用。

2020年，通过借鉴和参照尼科莱利斯曾在杜克大学注册的微线电极阵列专利，杜克大学、西北大学和纽约大学组成的另一个联合团队研究并发布了神经矩阵（neural matrix）这个概念。这个团队使用不到一微米厚的二氧化硅电极层组成多达1008个电极通道的柔性阵列芯片，并在动物实验体上持续使用超过一年。

---

① 互补金属氧化物半导体（Complementary Metal Oxide Semiconductor），指的是制造大规模集成电路芯片用的一种技术或用这种技术制造出来的芯片。

呼之欲出的新型设计

为了提高侵入式探针的生物相容性，实现长期稳定的神经记录，科学家还研发了很多其他的概念设计，比如类似神经组织的网状电极列、微小柔性高密度电极、仿神经元电极、透明可拉伸电极阵列等。这些概念都试图采用小于神经元胞体直径的电极线尺寸材料，降低电极尖端微扰动，以尽量避免炎症信号分子在电极表面的聚集所导致的胶质细胞反应恶化。网状电极列和神经流苏电极等概念也尝试采用诸如注射后展开的创新方式，以减少电极植入的创伤。

硬脑膜下多电极阵列也可以记录到较好的胞外电信号。例如一种柔性360通道的电极阵列可以在猫的大脑皮层上覆盖10毫米×9毫米的范围，并采集睡眠、视觉任务以及癫痫发作等不同状态下皮层的活动。由于这类电极的水平覆盖范围很大，每个电极尺寸为300微米×300微米，这些电极记录的信号无法分离出元动作电位（单神经元活动），但可以用于分析脑表面电位的传播方向等信息。

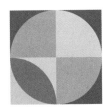

09

百花齐放的脑机热潮

A BRIEF
HISTORY OF BRAIN-COMPUTER
INTERFACE

医用外骨骼，引发康复机器人热潮

从20世纪90年代开始，随着机器人和计算机技术的发展，美国、日本、以色列等多个国家相继开展外骨骼机器人（见图9-1）及其相关技术的研究。最初，这些研究多集中在军事方面，但随着医疗需求的逐步增长，医用外骨骼康复机器人逐渐成为康复机器人研究的一个重要方向，越来越多的科研院所和企业投入到医用外骨骼机器人的研究中。

外骨骼康复机器人的研究属于医学和工学的交叉领域，作为医疗机器人领域的重要分支，它包含了康复医学、生物力学、机械学、计算机科学、材料学等多个学科。中风或脊髓损伤致残的根本原因是中枢神经受到损伤导致肢体无法控制，通过康复训练能够重塑肢体与中枢神经之间的联系，实现肢体运动功能的恢复。外骨骼康复机器人是针对中风、脊髓损伤引起的运动障碍进行康复训练的重要技术手段和方法。

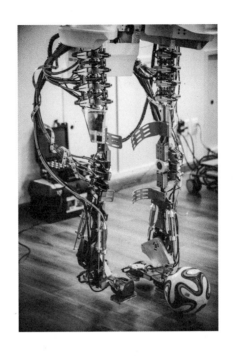

图 9-1 外骨骼局部

资料来源：巴西圣保罗 AASDAP 实验室。

但外骨骼康复机器人的真正热潮来自 2014 年。随着朱利亚诺·平托穿着尼科莱利斯团队的"机械战甲"脑控外骨骼在世界杯开幕式上踢出那震撼人心的一脚球，很多主打脑机接口概念或者瘫痪康复外骨骼概念的公司如雨后春笋般不断涌现，一夜之间获得了非常多的关注和追捧，其中也包括后来在全世界都非常有名的几家外骨骼公司。例如，以色列 ReWalk Robotics 公司于 2014 年 4 月提交纳斯达克上市申请，在 9 月开盘后不久股价一度达到每股 928.75 美元的峰值；日本 Cyberdyne 公司于 2014 年 3 月在东京证交所上市，借助"世界杯脑机热潮"，7 月底股价达到当年峰值每股 1900 日元，2016 年 6 月达到每股 2500 日元；美国 Ekso 公司于 2014 年 1 月在纳斯达克上市，从 2 月的每股 650 美元暴跌到 4 月初的每股 230 美元，也是借助"世界杯脑机热潮"而回升，到 6 月达到了每股近 300 美元。

这些公司都是全世界范围内医用外骨骼领域的龙头企业。ReWalk Robotics 和 Ekso 的产品已获得欧盟 CE 标识和美国食品药品监督管理局批准，率先进入了欧美市场，无疑走在了市场化的前列。Cyberdyne 的产品已获得 CE 标识，正在申请美国食品药品监督管理局认证，紧随其后。还有很多其他的同类公司在互相追赶进入市场。中国在这个领域的发展相对较为滞后，绝大多数还处于对国外公司成熟产品的跟随复制阶段。

但是，作为一种目的是治病救人的医用设备，市面上的外骨骼产品都有一个非常重大的缺陷，虽然大多数产品都声称能够对瘫痪患者进行康复治疗，但还没有任何一家企业能够拿出对完全瘫痪患者的实际临床效果证明。至今，市面上的康复外骨骼大多只是一种变形的轮椅或拐杖，让患者从坐着转为站着，脱去外骨骼之后的预后疗效仍然缺乏足够的理论、数据和案例的支撑，这也导致了外骨骼市场的大起大落。

ReWalk 作为最著名的国际外骨骼公司，股价自 2014 年上市开盘暴涨后一路滑落，除了在 2015 年年底到 2016 年年初（尼科莱利斯团队发布系统性研究成果报告的时候）再次大涨外，到 2021 年，其股价已经不足每股 2 美元。Ekso 的股价也是不停下跌，除了在 2016 年反弹了一波外，到 2021 年也已经不足每股 6 美元。Cyberdyne 公司在东京市场相对稳定，但也跌到了 2021 年的每股 500 ～ 700 日元。即便如此，穿戴机器人外骨骼仍然是一个受到投资者认可的具有潜力的市场。据美国 Ameliorate 数字咨询公司测算，到 2025 年，全球可穿戴机器人外骨骼市场规模预计将从 2019 年的 2.015 亿美元增长到 6.808 亿美元，这其中大部分都是用于医疗保健的外骨骼产品（2019 年占比约为 65%）。在接下来的 5 年里，外骨骼机器人市场的收入复合年增长率预计将达到 35.6%。

是什么导致一般的外骨骼公司无法拥有稳定、可靠、成熟的治疗模式和疗效？也许我们可以从尼科莱利斯的"重新行走项目"中获得相关的经验：

"重新行走项目"从来不是一个单一的外骨骼装置，而是在科学家十余年现代脑机接口领域开创性成果的基础上，结合脑机接口、沉浸式虚拟现实（含感官回传）、医疗外骨骼、多脑同调（脑－脑训练）、人工智能技术的一种复合治疗方法。正如尼科莱利斯曾经评论过的："脑机接口是一个高度复合的专业领域，需要各方面的专业知识。科学家钻研的是技术在实验室的先进性，而好的医师会更加关注什么技术能够让疗效真正得以实现。"

修复运动的"神经桥接"，让患者重新站立

一直以来，脊髓损伤所导致的瘫痪都被视为不治之症，由脊髓损伤造成的高位截瘫者几乎相当于被命运之神判处了终身监禁。

1995 年，电影《超人》中超人的扮演者、好莱坞著名影星克里斯托夫·里夫（Christopher Reeve）因坠马损伤脊髓而导致终身瘫痪。他曾在电影中翱翔太空，为地球主持正义，因此收获了无数影迷的芳心。可悲哀的是，命运好像跟他开了一个巨大的玩笑。在病床上度过了数年痛苦的时光之后，他最终还是遗憾离世。假如他能再多活几年，或许将拥有完全不一样的结局。

在他去世之后的几年中，严重创伤治疗技术取得了巨大进步，越来越多的人从此类损伤中得以幸存。尤其是在脑机接口技术方向逐渐明朗之后，科学家通过实验探索出了一种全新的治疗方法。尼科莱利斯团队的"重新行走项目"就是所有此类研究中最为领先的一个，他们主攻的是相对复杂的下肢运动，采用其首创的人体创伤逆转康复治疗方法，适用于大多数脊髓神经尚未完全断裂的患者。

如果脊髓神经完全断裂怎么办？没有了能够代偿的神经纤维，指令信号

便无法传导到肢体上。数个科研团队采用了硬膜外电刺激技术，这是一种在脑机接口读出脑部信号后予以应用的神经假体技术，是神经界面的一种。患者的脑部信号被读取并转化为指令，然后通过在其脊髓受损部位以下特定位置的硬膜外腔植入的电极激活脊髓神经元来接收运动或步行的信号。这种以"脑－脊髓接口"进行桥接的方式绕过了损坏的脊髓部分，用神经假体硬性刺激的方式激发尚且完好的肢体神经与肌肉的反应。这种治疗主要有三个关键操作：首先，医生将在患者的大脑运动皮质中植入现成的脑机接口微芯片，将来自大脑皮质多位点的电信号输送到解码器中。其次，解码器使用机器学习算法来对电信号进行解码，并能预测患者脑中所想象的动作。最后，患者肢体的神经假体植入物接收来自解码器的信号，它被编程为可以对前臂的肌肉进行相应的刺激，最终实现他想要进行的动作。

在过去，硬膜外电刺激虽然在动物实验上可以恢复动物的运动能力，但是它对人体运动能力的恢复效果一直不够好。因为虽然电刺激可以使肌体活动，但是这种刺激也同时干扰了患者对于腿部信号的感知能力，很多时候，在吊挂支撑桩之下的患者四肢以奇怪的模式运动，只能让肢体动起来，但起不到最终维持平衡和自我行走的作用。2018 年，瑞士苏黎世联邦理工学院的法比安·B. 瓦格纳（Fabien B. Wagner）等开发了一套全新系统（定向硬膜外电刺激）。患者背上一整套装置，这套装置能在患者行走时实时追踪它们的身体动态肌电图系统以及背后被激活的神经元，理论上能够解决传统电刺激的弊端，在活动瘫痪下肢的同时得到各个关节肌肉的位置及反馈情况。2018 年，不同地区的多个团队分别发表了类似的研究，患者经过一年或更久的训练后，经过不断的试验、纠错和电信号调整，最终，来自大脑的信号成功被放大到了足以刺激腿部肌肉运动的程度，让患者有了站起来的希望。

这项技术也能应用在上肢能力的修复上。一个患者因一次潜水事故不幸瘫痪，研究人员在他的脑部植入了一组电极，通过数周的类似训练，他便能够对自己的右臂实现之前无法达到的控制，包括拿起和移动水杯，将叉子插进食物中，甚至往公告板上钉钉子。

恢复感官

目前，人类已经能够利用脑机接口和相关领域的技术成果进行部分感官的修复，主要包括听觉、视觉和前庭感觉（平衡和空间感）。

人工耳蜗是迄今为止最成功、临床应用最普及的脑机接口 / 神经界面修复技术，也是目前运用最成功的生物医学工程装置。这是一种通过体外言语处理器将声音转换为一定编码形式的电信号，通过植入体内的电极系统直接刺激听觉神经来恢复、提高及重建失聪人士听觉功能的电子装置。从 1800 年意大利物理学家亚历山德罗·沃尔塔（Alessandro Volta）发现电刺激正常耳可以产生听觉，到 1957 年法国科学家安德烈·乔尔诺（Andre Djourno）和查尔斯·艾尔斯（Charles Eyries）完成第一次全聋患者的耳蜗电极植入，再到 1972 年美国 House-3M 公司的第一代单通道人工耳蜗商品问世，现在，全世界已把人工耳蜗作为治疗重度聋至全聋的常规方法。至 2010 年年初，全世界已有十几万失聪人士使用了人工耳蜗，其中半数以上都是儿童。

视觉修复技术的起源非常早，甚至从脑机接口刚形成雏形的时候，科学家就已经开始了相关的工作，但至今这一技术整体上还处在实验室研发阶段。这方面的研究和应用落后于听觉修复的主要原因是视觉传递的信息量更大，且外周感觉器官视网膜和中枢视觉系统在功能上相对复杂。视觉假体技术利用大多数盲人往往只有视觉通路的一部分发生病变，而其余部分神经组织的结构和功能尚且完好的特点，对视觉通路的完好部位施加特定的人工电刺激，使神经细胞兴奋起来，模拟自然光刺激的效果，使盲人产生视觉感受。

加州大学的研究团队近期介绍了一种具备极大应用价值的视觉修复相关

技术，这种新的假体依赖于两种突破性技术：一是能同时感测光并相应对视网膜进行电刺激的硅纳米线阵列，纳米线给予假体比其他同类装置更高的分辨率，它更接近人类视网膜中光感受器的密集间隔；二是能够在稳定的记录速度和能量效率下将功率和数据通过无线连接传输到纳米线的无线设备上。加州大学的格特·考温伯格（Gert Cauwenberghs）教授在论文中表示："为了恢复视觉功能，神经界面与人类视网膜的分辨率和灵敏度相匹配至关重要。"传统的视网膜假体需要在眼睛外部设置视觉传感器来捕获视觉场景，再变换为刺激视网膜神经元的交替信号，而新型的硅纳米线通过模拟视网膜的光感测锥体和杆体来直接刺激视网膜细胞。硅纳米线被捆绑成电极网格，由光直接激活并由单个无线电信号供电。这种将入射光局部直接转换成电刺激的模式使得假体具有更简单和可扩展的架构。

在前庭感觉修复上，约翰斯·霍普金斯大学的德拉·桑蒂娜（Della Santina）及其同事主要在现有的听力修复耳蜗植入物上进行改良，以改善双侧前庭功能低下患者的生活质量。双侧前庭功能低下症状可能会阻碍行走，导致头昏眼花并削弱平衡感。桑蒂娜的耳蜗植入物可通过电刺激内耳，根据患者头部运动传感器发出的信号进行修改，以激活附近的前庭神经，有助于驱动头部和眼睛反射，从而在头部运动时保持更清晰的视力，这样可以更为容易地避免跌倒。

神经界面也被用在其他的临床功能上，例如 2021 年 1 月，瑞士及加拿大科研团队利用改良的神经假体成功研发出一种脊髓刺激疗法，该疗法可以帮助脊髓受损的啮齿动物和非人灵长类动物恢复维持正常血压的能力。对人类患者开展的初步研究显示，人类脊髓也能对这种治疗产生有效反应。

神经电刺激与帕金森病治疗

人类使用电刺激技术减缓和治疗脑疾病的尝试已经有数十年，其中发展最久的是 1987 年由法国外科医生阿里姆·L. 贝纳比德（Alim L. Benabid）提出的基于脑深部电刺激术的脑起搏器，除了在全球范围获批治疗帕金森病和特发性震颤之外，也被美国食品药品监督管理局批准用于治疗强迫症、肌张力障碍、癫痫等其他相关神经疾病，全球累计植入患者超 20 万例。在国内，清华大学的国产脑起搏器后来居上，占据了过半市场。

不过脑起搏器也有自己的弊端：对适应患者的挑选极为严格，对植入操作手术水平要求极高，手术复杂、耗时长且具有不小的风险，设备花费昂贵等。目前也有一些新的适用技术正在进行临床探索，包括使用脉冲磁场的重复经颅磁刺激和贝纳比德教授本人参与开发的近红外光谱疗法等。

尼科莱利斯团队在 2009 年发表了关于使用侵入式脊柱电刺激手段作为帕金森病治疗有效替代方案的论文，2010 年又在帕金森病小鼠模型中验证了大规模脑电路脊髓刺激的快速成效。在"重新行走项目"取得对脊柱损伤康复治疗的阶段性重大成果后，他们对脊髓神经界面的研究得以加速，2014 年在灵长类动物模型中验证了脊髓刺激治疗在改善运动缺陷方面的成效。美国全国广播公司和美国广播公司第一时间对此进行了报道。在经过人体临床试验后，尼科莱利斯团队于 2017 年发布《用于治疗帕金森病的脊髓电刺激》的成果，次年注册《治疗帕金森病和其他运动障碍的方法》创新专利。2019 年，在美国国家卫生研究院院长特邀讲座上，尼科莱利斯向全美科学家发布了经由全球十余个科学家根据论文指导复制成功的脊髓电刺激帕金森病对症疗法。

脊髓电刺激在治疗神经疾病方面的潜力不局限于治疗帕金森病。越来越多的研究表明，同为神经退行性疾病的阿尔茨海默病与帕金森病具有类似的成病机制，尼科莱利斯团队在 2020 年成功将上述专利延伸至对阿尔茨海默病的治疗。与此同时，他们还自 2016 年起进一步利用相同手段开发了针对癫痫、中风、抑郁症、孤独症等疾病的疗法。脊髓神经电刺激有望成为新的

"重新行走 2.0"国际联合项目的开发基础。

意念打字，将从源头颠覆我们的创作以及社交

使用脑机接口或者类似技术将思维进行外部输出的尝试在 20 世纪 90 年代就已经被提出。研究人员通过各种侵入式、非侵入式或半侵入式的手段来读取脑部和神经信号，通过计算设备将这些信息转为文字输出。"意念打字"之所以能够成为公众最为熟知的脑机接口表现情景之一，原因在于它能最为直观地体现外部设备对脑信号的捕捉精度和转化速率，以及人－机协同的契合训练成果。

令人自豪的是，中国的研究人员在这一领域一直紧跟前沿，甚至在一些细分领域还走在了世界前列。2013 年 5 月，清华大学的洪波教授团队通过和中国人民解放军总医院（301 医院）及清华大学玉泉医院等的合作，利用癫痫患者植入颅内电极定位病灶的手术间期，研究实现了一种基于大脑皮层表面神经信号的新型微创脑机接口。通过使用 3 个电极记录硬脑膜上的信号，他们实现了每秒 15 个字符的脑机信号传输速率。这一重要成果发表于《神经影像》（*NeuroImage*）杂志。

 脑机接口
实验室

梦想成真的"心灵感应"

科学家将电极置于癫痫患者的大脑皮质之上，当患者听到各种词语时，大脑传来的信号经过电极被记录下来，最终将得到一部能与大脑里的电极发出的信号相匹配的"词典"。例如，患者被要求说出 10

个常用词语，如"是"和"不是"，"热"和"冷"，"饥饿"和"口渴"，"你好"和"再见"，"更多"和"更少"。当患者说出这些词语时，计算机就会将大脑发出的信号记录下来。如此一来，研究人员就能建立一种所说词语和大脑发出的计算机信号之间一对一的对应机制。接下来，每当患者说出特定的词语时，计算机就能准确地识别出每个词语，已有的成果表明，其识别的准确率高达 76% ～ 90%。这就意味着，在这种技术的支持下，此前只存在于科幻小说中的"心灵感应"成为可能。更进一步说，完全瘫痪了的中风患者或许能够通过一部可以识别个体语言大脑模式的语音合成器"开口说话"。

2016 年，卡尔斯鲁厄理工学院的克里斯汀·赫尔夫（Christian Herff）和坦贾·舒尔茨（Tanja Schultz）在将脑信号解码成文字的过程中尝试采用各种技术，包括功能性磁共振和基于神经细胞代谢活动探测神经信号的近红外成像技术等。2017 年 2 月，斯坦福大学的切丹·潘达里纳（Chethan Pandarinath）和杰米·亨德森（Jamie Henderson）的团队在渐冻症被试身上实现每秒 3.7 比特的传输，"比之前（有记录的）最高速度快 4 倍"。到了 2021 年 5 月，美国斯坦福大学、布朗大学、哈佛医学院的联合团队将意念手写脑机接口的打字速度提升到每分钟 90 个字符，实时准确率超过 94%（与自动更正程序配合后准确率超过 99%），已经基本达到研究对象同年龄层人群用手机打字的一般打字速度（每分钟 115 个字符）。

目前，"意念打字"这个领域的世界纪录产生于中国的天津大学，他们开发的大指令集高速无创脑机接口打字系统，旨在让普通人利用脑电波打字的速度达到每分钟 200 到 300 比特，大约 20 多个汉字。在 2019 年的 BCI 脑控机器人大赛中，天津大学的参赛者在打字比赛中达到了每分钟 691.55 比特的信号输出，准确率超过 99%。2021 年，天津大学团队以一种类似尼科莱利斯团队"大脑网络"多脑同调范式的方法，让两位被试分别使用"意念打字"常见的两种脑电波范式 P300 和 SSVEP，通过两人脑电波信号的融合和协同，创下了无创头皮脑计算机接口在线控制 216 个指令的新世界纪录，打破了他们自己在 2 年前创下的 108 个指令的旧记录。

然而科学探索又岂会止步于此？接下来，更多的团队将目标瞄准了图像与声音。他们希望发明一种能够记录人脑中声音与图像的机器，而不仅仅局限于文字。试想，将来有一天，你只需在脑中想象一个画面，脑机接口就能将其打印出来，再加上 3D 打印技术的日臻完善，也许我们每个人都能成为优秀的设计师、建筑师和艺术家。

2019 年 4 月，加州大学旧金山分校的华裔教授爱德华·钱（Edward Chang）及同事开发出一种将脑活动转为语音的解码器，这套人类语音合成系统，通过解码与人类下颌、喉头、嘴唇和舌头动作相关的脑信号，合成被试想要表达的语音。同年 12 月，斯坦福大学的克里什纳·谢诺伊（Krishna Shenoy）和杰米·亨德森团队发现可以在手和手臂活动所影响的神经元中读取志愿者意图说出的语言词组的信号，对 2 名志愿者的信号识别准确率分别达到 85% 和 55%。2020 年，俄罗斯 Neurobotics 公司和莫斯科物理与技术学院联合团队使用脑电图和人工智能神经网络相结合，成功通过脑电信号分析重建了被试通过肉眼观看到的影像。

脸书可能是在"意念打字"领域需求最为明确的重量级参与者了，但受限于技术发展的现状，它目前的主要成果还是集中于传统的肌电信号控制。2019 年，脸书耗资 10 亿美元收购肌电腕表初创公司 Ctrl-Labs 并将其融合到脸书的"现实实验室"（Reality Labs）研究部门，主攻脑机信号与延展实境相结合的沉浸式操作体验。

革新假肢，打造迄今最先进的机械手臂

　　在脑机接口技术的支持下，神经义肢领域也取得了革命性的进展。支撑这些变革的大部分资金来自美国国防部高级研究计划局。2006年，在尼科莱利斯实验室留下的重要实验数据的基础上，该机构启动了一项名为"革新假肢"（Revolutionizing Prosthetics）的计划，迄今为止已经为该计划投入了超过10亿美元的资助。

"革新假肢"计划

　　负责"革新假肢"的是美国陆军退休上校杰弗里·凌（Geoffrey Ling）。凌博士是一名神经学家，他亲历了伊拉克和阿富汗战争，曾目睹战场上被炸得面目全非的战士们残缺的躯体，也曾亲自为许多士兵实施过截肢手术，其中大部分是20岁左右的小伙子。他们都还是孩子，本应是在大学校园里挥洒青春的年纪，却在异国他乡的战场上永远失去了手臂或双腿。那些惨烈的景象令他触目惊心，毕生难忘。

　　从战场上回到实验室，凌博士开启了他的终身事业：在美国国防部高级研究计划局的支持下开启一项名为"革新假肢"的宏伟计划。从那时起，人们常常能在美国的大学校园与实验室中看到他的身影。他通常身着一套青蓝色的军服，充满热情地陈述着重建士兵受伤身体的科研使命和雄心勃勃的"革新假肢"计划。他是一位优秀的科学家和医生，也是一位令人震撼的演讲者。坐在台下的科学家、工程师和无数普通听众无不受到他的鼓舞。

　　在凌博士的预想中，这项计划的目的是造出一种机械手臂，这种机械手臂的功能可以做到与真胳膊一样。它必须与真胳膊一样重,一样强壮,运行起来也跟真胳膊一样灵巧而安静。它必须可以模块化,因为所有截肢的人失去的四肢位置各有不同,这就意味着电池不可能安装在设备的某个固定处。简而言之,"革新假肢"计划旨在研发出全世界最先进的机械手臂。

与此同时,美国国防部高级研究计划局也在资助最先进的神经科学项目——让人体也可以使用"神经控制"来移动四肢。正如凌博士所说的那样:"我们希望使用者能弹奏钢琴,还能弹奏古典音乐,比如勃拉姆斯的乐曲,而不只是能用筷子。"

为了实现这个宏伟的目标,凌博士从全美多家机构召集了数百名研究人员,并决定启用"应用物理学实验室"。该实验室是政府研发项目的总承包商,设在约翰斯·霍普金斯大学内。尽管该实验室几乎没有神经科学方面的研发经验,但它在第二次世界大战后曾经设计过宇宙飞船,测试过导弹。凌博士相信,他需要一个在大型工程项目上具有专业经验的机构全情投入。在他看来,应用物理学实验室从事生物工程研究就和从事登月研究一样,并没有本质区别。

凌博士时常问自己,能否找到一种科学方法来替代失去的四肢。他要求自己的团队在 5 年内找到切实可行的解决方法,此要求一经提出,便遭到不少怀疑。面对别人的怀疑,他是这样回答的:"世人笑我太疯狂,但只有在疯狂的状态下,奇迹才会发生。"

在凌博士的热情鼓舞下,他的团队在这间实验室里创造了多个奇迹。例如,在"革新假肢"计划的资助下,约翰斯·霍普金斯大学应用物理学实验室的工作人员创造出了世界上最先进的机械手臂。

与其说它是一台机械手臂,不如说它是一个价值近 100 万美元的机器人更为恰当。此前没有哪家机构能够研发出如此具有科幻感的东西。它由碳复合材料组成，在关节处用了经过打磨的铝制材料，看起来就像是电影《终结者》中的道具。它的大小是基于人的身高设计的，尽管只有 4 千克重，但它可以卷曲 45 圈。总体来说，从肩膀到手指尖，人体胳膊的关节处可以做出 30 种离散运动（discrete motions），每一种被称为一个"自由度"。这个机械手臂拥有史无前例的 26 个自由度，其中包括了拇指的功能。从本质上讲，拇指应该算是单独的机械物，然后被安装到手上。这就决定了这种机械手臂可以在三维空间内复制手指、手和臂的任何精细动作。无论在尺寸、力量还是灵敏度上，它都和有血有肉的真手臂达到了一致。尽管它是用钢制成的，但如果用肉色的塑料将它包裹起来，它和真手臂几乎没有差别。

凌博士在介绍完这只足以乱真的机械手臂后说："这个项目比我们制造宇宙飞船还要复杂。"

简·舒尔曼（Jann Scheuermann）身上试用的正是这项划时代的发明。在匹兹堡大学，科学家将电极直接植入她的大脑顶部，然后将电极依次接到一台计算机和一个机械手臂上。在成功实施机械手臂移植手术 5 个月后，她出现在了美国著名电视节目《60 分钟》的录制现场。面对镜头，她兴奋地用"新手臂"跟大家挥手打招呼，为了显示这只手臂所代表的高超的技术水平，她还给凌博士轻轻地来了一拳。

"我的梦想是，我们能够将这种技术运用在所有患者身上，包括中风患者、脑中风患者以及失去行动能力的老年人。"凌博士说。

他的梦想正在一步步走向现实。经过 8 年的研发，并获得美国食品药品监督管理局批准 2 年后，这种被命名为卢克（LUKE）

的神经义肢终于在 2016 年进入生产阶段。

卢克的全称是 Life Under Kinetic Evolution（动力演化中的生命），曾被称为 DEKA 手臂系统。不过科幻迷都知道，它的灵感其实来自电影《星球大战：帝国反击战》，电影中的人物卢克·天行者（Luke Skywalker）的手臂就是机械手臂。

进入量产阶段的卢克可以一次处理多个指令，这使它能尽可能地进行自然运动。假肢由模块化电池供电，尺寸和重量与人体手臂差不多。在早期测试中，卢克已经可以用于梳头、开锁，而且相当灵活。美国国防部高级研究计划局称，通过简单直观的控制系统，卢克手臂可以做出非常灵巧的手臂和手部动作，还有握力反馈。

要知道，在过去 20 多年里，机械腿的发展较为稳定，但机械臂和手却面临更多的挑战，部分原因是它需要更强的灵活性。在卢克出现前，失去上臂的人不得不使用一种相对原始的分叉装置，这种装置自 1912 年发明以来就没怎么变过。

美国国防部高级研究计划局的"野心"不止于此，为了让卢克真正成为"真人手臂"，必然要让瘫痪者恢复触觉，这就需要将假肢直接与患者的外围和中枢神经系统连接。而在这一点上，研究人员也已取得革命性的突破。匹兹堡大学的研究人员成功给一个名叫内森·科普兰（Nathan Copeland）的瘫痪患者植入了一块可以收发信息的大脑植入体。科普兰可以通过这个大脑植入体控制机械臂做出一些动作。

2016 年 10 月 13 日，戴着这只机械手臂，科普兰成功地与当时的美国总统奥巴马"握手"，这个看似平常的动作其实一点儿都不简单。过去使用的机械手臂通常是缺乏"触觉"的，这就使得像拿鸡蛋这样的简单动作也变得异常艰难——机械手臂常常会把鸡蛋捏碎。借助机械手臂跟人握手更是一项风险极高的动作，毕竟它能轻而易举地把对方的指骨握成碎片。

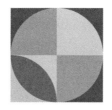

10

商业化前景大爆发，成就新一代独角兽

A BRIEF
HISTORY OF BRAIN-COMPUTER
INTERFACE

　　以上我们讨论了脑机接口技术在医疗、修复领域中可能的应用场景。随着这项技术的日臻完善，越来越多的企业家也在寻求脑机接口技术的商业化前景，他们希望将一些颇具科幻色彩的发明加入那些野心勃勃的商业计划书中。毕竟，人类很少真正满足。每次实现某个成就，人类大脑最常见的反应并非满足，而是想要更多。人类总是追求更高、更远、更强，拥有健康的人们渴望更美味、更愉悦、更幸福的人生。这就决定了脑机接口技术的未来。

　　脑机接口是一门复杂的交叉学科，核心的学科涉及认知科学、神经工程、神经科学等多个领域。这种交叉学科需要复合性前沿科技的融合与互通。而在产出方面，未来将受到脑机接口技术影响的包括任何能够解放人类肢体的行业：医疗、计算机、虚拟现实、沉浸式娱乐、教育培训、高性能运动、制造业、汽车行业、空天产业、建筑工程、运输物流、线上社交、安全加密、通讯传输、市场金融、极端环境探索、抢险救灾、军事防务等。

　　富有探索精神的年轻一代永远是黑科技的尝鲜者，如同拥抱人工智能一样，数字时代的原住民正在用同样的热情拥抱即将到来的脑机接口时代。那些成功实现商业化的脑机接口项目从年轻人身上找到了切入口和价值。

层出不穷的独角兽公司

早在 2009 年，著名的神念科技公司（NeuroSky）就推出了第一款意念游戏：《意念球场》（*Mindflex*）。这款游戏运用脑电图传感器，玩家可以通过意念控制迷宫里的小球。当玩家戴上意念球场脑电图传感器设备时，只需动动脑筋就能提高迷宫里风扇的转速，风扇推动小球沿着球道滚动，最终走出迷宫。从这个看起来毫不起眼的小游戏起家，神念科技已经发展成为业内的传奇。

如今，意念控制类游戏火爆全球，有 1700 家软件开发商同神念科技合作，它们大多依赖神念科技的"脑电波移动头盔"。经过几代更迭，最新一代的"脑电波移动头盔"已经不是当初那个需要在脑袋上涂满黏液的笨家伙了，取而代之的是一根戴在额头上的"头带"。这种头带体积很小、十分轻便，而这丝毫不影响它的灵敏度。戴上它，你就能在虚拟世界里纵横驰骋了。借助它，你能通过意念来控制游戏，你也可以向敌人开火，躲避敌人的追击，甚至组团战斗，升级打怪，获得各种武器和秘籍，其他游戏有的，它一样不少。只有一点不一样，那就是，玩这款游戏你不用操作游戏手柄或计算机键盘，只需要坐在屏幕前，扮演一个无所不能的"神"即可。

玩家这样评价神念科技："新兴视频游戏即将形成一个全新的生态系统，而神念科技正是这个行业的英特尔。"对于数字时代的原住民来说，意念游戏界的英特尔意味着什么？这不仅是一家公司，更是一个新时代的符号与新身份的标识。

其他公司也在进入这个非常有潜力的领域。比如美国的 Neurosity 公司就提供了售价 900 美元的脑电图可穿戴头冠，而法国的 NextMind 公司则将后脑的脑电图传感器整合到棒球帽中，售价仅为 399 美元。

除了在娱乐行业前景可期，这种可穿戴脑电图传感器还能做很多事情。比如改善大脑运行，让我们时刻就像刚睡了一个好觉醒来，精神抖擞、注意力集中、思维敏捷，能够清醒而高效地学习和工作，获得高质量的生活。

美国旧金山的 SmartCap 同样也是这些"脑电图帽子"的开发公司之一，他们的产品配备了一套可持续追踪佩戴者的脑电波并进行分析的系统。当佩戴者出现疲劳的迹象和症状时，智能帽子 SmartCap 便会对系统发出提醒，以防佩戴者因为疲劳而犯错或遭遇意外。例如，当你的疲劳程度在 3 或 3 以上，会有警告声进行提醒（有 2 ~ 4 个音阶供选择）。这就是在提醒你：应该小憩一下了。通过对大脑活动的分析，SmartCap 可以帮助专业工人如矿工、卡车司机和机械操作员在工作时保持清醒，而这对于他们来说是确保生命安全最基本的方式之一。

自 2012 年起，SmartCap 已经在南非、智利和澳大利亚等国的采矿业中投入使用，并进行了超过 100 万小时的脑电波分析。除了供矿工和大型设备操作员使用之外，SmartCap 还希望能够将其应用范围拓宽至航空和公交等更多领域。而在日本，这种头盔已在热衷派对的交际达人圈里引起了流行热潮。当你将它戴在头上，这种脑电图传感器看上去就像猫耳朵一样，不经意间迎合了现代年轻人的喜好。当某事物吸引你的注意力时，你穿戴的"猫耳朵"便会竖起来；当你的注意力散去时，它便随之耷拉下去。在各种派对上，人们只需动动脑子就能将浪漫的兴趣表达出来，这样你就能知晓自己是否成功吸引到某人的注意了。

既然能够进行注意力测试，试想，如果将它应用在课堂上，那么，那些无时无刻不为孩子的学习成绩操心的家长将会多么乐意为它买单啊！

成立于 2015 年的 BrainCo 就是这样一家公司，迄今为止它已经获得了数千万美元的融资。这家公司的目的是改善注意力跨度，通过可穿戴设备

（结合脑机接口技术）和神经反馈训练来帮助那些注意力不集中或患有学习障碍的人群。

BrainCo 的产品包括一个集成的教室系统，上课时孩子们将带上一种特殊的头带，老师和家长可以通过一台计算机来查看孩子们大脑中正在发生的事情。如果有些孩子注意力不集中，或者无聊走神，老师就可以获得即时反馈，从而及时调整教学方法（例如向走神的孩子提个问题）。当然，随着科技的发展，这种对脑电波的读取操作在科学伦理学上如何进行规范和界定已逐渐成为一个公众关心的社会问题。除了 SmartCap 和 BrainCo，这个领域还有一些正在成长中的优质公司，它们的出现为这项技术带来了新的动力。

美国加州山景城的 NeuroPace 是成立于 1997 年的神经治疗植入式装置设备研发商。其设备被称为 RNS 系统，这是一种可以植入人脑的小型神经刺激器，可以通过手术植入大脑中可能与癫痫发作相关的部位。经过十几年的研发，RNS 系统被证明是有效的，并于 2013 年 11 月被美国食品药品监督管理局批准上市。它在原理上与心脏自动除颤器类似，除颤器可以检测并终止心律失常，而 RNS 系统可持续地监控脑电波，在识别到癫痫发作前的脑电信号时立即释放电刺激来中止其发作。

全世界共有 6500 万个癫痫患者，他们每时每刻都在担心疾病的发作，而 NeuroPace 可能会给这些人带来一个急需的永久解决方案。你可以想象一下，这个市场会有多大。

更重要的是，癫痫植入装置的成功，已经开始让人们认识到这类技术的无限潜力，如果癫痫可以通过这种方式被治愈，那么下一步是什么？缓解疼痛？抑制帕金森病？甚至解决阿尔茨海默病？研究人员认为这些都是可以期待的。

成立于 2008 年的 Cerêve 公司总部位于美国匹兹堡。Cerêve 公司正在研发一种帮助睡眠障碍或失眠症患者的设备。目前，美国食品药品监督管理局已经批准了 Cerêve 公司的睡眠系统作为"处方药"推出市场。

中国睡眠研究会的睡眠调查结果显示，中国成年人的失眠发生率高达 38.2%，有超过 3 亿人患有严重的睡眠障碍，表现为睡不着、早醒、睡眠时间短、多梦等，患者不堪其扰，我本人就深受睡眠障碍的困扰。长时间的严重失眠会使身体长期处于亚健康状态，精神不好就会严重影响工作效率和生活质量，而 Cerêve 公司所研发的设备的出现无疑让人们看到了希望。

同样将目光投向睡眠市场的还有成立于 2014 年的 Rhythm 公司。该公司的产品 Dreem 是一个头带，睡觉时戴上，它就可以识别深层睡眠模式，并引入听觉或声音刺激确保你可以停留在这个阶段，从而提高你的睡眠质量。

助眠领域的市场之大远超乎你的想象，对这一点，只要看看身边有多少人失眠以及他们愿意花多少钱去解决这个问题你就知道了。至少我将非常愿意尝试这些新的技术和产品，毕竟安眠药只能治标不能治本，且其严重的副作用将给你的健康带来难以预估的风险。

2014 年，美国 IBM 公司通过脑电图脑机接口训练实验者，使新手学习速度比原先提升了 2.3 倍。在最近的"未来 5 年的 5 项预测"中，IBM 公司的科学家声称，或许在不久的将来，人类大脑就会取代鼠标和语音命令。这便意味着，用意念的力量可以命令电话给他人拨号、回复信息、开车、写小说、画画、谱曲甚至演奏乐器等。此前只存在于科幻小说里的"心灵感应"终将变为现实。这项技术可以带来无限机遇，从计算机巨头、教育家到电子游戏开发公司、音乐录音室，无数人将为此着迷。

"脑－机－脑"界面，做到像人一样感知

需要特别指出的是，以上我们所讨论的脑机接口技术，无论是用意念操作物体，还是在虚拟世界中获得更加畅快的体验，都是由"脑"到"机"的单向过程。

科学家正在想办法更进一步，解决脑机接口技术存在的主要问题：感觉缺失。目前已经面市的大多数神经义肢是没有感觉的，它不能像真正的人手一般有触觉，无法感知物体的温度、材质，因此使用者能明显感觉到那些假肢不是自己身体的一部分。更可怕的是，由于假肢没有感觉回馈，所以在与他人握手时我们很可能一不小心把对方的手指捏碎而自己全然不知。用机械手臂抓取鸡蛋而不损坏蛋壳几乎是一项不可能完成的任务。要解决这个问题，传统的思路是：大脑发出的信息应该传给配有传感器的机械手臂，而传感器又能将信息直接反馈给大脑。这种"脑－机－脑接口"技术能够实现直接的感觉回馈机制，这样一来，机械手臂就如同真的长在你身上一样了。这便是尼科莱利斯所开创的"闭环脑机接口"理念（见图10-1）。

最开始时，尼科莱利斯利用猴子做这个实验，他在猴子的大脑中植入电极，通过脑机界面将其与机械手臂相连。与以往的实验不同的是，这些机械手臂上配有传感器，传感器能通过连在猴脑内的躯体感觉皮质的电极将信号回馈给大脑（躯体感觉皮质会记录触碰产生的感觉）。这就意味着，尼科莱利斯在机械手臂和猴脑间建立了感觉神经的回馈通路。

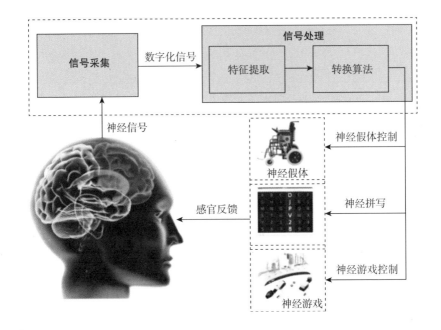

图 10-1 闭环脑机接口

注：大脑 - 机器 - 大脑界面：被试大脑与人造执行器之间直接进行双边交流，中间不通过被试的身体，而是直接进行脑与机器的互动。

为了达到实验目的，尼科莱利斯团队发明了一套新的代码以代表不同的质地，无论是粗糙的木头还是光滑的金属，都有一组特殊的代码与之对应。经过一个月的实践，一部分猴子的大脑学会了这种新代码，并开始将代码和不同物体的表面质地联系起来，一一对应。猴子大脑获得了从机械手臂传感器那里传来的代码，便能感受到与之对应的物体质地。这个实验证明了，通过脑 - 机 - 脑接口可以实现对皮肤感觉的模拟。

在 2014 年的巴西世界杯"机械战甲"的开球展示中，朱利亚诺·平托同样使用了一套这样的系统，他的手臂神经将足部的模拟感知信号传输到了大脑中，这让他在踢出那一脚后高呼："我感觉到球了！"虽然这还不是直接把感官信号回传到大脑中的真正意义上的闭环脑机接口，但它已经为全球的研究人员指明了一条清晰的发展方向。

这是尼科莱利斯创造的又一个小小的"神迹"。

为什么这么说呢？还记得电影《星际迷航》中的"全息甲板"吗？人们可以在虚拟世界里自由漫步，那里的一切不再仅仅是光影图像和声音。人们不仅能听到、看到，最重要的是还能亲手摸到、感受到。人们可以脚踩浪花，感受微风拂面，可以触摸到游戏里的玩伴的身体，就好像在现实世界一般。这种体验是如此美妙且难以言喻。这就是所谓的"触觉技术"，即用数码技术模拟触碰时所产生的感觉。尼科莱利斯的创造首次向世人表明："全息甲板"终有一天会从电影变为现实。

这个实验同样是具有里程碑意义的。要真正绕过躯体，实现意念对外部物体的直接操控，需要两个必不可少的部分：一个是大脑发出的信号，通过脑机界面从中提取动作指令，将其传送给人造机械（输出部分）；另一个是为被试的大脑提供描述执行器表现的反馈信息（输入部分）。这两个部分缺一不可，同样重要。

然而，到目前为止，世界上大多数实验室所做出的脑机接口大多数只实现了第一个部分，即信息输出，即便有感觉反馈，也是来自视觉（看见），而非触觉（真正感受到）。

例如，在那次让尼科莱利斯闻名世界的"月球行走"实验中，在美国的猴子通过意念控制着位于日本的人形机器人，并让它成功地在跑步机上追随自己的步伐行走了一万步。猴子并不能真正感受到机器人行走时的感觉，不能感受到机器人的脚踏在跑步机上的触觉，它只能通过视觉反馈来调整自己的动作。这也是此前诸多实验普遍采用的模式。

坦白来说，视觉反馈之所以会成为脑机接口实验中比较受青睐的选择，是因为在实验室环境中它比较容易实施。像猴子这样的非人类灵长类动物能够高效地处理视觉反馈，可以毫无困难地与电视屏幕进行互动。但是真正成熟的脑机接口技术绝不能只有视觉反馈。以神经义肢为例，假如我只能看见它，而不能感受到它，那么也许我能准确地牵起你的手，但我不知道该用多大的力气，也许轻轻一握，你的手骨就会断成两截。

需要特别指出的是，前文提到的内森·科普兰在假肢卢克的帮助下成功与美国当时的总统奥巴马"握手"的案例中，机械手臂卢克虽然实现了触觉反馈，但是它是通过与之相连的肌肉神经信号而非直接的"机－脑"界面实现的。这与尼科莱利斯所设想的"脑－机－脑"最大的不同之处在于，它依旧没有绕开躯体感官的限制。

要想将大脑彻底从身体中解放出来，必须真正超越这些来自躯体感受的局限。神经学家必须找到一种方法让脑机接口的输入反馈部分完全不受身体周围感觉器官的限制，这才是脑机接口真正的未来。

而只有实现了这一点，尼科莱利斯所设想的"外骨骼"才能从实验室走向现实世界，真正帮助成千上万的瘫痪患者重新站立、重新行走；也只有实现了这一点，"外骨骼"才能实现进化，升级为具有超能力的"机械战甲"，甚至成为《阿凡达》中那种真正的全感知义体。

意念机器人，能够真正理解我们的想法

2019 年上映的《切尔诺贝利》（*Chernobyl*）自开播以来就稳定保持在高评分的水平。这部还原了那场人类历史上最重大核灾难的连续剧，因其独特的题材而备受关注。

为了阻止核辐射最终扩散到全世界，苏联方面付出了极为惨痛的代价，消防员被直接派到事故现场进行灭火，由于致命的核辐射，他们都死得极其惨烈。戈尔巴乔夫命令空军空投 5000 吨硼酸盐处理被污染过的沙和水泥，试图将爆炸过的核反应堆封起来。反应堆上空的核辐射强度极高，飞机的电子设备遭到破坏，当场坠毁在滚滚的黑色烟尘中。苏联紧急招募了 25 万人来控制事态，他们每个人只能在核反应堆所处的大楼里待几分钟，进行现场清理和修复。这是一支真正意义上的敢死队，他们中的许多人承受了人的一生所能承受的辐射量的最高限度，最终每名勇士都得到了勋章，同时也付出了生命。无数消防员、矿工、战士、科学家、医护人员与志愿者用生命在正在泄漏的核反应堆上建起了一副石棺。这是人类历史上一幕悲壮的史诗，也是连现今的机器人都不可能完成的壮烈奇迹。

25 年后的 2011 年，又一场核泄漏事故在日本福岛发生。这次事故造成了数十亿美元的损失。由于工作人员暴露在核辐射地区内的时间只要超过几分钟就会有生命危险，这一次，日本政府第一批派进现场的是日本人引以为傲的工业机器人。

遗憾的是，这一次在福岛使用的机器人不够先进，实际上，它们就好比轮椅上放着一台计算机，再在计算机上安装一个摄像头。它们只能在辐射较弱的外围地区转悠，根本无法靠近高强度辐射的事故中心地带。

实际上，日本本田公司曾研制出一种很先进的类人型机器人阿西莫（ASIMO，即 Advanced Step Innovative Mobility，意思是"在创新移动中领先一步"），当时阿西莫是全球唯一具备人类双足行走能力的机器人。据说阿西莫已经学会了漫步、上茶、指挥交响乐团等行为，而且它还可以洞察人类的心思。改进后的阿西莫被制造成了可以通过意念控制的机器人，科学家将脑电图传感器放置在一名操作员的头上，该传感器和一台负责分析脑电图的计算机连在一起，计算机再和一台负责给机器人传输信号的装置连在一起。这样，只要动动脑筋，操作员就能通过意念控制机器人阿西莫了。

阿西莫虽然可以承受现场的高强度核辐射，但它却不具备修复福岛核电站的能力。它能够双足行走，可以看，可以听，可以转动头部甚至能耸耸肩膀，然而对一座被毁坏殆尽的核电站的修复需要几百种动作才能完成，而阿西莫甚至连拧螺丝都无法完成。成熟、能够自己思考（或受远处操作员的控制），同时还能在受过严重辐射地区进行修复工作的机器人，可能还要再过几十年才会出现。

过去 10 年里，全球很多实验室都开始了对意念控制机器人的研究。最近，麻省理工学院与波士顿大学的科学家联手开发了一款名叫 Baxter 的智能机器人（见图 10-2）。

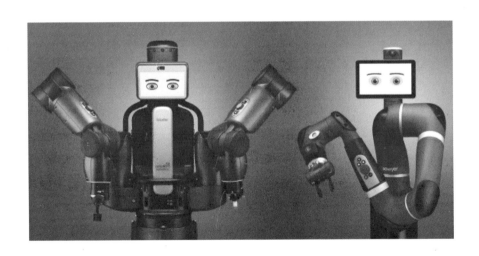

图 10-2　智能机器人 Baxter

注：Baxter 的"脸"就是一个显示屏的形状，上面还画着漫画版的眼睛和眉毛，看上去非常可爱！

Baxter 拥有一种过去的机器人都不具备的超能力：它可以根据探测到

的人脑脑电图来检查自己的行为是否正确。当操作员带上脑电图头盔时，Baxter 只要寻找到被称为"误差相关电位"的特定脑信号，就可以判断自己的行为是否正确，并及时做出纠正。目前 Baxter 的准确率高达 90%。至于剩下那 10% 令 Baxter 无法判断的问题，它会简单终止操作，然后询问与它相连的操作员，以得到一个更准确的答案。这无疑极大地减少了机器犯错的概率和决策沟通的时间。

人类开发机器人的目的之一是为了让它们成为人体的延伸，那么向它们教授人类复杂多样的语言，以使其明确理解我们的指令就显得格外重要。目前，流水线上为特定任务专门制造的工业机器人很少犯错误，但一旦它们犯错，代价就会是巨大的。因此，科学家希望人类可以通过远程操控机器人实施决策，并及时处理潜在问题。

当然，这里的"远程"肯定不是手动控制，而是通过脑机接口技术来连通机器人与人类大脑。长久以来，研究人员都试图开发可以直接通过大脑信号控制的机器人。但问题是，为了做到这一点，大多数时候人类必须以特定计算机可以识别的方式来"思考"，例如需要特定的闪光灯传递信号。 但很显然，这是一个非常不自然的过程。因此，麻省理工学院的科学家换了一个思路，使我们不必训练自己用机器能理解的方式去思考，而是让机器理解我们的想法。

当然，Baxter 距离完全理解人类还有很漫长的路要走。但它的出现却让我们对"直接依靠脑电图控制机器人"那一天的到来充满期待。

可以想象，Baxter 未来的应用领域相当广泛。它们可以进入地球上最极端的环境，完成那些最危险的工作；它们可以进入极高辐射强度的核泄漏现场，以最快的速度清理现场，修复反应堆；它们可以上天，甚至有一天飞向太空；它们可以沉潜入海，像墨西哥湾石油泄漏那样的人类历史上最严重的原油泄漏灾难将可以避免。面对源源不断流入大海的数百万桶原油，无数工程师曾经在数月里几乎束手无策，遥控机器人潜水艇在海中挣扎了好几个星期，拼命想要封堵油井，但缺乏灵活性的多功能机器人根本无法完成这种高难度的水下作业。

尼科莱利斯这样说道："未来我们很有可能通过遥控'使节'，即形态各异、大小不一的机器人或太空飞船，去探索宇宙遥远角落里的行星和恒星。"事实上，因为连续多次横跨数千米的远程传输实验的成功，他的技术确实曾被美国航天局列入火星载人探测计划的储备技术方案中。

到那天，电影《阿凡达》中的情景必将实现。只不过我们通过意念控制的不再是冷冰冰的机器人，而是阿凡达（Avatar，它的英文原意是"神话或网络中的虚拟化身"）的躯壳。

尼科莱利斯在接受我的采访时表示，他开始对科学着迷是在孩童的时候，那时他还生活在巴西。他至今还记得那时他观看了"阿波罗号"探月器发射直播，这一事件在当时吸引了整个世界的目光。对他来说，那是一个了不起的壮举。他告诉我，对他而言，"登月壮举"就是建立大脑网络，让"意念移动一切事物"成为可能。

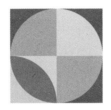

11

大脑网络，实现重新行走 2.0

A BRIEF
HISTORY OF BRAIN-COMPUTER
INTERFACE

脑与脑的互联和协作

我不知道大脑网络的概念对你有多大的吸引力，我只知道，当我得知尼科莱利斯在实验室里已经迈出了脑－脑互联的第一步时，我是如此激动，如此振奋。这位来自巴西的杰出科学家，骨子里有我欣赏的南美人那天生的热忱与真诚，也许正是这一点给了他创建"大脑网络"的勇气与动力。

脑机接口
实验室

红灯与杠杆

2013 年 2 月，尼科莱利斯团队发布重量级论文《用于实时共享传感信息的脑对大脑界面》。如同他们之前让在美国的猴子控制日本机器人行走一样，这次的实验对象换成了两组小鼠：一组在美国杜克大学，另一组在尼科莱利斯的家乡——巴西的纳塔尔市。在美国的小鼠经过训练后学会了一项特殊的技能：每当看到红灯亮时便踩下杠杆。巴西小鼠的大脑中被植入了电极，能接收信号并刺激小鼠做出反应，踩下杠杆。每次只要顺利完成这个简单的动作，它们就会获得奖励（喝一小口水）。当两组小鼠都学会了各自的技巧之后，接下来，实验中最精彩的部分上演了。

尼科莱利斯团队将两组小鼠的大脑运动皮质通过脑机接口连接起来，并同时连接上了互联网。当美国的小鼠看到红灯时，脑中发出的信号会通过互联网传输给巴西小鼠，巴西小鼠脑中的植入物接收到信号之后，刺激小鼠踩下杠杆。这个过程重复了 10 次，其中有 7 次，巴西小鼠准确地回应了美国小鼠传来的信号。

这个实验证明：信号可以在大脑间传递且得到完全正确的解读，而且这个距离可以以数千千米计算——从美国到巴西，几乎跨越半个地球。虽然这与尼科莱利斯所设想的人类大脑网络还有天壤之别，被试仅仅是两组小鼠，且样本数量不大，但是这个实验在原理上说明了"大脑网络"这种多脑互联和互相配合的机制是完全可能实现的。

2013 年 8 月，哈佛大学的科研团队率先将人脑信号接入"大脑网络"，他们让被试通过思想控制了老鼠的尾部运动。同年 8 月，华盛顿大学的拉杰什·拉奥（Rajesh Rao）团队宣布他们让一个团队成员的思维得以控制另一个成员的手指去点击键盘按钮，以此配合完成简单的视频游戏。但是，这些跟随性的实验所做的大多仅仅是让一个大脑的信号绕过另一个接收者的大脑去直接刺激其肢体部分的活动，还不算真正意义上的"大脑网络"。

2015 年，尼科莱利斯团队"大脑网络"课题组发布最新进展：他们成功让三只猴子互相配合完成了共同协作的游戏操纵。在实验中，三只猴子分别在不同的房间里，它们要通过脑信号来分别操纵一个虚拟机械臂的 X 轴、Y 轴和 Z 轴，三轴共同构成了移动光标的三维运动操控轨迹。如果每次光标都能够正确移动到指定的三维空间定位上，三只猴子就都能获得果汁奖励。正如他之前的各项实验那样，这次的实验也获得了圆满成功。三只猴子在素未谋面的情况下迅速学会了相互配合，根据光标（虚拟机械臂）移动的轨迹来改变自己负责移动的轴向的运动指令，最后越来越快地获得了果汁奖励。

这个实验不但使人类对脑与脑对接互联的憧憬得到了理论验证，还挑战了人们各自的思想将永远与其他人孤立的传统观点。尼科莱利斯很快就将这一理论发展而来的"多脑同调"技术应用到了"重新行走项目"上。现在，参加"重新行走项目"的瘫痪患者已经可以凭借这一机制由健康的"大脑训练师"协助掌握脑信号输出指令的思维操作要领了。

当科学家的直接交流实验超出动物的范围，开始实施于人脑和动物脑，以及人脑和人脑之间，尤其是通过互联网实现信息在人脑之间的直接传递时，其研究便迈出了重要的一步。2016 年，华盛顿大学的安德列亚·斯托克（Andrea Stocco）团队首次将三个人的大脑通过互联网互相连接，共同操作风靡全球的游戏"俄罗斯方块"。这是史上首例人与人之间的"大脑网络"机制验证实验。

脑机接口
实验室

靠意念传输赢得《俄罗斯方块》游戏

与尼科莱利斯团队 2015 年的实验类似，斯托克团队的三位志愿者分别待在三个不同的房间里，彼此看不到也听不到，头上都戴着布满电极的"脑电帽"。其中两人是发送者，一人是接收者。发送者只能提建议，只有接收者能玩游戏。

发送者的脑电帽捕捉到的信号被翻译成"Yes"（要旋转方块）或"No"（不旋转方块），通过互联网传送出去。对于信号的接收者来说，他身后有可以刺激视觉信号脑区的线圈。这样，在接收到"Yes"时，接收者就会看到明亮的闪光或物体；如果接收到"No"，就什么感觉也没有。发送者可以看到整个游戏过程，但他们没有操纵方块翻转的能力；而接收者看不到游戏画面，只能看到缓缓下落的一个方块。因此，对于要不要旋转方块，接收者只能依赖发送者的建议了。

发送者发送第一次建议，接收者做出第一次决定。发送者检查接收者的决定，第二次发送建议。接收者根据第二次收到的建议，做出第二次也是最终的决定。然后接收者和发送者都能收到游戏结果反馈，即是否成功清除了一行方块 。

结果显示，接收者确实可以根据发送者的建议来消除方块，赢得游戏，其准确率高达 81%。

某种意义上，这也是值得被载入史册的一场实验。

重新行走 2.0

尼科莱利斯的"重新行走项目"在 2016 年结出了硕果，基于脑控外骨骼和虚拟现实等技术的沉浸式脑机接口疗法成功取得针对脊柱损伤患者瘫痪病情的逆转性疗效，引发了全球业界的震动。正如前文所述，"重新行走项目"是以尼科莱利斯为首的众多科研工作者数十年科研成果的集大成者（见图 11-1），其中包含很多技术的集合，而他们在"大脑网络"上的研究成果也迅速被应用到了"重新行走项目"的操作规章中。现在，瘫痪患者已经可以在健康的"大脑训练师"的帮助和引导下，通过适应性训练更加迅速地掌握脑控外骨骼和其他脑控设备的操作技巧并提高人机契合度。

　　结合他们同样大获成功的远程脑电图指令与感官信号传输实验，以及各种在尼科莱利斯的成果基础上延伸的生物与生物、大脑与大脑之间的社会性交互活动研究成果，我们可以清晰地预见，正如无人机操作师或工业物联网指挥人员那样，新的行业拓展必然带来新的岗位和专业的发展。可能用不了多久，就会出现由真人担任或者由人工智能虚拟的"大脑训练师"通过互联网进行远程脑控训练的场景。

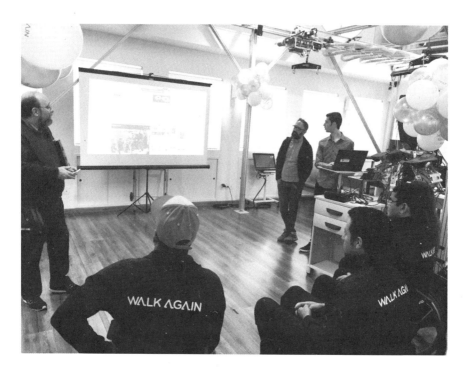

图 11-1　尼科莱利斯教授（左一）和"重新行走项目"团队

资料来源：巴西圣保罗 AASDAP 实验室。

　　尼科莱利斯团队正在进行的一项研发设计就是将原有的"重新行走项目"国际网络升级到"重新行走 2.0"。在来自美国、巴西、加拿大、德国、瑞士、瑞典、意大利、西班牙、葡萄牙、印度、南非等地的分支节点及合作团队的支持下，这一新形态的国际脑机研究联合网络将依托脊柱电刺激神经假体，开发基于"大脑网络"的远程神经疾病康复疗法和远程诊疗机制。如果这个设想能够实现，它将真正造福全球 10 亿的各类神经疾病患者，特别是来自第三世界国家的那些无法获得先进医学技术和诊疗资源的患者。

从人脑到计算机

尼科莱利斯的创新思想并不局限于医学。在他 2015 年利用猴子实验体进行的"大脑网络"验证实验的基础上，他的团队在后续实验中又将这套机制应用到了 4 只大鼠身上，取得的成果更加令人振奋：成年大鼠的脑部多电极阵列实时收集和解析其脑部活动信号，再通过"大脑网络"机制进行汇总和融合，最终团队得以研究在"大脑网络"的架构下动物群体表现出的社会行为，甚至还能用个体动物的反应来预测许多有用的问题——离散分类、图像处理、触觉信息的储存和检索，甚至天气预报。

在这一实验的重要成果的基础上，尼科莱利斯在 2015 年的《自然》子刊上发表《建设一种具有多个互相连通大脑的有机计算装置》，提出了以大脑的集合体或"有机体计算机"的理念协同解决计算问题的创新路径。这篇论文也成为他后来的类脑"混合计算机"概念的起源。

众所周知，现代主流计算机源于图灵机理论，图灵机本质上是一种确定性的、数字化的有限状态转换机械装置。在图灵机理论的基础上，产生了现代计算机的原型（冯·诺伊曼体系架构），并逐步演化出了中央处理器、操作系统、各类应用软件等分支庞杂的工程与技术体系，同时为当前蓬勃发展的全球数字经济大厦铺垫了基石。

然而作为一种数字计算理论，图灵机理论依然存在很大的局限性。一方面，现实世界中绝大多数现象是不能够由图灵机计算的，即所谓的"图灵不可计算"，典型的不可计算问题包括停机问题①、"忙海狸"游戏②等。另一方面，即使在图灵可计算函数中，也还存在大量的超出可行的计算能力和时间范围的计算问题，即所谓的"不能行"计算或称非多项式计算。

图灵机所固有的局限会阻碍信息技术的进一步发展，并制约人类向信息文明的迈进。我们以人工智能的发展为例，经过近 70 年的发展，机器虽然能够在某些特定领域优于人类，但是通用人工智能技术的发展一直都停滞不前。机器在面临常识理解、自然语言的语义理解、意识与主观感受等问题时仍然不知所措。要想进一步发展人工智能，仅仅依靠图灵机的数字计算模式已经行不通了，亟须发展一种新的计算模式。

● 瑞士"蓝脑计划"，打造超级计算机

蓝脑计划（Blue Brain Project）于 2005 年 5 月由瑞士洛桑联邦理工学院脑与心理研究所发起，其任务是利用"蓝色基因"超级计算机，通过生物学数据重建和哺乳动物大脑模拟（脑模拟）来识别大脑结构和功能在健康和疾病方面的基本原则，即利用分子层级的哺乳类脑部逆向工程建立一个计算机模拟脑。该计划由以色列科学家亨利·马克拉姆（Henry Markram）创立，由费利克斯·舒尔曼（Felix Schürmann）和肖恩·希尔（Sean Hill）共同指导。蓝脑计划产出了一系列科研软件，2018 年发布了首个涵盖大脑 737 个区域的主要细胞类型、数量和位置等信息的数字 3D 脑细胞图谱。

---

① 停机问题是逻辑数学中可计算性理论的一个问题。通俗地说，停机问题就是判断任意一个程序是否能在有限的时间之内结束运行的问题。——编者注

② "忙海狸"游戏是一个图灵机游戏，它的目标是设计一台二进制图灵机，并遵循两个原则：必须能够自动停机；尽可能在初始值都是 0 的无限长"纸带"上写出更多的数字 1。——编者注

2015 年，尼科莱利斯和数学家罗纳德·西库雷尔（Ronald Cicurel）提出了"大脑相对论"。西库雷尔曾是著名的"蓝脑计划"的主要发起人之一。在这两位杰出的研究人员合著的《相对论的大脑：如何运作以及为什么它不能由图灵机模拟（大脑，计算机，社会）》[*The Relativistic Brain: How it works and why it cannot be simulated by a Turing machine*（*Brains, computers, society*）] 一书中，他们在综合数学、计算学、神经生物学和进化学的争论后发现，传统的数字计算机是无法精确模拟人类大脑的功能的，而且"任何图灵机都不会有模拟成功的可能性"。

在"大脑相对论"的基础上，尼科莱利斯团队将脑部信号分为数字化和模拟化两种，并在研究了这些信号生成和融合的脑内机制的基础上于 2018 年提出世界首款"神经磁反应堆"原型设计。中国科学院专家认为：在脑神经科学启发下的数字与模拟混合计算架构是完全不同于图灵机计算架构的一种新的计算模式，原型机的开发与实验，完全证明了这种新型的、模拟人脑的、数字与模拟混合的计算装置建设的可行性。这一脑神经智能计算领域的理论实践具有重大的颠覆性、开创性、实践性意义和价值。

大脑网络的未来

尼科莱利斯预想会有那么一天，人们不再通过键盘敲击文字，不再通过语言，而是直接通过他们的大脑实现沟通与融合。人们在大脑网络上可以实时交流思想、情感、知觉，而不是通过发朋友圈。在大脑网络面前，人类如今的一切交流方式都显得笨拙而原始，语音通话只能传递谈话的内容和对话的语气，有多少次，人们之间因为对一句话的误解而发生误会甚至争吵？相比之下，视频通话要好一点。但无论怎样，大脑网络将成为人与人之间通讯的终极形式。只有通过大脑网络，人类才有可能真正实现无障碍、无歧义、百分之百真诚无误的沟通。每个人说到底都是一座孤岛，这句话隐含的意义在于，人最大的价值与渴望就是与他人的联结。还有什么是比脑与脑、心与心之间的直接对话更紧密的联结呢？语言，曾经是人类创造的独有的沟通方式，但恰恰是因为语言的局限，我们从来没能真正做到完全而彻底地表达内心真实的想法。我们往往会陷入词不达意的困境，或者因情绪、语气上的细微变化引发误解而又无从解释。然而，通过心灵的交流，人们可以和他人分享自己内心最深处的想法和情感，这是多少深陷孤独的人心中最真实的渴望啊！

这种心与心之间的对话，是无数先贤的共同梦想。诺贝尔奖获得者、物理学家默里·盖尔曼（Murray Gell-Mann）曾说过："某一天，不管怎样……人类能够直接通过线与一台先进的计算机连接起来（而不是通过口头语言或像控制台一样的界面）。到那时，思想与情感完全被共享，再也没有了语言上的选择与欺骗……我不太确定我是否应该建议这样一种做法（尽管如果一切顺利的话，它将缓和一些人类最棘手的问题）。但是，这必然会产生一种复杂适应系统的新形式。它是许多人的真正融合。"

对于大脑网络的未来，尼科莱利斯充满诗意地写道：

人类的子孙后代掌握健全的大脑网络所需要的所有技能、技术和道德高度并非遥不可及。在大脑网络这个媒介里，数以亿计的人可以仅仅依靠思想同其他人取得联系，进行交流。大脑网络的产生足以改变人类文明的进程。每一种新的通讯系统的诞生，都不可避免地会在社会中产生一定的影响，引领人们从一个时代向另一个时代跨越。在史前时代的数千年里，人类的祖先一直过着游牧生活，穿梭在不同部落之间，依靠肢体语言和不能称之为语言的声音交流。语言的诞生使人们能够通过语言符号交流复杂的思想，有了交流便促进了村落的产生，再后来便有了城市。在过去的几千年里，文字语言的出现使人们能够积累知识、记录文化，并将它们传给后代，促进了科技、艺术、建筑和庞大帝国的诞生。电话、收音机、电视机的出现，将人与人的交流扩展到了不同大陆间。如今，互联网将所有的大陆和全世界的人们联系在一起，让行星文明的兴起成为可能。下一步巨大的飞跃便是建立一个连接全球的大脑网络。在大脑网络里，人们可以全方位地交流感觉、情感、记忆和思想。当无数的意识积聚在一起时，那样的场景会是何等壮观，对此目前无人能够预见。

每个首次听说大脑网络的人也许都会担心自己的隐私问题。大脑网络隐含的最大问题是，我们希望在多大程度上袒露自己。从前，我们每个人都是一座有意识的孤岛，当每座岛屿被桥梁相连，我还是独立的个体吗？那些我最隐秘的角落会被未经许可的人擅自探听和解读吗？假如有人通过窃读你的思想而盗走了你的发明怎么办？思想能申请专利吗？究竟谁才能拥有这一思想？这样的担忧令人不安。

针对未来可能有人非法解读你的思想这种情况，纳米探针技术也是值得期待的解决之道。未来，人类也许能够利用操控单个原子的纳米技术，将纳米探针植入大脑，用它探索人的思想世界。纳米技术是全球的科学家都十分关注的一个研究领域，这一技术的突破很可能会让许多领域的科学研究受益，脑科学也不例外。

设想中的这种纳米探针是用纳米碳管做成的，具有导电性，十分细小。植入它们不需要进行一场轰轰烈烈的开颅手术，只需要跟种头发一样在头皮上打一针，小小的微创手术就能将它们精确放置在大脑的特定区域内。脑电图信号会通过无线传输传给一台计算机，最后再上传到互联网。

我曾经读过一本科幻小说，这本小说讲述了"脑芯"的故事：未来，所有婴儿自出生的那一刻起，医生就在他们的大脑中植入"脑芯"，通过"脑芯"，所有人终身都能够与其他人进行心灵交流。对于那个时代的人类来说，没有大脑网络的世界简直无法想象，而拒绝接受脑芯移植的人将彻底被社会遗弃，他们如同原始人一样活在保留地中，他们的存在将成为人类社会最大的不稳定因素。

这样的情景会成为现实吗？乐观者提出，试管婴儿技术在刚刚出现时也遭受了来自伦理道德层面的抵制，但随着科技的完善、社会的进步与法律的更新，试管婴儿技术已经成为人们普遍接受的技术。将来的"脑芯"也许和手机一样，成为你不可或缺的一部分，与脑芯的联结一旦断开，就意味着"死亡"。我们有理由相信，尽管这一技术尚处于起步阶段，但大脑网络最终将成为现实。

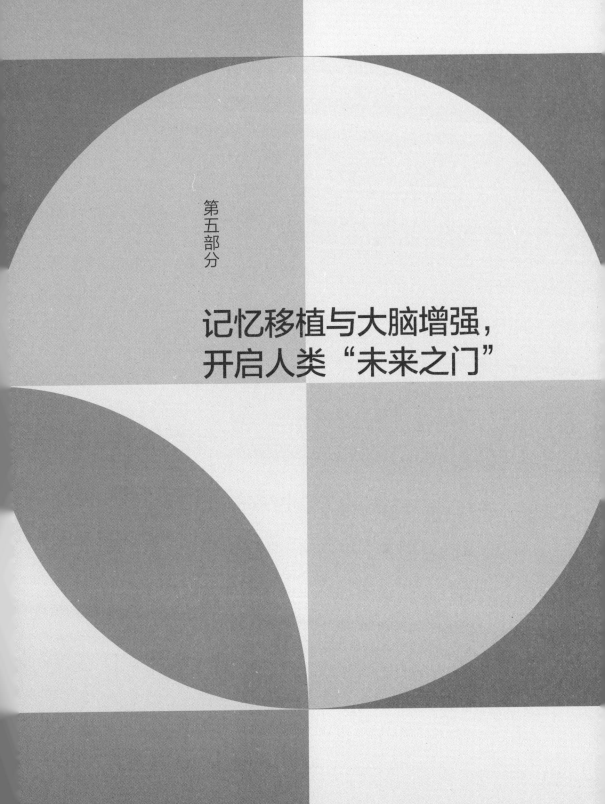

第五部分

记忆移植与大脑增强，
开启人类"未来之门"

目前为止，我们探讨了脑机接口技术在医疗及一些特殊领域的应用前景，这项技术的出现无疑将为数千万饱受病痛折磨的人带来康复的福祉，也将为无数普通人的生活带来更多从未有过的体验与乐趣。但从本质上说，意念机器人与大脑网络成为现实后，我们还是保持着自我——脑机接口技术并没有改变我们的本质。

然而，这一步终将到来。科学家在实验室中取得的成就已经打开了一扇能够改变人类本质的"未来之门"。运用最新的脑机接口技术，我们有可能在不久的将来拥有改变记忆，甚至增强智力的能力。《黑客帝国》中，主人公下载记忆、瞬间变身武林高手、掌握人类所有语言、拥有天才一般的计算能力……这些情景终有一天

将发生在我们每个人身上。这也正是脑机接口领域的研究人员正在做的：记忆上传、智力提升、大脑增强。

记忆上传是脑机接口技术最受关注的领域。目前，一些顶尖科学家已经发现小鼠、猴子等动物大脑海马的记忆密码，并开始尝试用芯片备份记忆，然后把芯片植入另一个大脑，实现记忆移植。而这项技术的终极目的，就是通过脑机接口技术，把大量的信息和资料传输到大脑里，或把大脑的意识上传到计算机，最终实现人类意识与记忆的数字化永生。

是的，这就是脑机接口技术的现在与未来。

记忆，对于一个人来说，是如同

生命般宝贵的东西。没有了记忆，没有了过往，我们将何以成为自我？但是，如果反过来，当有一天我们能将记忆植入大脑，那会发生什么呢？当我们只需通过下载文件就能将别人的记忆，甚至虚假的记忆植入大脑，那又会发生什么呢？也许我们能轻松掌握所有知识和技能，获得难以想象的力量，但是，当我们无法分清记忆的真假，无法分清我们到底是谁时，又会发生什么呢？

基因工程、生物科技和 IT 领域的跨越式发展，使得科学家的角色发生了变化。人类从大自然的被动观察者转变成了大自然的主动塑造者。脑机接口技术的发现意味着我们可能会拥有操纵记忆、思想和意识的能力。未来的我们很可能将拥有操纵大脑的能力，那么现在，就让我们从这个问题开始思考。

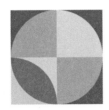

12

人类可以实现记忆移植吗

记忆移植，数字化永生的终极之路

所谓记忆移植，就是把一个生命体脑中的记忆转移到另一个生命体的脑中。

到目前为止，科学家在这个领域已经做出了诸多尝试，以下是几个公开发表的实验，代表了过去 20 年里人类在这个领域的探索和进步。

脑机接口
实验室

喜欢光明的老鼠

已经实验过的记忆移植分为两种：直接移植和间接移植。最早进行的记忆移植是直接移植。直接移植指的是移植情绪记忆，情绪记忆是以一种已体验过的情绪为内容的记忆。

老鼠多生活在阴沟、缝隙或不见天日的幽暗角落里，这是因为怕光是它们的天性。1994 年 5 月，英国科学家沃克斯利用多次的强烈刺激，使一只老鼠建立了特殊的情绪记忆。沃克斯通过反复训练，使这只成年雌性老鼠成为第一只喜欢在光明而不是黑暗中生活的老鼠，然后从它的脑袋中抽掉了一部分涉及情绪记忆的脑液。一段时间后，这些被抽取的脑液被注入另一只老鼠的大脑中，这只老鼠同样表现出"向往光明"的习性，这说明了记忆移植是可能的。

棕熊变海豚

1996 年，美国国防部的科学家进行了一项"运动记忆移植"实验：通过将一只海豚的游泳技能进行"芯片移植"，让一只不会游泳的棕熊在水里游了起来。

科学家先对海豚大脑中与游泳有关的记忆区域进行了全面探测，包括这一区域发出的特殊脑电波、存在的生物磁场、神经肽传递的信号等，然后把一系列信息存入芯片，再植入棕熊的大脑。

戴着芯片的棕熊被投入水中，一开始它拼命挣扎，但很快就游了起来。它的泳姿看起来虽然仍有些笨拙和不雅，动作却很娴熟，就像一种生存的本能失而复得一般。后来，科学家还进行了一系列实验并得出结论：通过芯片移植记忆，传输的只能是运动记忆，并且保存的时间也相当有限。

"白痴"与"天才"换位

1997 年 4 月，美国加州大学的动物神经研究所进行了人类历史上第一次切割移植实验。

这次实验是在两只狗之间进行的。聪明的狗叫"天才"，笨一些的叫"白痴"，虽然智商差距明显，但它们却是一奶同胞的亲兄弟。"哥哥"会很多本领，具有丰富的情绪记忆，于是被选择作为供体，"弟弟"从生下来起就被关在窝里，没有机会见识外面的世界，恰好符合"白痴"——"记忆空白"的实验要求，于是成了受体。

"两兄弟"的大脑切除手术同步进行，移植也同时推进，手术结束后，当它们苏醒过来时，惊人的一幕出现了："弟弟"一眼就认出了主人，并在主人的口令下精确地做出了反应，而"哥哥"则仿佛变了一只"狗"，对那些曾经熟悉的口令毫无反应，迷迷瞪瞪的。虽然这对"兄弟"在几个月后相继去世，但这项实验的意义与价值至今不可低估。

虽然这些实验都看似疯狂而原始，从小鼠到海豚、棕熊与狗，这些都与人类的记忆移植相去甚远，但自科学诞生那天起，人类寻求永生的终极梦想便与对记忆移植的不懈追求紧密相连。直到脑机接口技术的出现，许多人开始相信，也许这才是真正通往记忆移植与数字化永生的终极路径。

我们怎样记忆

在探讨记忆移植这个问题之前，有必要先聊一聊我们是怎样记忆的。

前文中我们讲述过莫莱森的故事，亨利·莫莱森这个名字与菲尼亚斯·盖奇一样，是神经科学界无人不晓的传奇。如果说盖奇的悲剧让人们打开了认识大脑的大门，那么莫莱森的经历则让人们认识了海马这个记忆的"核心中枢"。

我们不妨再听听莫莱森的故事。9岁时，莫莱森的头部在一次事故中受到损伤，从那以后他饱受时常发作的癫痫的困扰。为了缓解癫痫带来的严重痉挛，莫莱森在25岁时接受了一项脑部手术。医生从他的大脑中切除了一部分脑组织，手术之后，癫痫得到了控制。但遗憾的是，他又出现了另一个更加严重的症状。起初，他看起来十分正常，但很快医生便发现了他的大麻烦：他总是"活在当下"，一转眼就不记得发生了什么。几分钟前他还在跟医生、护士交谈，一转眼就完全忘记了，并开始用同样的话跟相同的人问好、交谈，就好像他第一次见到这些人一样。任何事情在他的记忆中只能保持 10 分钟，然后就消失了。令人奇怪的是，手术前的过往记忆却似乎没有受到影响，他能认出他的亲人、朋友，回忆起过往的一切，但就是无法记住刚刚发生的事情。也就是说，从手术结束的那一刻起，他的短期记忆能力就丧失了，他也无法形成新的长期记忆。这是一件非常恐怖的事情，有一天，当他站在镜子前时，他感到无比恐惧，因为他看到了一个两鬓斑白的老人，但在他的记忆中自己只有 25 岁。唯一值得庆幸的是，这种恐惧也只会持续几分钟，然后就消失殆尽，仿佛它们从来没有存在过一样。

谁该为莫莱森的悲剧负责呢？后来，他的主刀医生意识到，在手术过程中，他错误地切除了部分海马，也许正是这个小错误造成了不可挽回的后果。是的，今天，神经科学的进步已经清楚地告诉我们，记忆的形成、存储、调取都与这个小小的海马息息相关。所有记忆都需要经过同一区域，才能转化为长期记忆，这就是海马。这一切的秘密都在莫莱森那场手术过后的若干年内得以解开，这要归功于两大科技的进步：计算机技术和现代大脑扫描技术。

现在人们知道，感官信息（视觉、触觉和味觉）必须先通过脑干到达丘脑。丘脑的作用类似于中转站，它把信号送到大脑中的不同感官脑叶，在那里，这些信号得到评估。被加工后的信息传输到前额叶皮质，由此进入我们的意识，形成我们所说的短期记忆，这大约需要几秒钟到几分钟的时间。记忆生成的路径是：感官信号经过脑干，到达丘脑，然后输送到各个皮质，最后到达前额叶皮质。最终，这些信息传送到海马，形成长期记忆。

要形成长期记忆，记忆片段必须通过海马分门别类。海马把这些记忆片段分送到大脑的各个皮质之中。例如，情感记忆存储在杏仁核，而语言记忆存储在额叶，颜色、形状、光感以及其他视觉信息由枕叶负责，触觉和运动感觉基本在顶叶……到目前为止，科学家已经识别出 20 多种记忆，包括水果和蔬菜、植物、动物、身体部位、颜色、数字、字母、名词、动词、专有名词、人脸、脸部表情和不同的情感以及声音，它们分别存储在大脑的不同部位。

就拿你印象深刻的一次海边度假来说吧。关于这次旅行的所有记忆会被分解为不同种类的信息，储存在大脑的不同部位，但只要再现这个记忆的一个方面，例如海风中淡淡的咸湿气味（嗅觉），或者海潮拍岸的声音（听觉），就能使大脑立即把所有记忆片段汇集起来，构成一个完整的回忆。在你的眼前，那些美好的画面（视觉）似乎又浮现了出来。

这种分布式的记忆存储方式显然跟之前人们所想象的不太一样，此前人们倾向于认为人脑中有个类似于硬盘的组织，我们可以像存储文档一样把所有记忆都储存在这里。多年来，科学家试图解释为何大脑会采用这样的方式进行记忆存储。人们普遍认可的答案是，大脑这种存储记忆的方式事实上要比计算机更为高效、节能。如果大脑用计算机硬盘那样的方式存储，那么就需要大量的记忆存储空间，保存、调取和删除都需要耗费大量的能量，这对于仅仅约 1.4 千克重的大脑来说无疑是一种浪费。实际上，未来的数字存储系统也很可能采取人类大脑的存储方式，而非序列化地存储信息。

记录记忆，编码记忆，解码记忆

让我们再次回到莫莱森的故事中来。没有人能体验他在那之后几十年的人生况味，在失去了一小块海马的半个世纪后，莫莱森于 2008 年去世，享年 82 岁。然而这时神经科学界依然未能找到治愈他的方法。我们无法制造出人工海马，脑机接口技术离记忆植入也还相当遥远。这些东西依旧只存在于《黑客帝国》这样的电影中。令人悲哀的是，莫莱森一生连一部电影都看不成。

在莫莱森去世 3 年之后，科学家才在这一领域取得了突破。2011 年，美国的一个科研团队成功记录下了老鼠的记忆，并把它转换为数字形式存储在计算机里。这是一种原理性证明实验，实验的成功表明记忆移植至少在原理上是可行的。

2012 年，也就是在上述实验公布之后的第二年，科学家又公布了一项更具深远意义的实验。这一次，他们不是记录老鼠海马中的记忆，而是复制了灵长类动物更为复杂、精密的大脑皮质的思维过程。科学家选用了 5 只猴子，在它们的大脑皮质中植入微小的电极，然后记录下猴子学习技能时所产生的神经信号。例如，给猴子看一张图片，如果猴子能从许多图片中准确地找出之前看过的那张，它就会获得一根香蕉或一杯果汁之类的奖励。经过训练，这些猴子完成这项任务的成功率达到 75%。在进行这项实验时，若科学家把记录下的神经信号重新输入猴子的大脑皮质中，它们的成功率就会提升 10%。虽然这个实验用到的样本数量很小，而且表现上的提升也很微弱，但其价值依旧不可低估。这项实验的研究对象是与人类最接近的灵长类动物，研究范围也从海马拓展到了大脑皮质，因此它对于针对人类开展的实验有着重要的意义。

当然，要实现这一步还需要越过很多障碍。与小鼠相比，灵长类动物的大脑，特别是人类大脑的复杂性提升了几个数量级。虽然莫莱森的经历让人们对海马有了更多的了解，但截至目前，它仍然像一个黑匣子，它的内部工作机制基本上还不为人知。我们对它的了解甚至不如对几十亿光年之外的一颗恒星的了解。因此，目前科学家还无法从零开始建构记忆，无论是真实发生的还是虚假的。

不过，任何一项技术，只要已经有了萌芽，实现它就只是时间问题。在人工海马的研究上，科学家所取得的成就已经足以让世人惊叹。

2016 年，一家名为 Kernel 的初创公司曾引爆了一场"仿生大脑"的风潮。他们向世人宣布了一项野心勃勃的计划：未来几年之内，他们将开发出一款可应用于临床的大脑假体（有人称之为"人工海马"，也有人称之为"记忆芯片"），用以帮助记忆力有问题的人恢复或者改善记忆。这种"记忆芯片"将被植入患者大脑中的海马区域，它能够通过刺激特定神经来帮助大脑运行，并将输入的信息转化为长期记忆。

Kernel 公司是基于南加州大学长达 20 年的学术研究创建的，由美国国家卫生研究院、美国国防部高级研究计划局等组织提供资助，并且已经开始进行人体实验。该公司资金极其充沛，成立之初便获得 1 亿美金的投入。

早在 2009 年，南加州大学神经生物医学工程中心的西奥多·伯杰（Theodore Berger）团队就已经研制出能够模拟海马功能的神经芯片，这被认为是脑机接口领域的重要实验之一。研究人员将这种神经芯片植入大鼠脑内，使其成为第一种高级脑功能假体。此后，他们又在猴子身上成功进行了神经芯片的植入，实验结果让他们有理由相信，这项技术已经发展到了可以进行人体实验并开发临床设备的时候了。

按照研究人员的设想，安装在海马部位的"记忆芯片"会在感知新信息时，先将来自特定神经的电信号记录下来，再将其转化为记忆。多年以来，这个团队对人脑感知电信号与长期记忆电信号之间的转化关系进行了研究，并在此基础上建立了数学模型。该模型能够将所有输入信号转化为输出信号，也就是实现感知信号到记忆信号的转化。

植入的"记忆芯片"搭载了电极来记录感知信号，并用微处理器来处理计算，之后电极会对神经进行刺激，将信息转化为记忆。简单来说，就是能够提取出记忆代码，对其进行加强，然后再编入大脑。

　　一旦成功，Kernel 公司的计划对于那些有长期记忆困难的人来说，无疑是一次重生的希望。但是，也曾有人质疑 Kernel 公司的步子是不是迈得太大了，毕竟，对于有关记忆形成的众多本质问题，科学界至今依旧无法给出确切的答案。比如，记忆是否有通用的代码？如果两个人记忆同一组单词，他们的脑电波信号会是一样的，还是会分别使用各自特有的信号模式来编码记忆？

　　Kernel 公司的创始人伯杰教授表示，在老鼠身上，他们的确检测到了一种"相当普遍的代码"，但在灵长类动物身上却没有发现类似的情况。伯杰教授又补充说，他们针对灵长类动物所做的实验不够多，难以形成一套有效的数据来进行分析。至于人类，伯杰坦言："即便存在那样一套通用的记忆代码，就我们现在使用的工具而言也很难发现。"

　　人与老鼠的区别在于，人脑的神经元数量大约为 1000 亿个，而老鼠脑只有 2 亿个。因此，植入海马部位的"记忆芯片"只能记录相当少的一部分神经信号。伯杰教授说："鉴于记录的神经信号有限，我们记忆下的信息可能会有所缺失。"未来，Kernel 公司计划开发出一种密集排布的假体，能够记录更多的神经信号。

　　作为全球十大死因之一，阿尔茨海默病目前还未有治愈的方法。这是一种最常见的神经退行性疾病，最主要的疾病表现是认知障碍，50%～75%的痴呆症是由阿尔茨海默病造成的（痴呆症包含多种类型，如阿尔茨海默病、血管性痴呆症和帕金森病等）。

　　由于阿尔茨海默病是逐步发病的，其早期症状很容易被忽略。常见的症状包括：健忘，失去时间感，在熟悉的地方迷路。这一时期，大脑中负责处理记忆的海马开始衰退。同时，前额叶皮质与海马之间的连接也开始衰退，使得大脑无法恰当处理短期记忆，而相比而言，分布在大脑各个皮质的长期记忆没有受到影响。这就产生了这样的情况：你可能记不起几分钟之前刚刚做过的事，却能清楚地回忆起几十年前发生的事。

病情发展到中期，患者的体征和症状表现得更为明显，比如对最近的事件和人名健忘，在家里迷路，沟通变得困难，甚至经历行为变化，例如精神恍惚和反复提问。最后，病情会进一步发展，直至最基本的长期记忆也遭到破坏。患者基本无法活动，会出现严重的记忆障碍，无法认出自己的至亲，也不知道自己是谁，甚至会进入昏迷性的植物人状态。还有什么比忘记至亲至爱更令人悲伤的呢？更为不幸的是，这种病至今依旧无药可医。

针对阿尔茨海默病的药物研发之路一直很坎坷。1998年至2017年期间，全球范围内研发治疗和预防阿尔茨海默病药物的尝试失败了约146次，失败率接近100%，只有4种新药被批准用来治疗该疾病，而且新药疗效依旧不容乐观。

不过振奋人心的是，2017年，科学家首次在冷冻电镜下观察到了β淀粉样蛋白和tau蛋白的结构，为阿尔茨海默病迷雾重重的研究带来了一丝曙光。

研究显示，阿尔茨海默病的形成源于t淀粉样蛋白质的合成，而这种蛋白质会加速β淀粉样蛋白的合成。β淀粉样蛋白是一种黏稠的胶状物质，会堵塞大脑。之前，人们并不清楚该种病是不是由这些斑块造成的，也不清楚这些斑块是不是一种更具本质性的病症的副产品。

人们很难用药物对这些淀粉样蛋白质斑块进行针对性治疗，因为它们很可能是由"朊病毒"造成的。朊病毒是一种畸形的感染性蛋白质分子。虽然朊病毒不是细菌，也不是病毒，但它们具有自我复制的特性。从原子的角度来看，一个蛋白质分子就像由多个布满原子的条带连接在一起组成的杂草丛。这些杂乱的原子只有正确地折叠才能把蛋白质固定为合适的形状，使其发挥恰当的功能。朊病毒就是发生错误折叠的畸变蛋白质。更为糟糕的是，当它们撞入正常蛋白质中时，它们也会使这些蛋白质的折叠发生异常。因此，一个朊病毒会产生一大片畸变的蛋白质，从而催生链式反应，使几十亿个蛋白质受到侵害。

目前，人类还没有方法抑制阿尔茨海默病的持续恶化。然而，既然科学家正在揭开阿尔茨海默病的基本机理，那么很有希望的一种方法就是制造出专门针对这些畸变蛋白质分子的抗体或疫苗。另外一种方法就是在脑机接口技术的帮助下，帮助患者重建他们的短期记忆能力。

另外，科学家已经开始研究形成长期记忆所涉及的准确的生物化学基础，这既包括基因层面，也包括分子层面。一旦记忆形成的过程完全为我们所了解，我们就可以设计一些方法加速或加强这个关键的过程。不仅阿尔茨海默病患者会从这些研究中获益，普通人最终也能从中获益。

构建记忆图书馆的蓝图

我们已探讨了在记忆这个问题上，人类的认知与科技水平能够抵达的地方。这距离真正的记忆移植还相当遥远。要真正进行人脑的记忆移植，必须完成记忆的录制、传输、下载，并实现在接受移植的大脑上重现这段记忆的过程。这个过程具体将如何实现？科学家为此构建了一个蓝图。

第一步是绘制精细的海马神经图（甚至包括整个大脑皮质神经图）。这需要把电极放到海马的各个部位，记录下不同区域间不断交换的电信号。这样，我们就能捕捉到在海马中连续运行的信息流。

第二步是让被试执行某种任务，研究人员会记录下流经海马各区域的电脉冲，从而记录下记忆。例如被试学习一个新的单词或者一个新的舞蹈动作，会在海马中引起一连串复杂的电反应，科学家可以记录下这些电信号，并对它们进行细致分析。然后，我们就能得到一部何种记忆对应何种海马电信号的"记忆词典"。

最后一步是翻录这本词典，把这种电信号通过脑机接口技术传递到另一个被试的海马中，从而观察这个记忆是否上传成功。被试可以用这段电信号成功读出这个新的单词，或者重复这个舞蹈动作，虽然他此前从未接触过这种新的语言，更不会跳舞。如果成功，科学家就能逐渐建立起包含各种记忆副本的图书馆。

最终完成人类"记忆图书馆"的构建可能需要 100 年甚至更长的时间，但包括尼科莱利斯在内的科学家都相信，这一天终将到来。我们可以预见那时会是怎样的一种情景：未来，移植记忆将成为可能。当材料科学取得突破，纳米机器人成为可能，那时的脑机接口就可以抛弃饱受人们争议的侵入式疗法。科学家不需要在你的大脑上开一个洞，植入各种各样复杂的电极，只需要在你的手臂上打一针，纳米机器人就会在计算机的控制下"植入"你大脑的不同部位，记录下你大脑中的一切脑电波和你的所有记忆，并将这些记忆信息通过无线传输的方式发送到一台超级计算机上。如果你愿意向全世界分享你的记忆，那么你可以开启分享模式。之后，所有希望了解你的记忆的人，都可以从网上下载这段记忆，然后传输到他自己海马的纳米机器人植入物中。这样，这个记忆就植入了他的大脑。

记忆能被"精准"删除吗

我们已探讨了记忆植入的可能性，反过来，当人们深陷一段痛苦的记忆之中时，这段记忆可以被精准地删除吗？

　　这个问题的关键在于"精准"。一方面，失去记忆无疑是一件残酷的事情，无论是莫莱森所经历的短期记忆丧失，还是像阿尔茨海默病患者那样永久性地失去长期记忆，都给患者带来了难以磨灭的痛苦。但另一方面，人们又渴盼"失忆"。回想你失恋时独自度过的日日夜夜，相信你曾不止一次地希望自己能够忘记那个人、那段时光，删掉那些令人痛苦而绝望的记忆。还有那些正在遭受"创伤后应激障碍"折磨的患者——经历过战争的战士，性虐待的受害者，严重事故的伤残者，他们希望删除那些令人痛苦、恐惧、不安的过往，这有可能实现吗？

 影视剧中的失忆情节

　　失忆是影视剧中常见的情节。在电影《谍影重重》中，由马特·达蒙（Matt Damon）饰演的美国中情局特工杰森·伯恩醒来时发现自己漂浮在茫茫大海上，身负重伤，奄奄一息。更要命的是，他完全不记得自己是谁，不知道自己身处何处，也不知道发生了什么事，是谁要将他置于死地。在逃避追杀的过程中，他发现自己拥有超乎想象的战斗力，思维缜密，观察力敏锐，身体强壮，身手不凡，且精通枪械、格斗、情报，这一切都像刻印在他的大脑中一样，就像从篮子中取一枚鸡蛋那样容易。这是我最喜欢的电影之一，也是我认为最经典的特工电影之一，编剧的"脑洞"很大，但一切都是合乎逻辑的。人脑在遭遇重击时会诱发失忆，这是无数病例所证实的。

　　电影《记忆碎片》（Memento）讲述的同样是一个失忆者复仇的故事。与伯恩不同，这次的主人公莱昂纳多·谢尔比并没有失去过往的记忆，他记得自己是谁，记得自己的妻子被杀死，也记得自己余生的使命就是为妻子报仇。但问题是，他的记忆只能持续 15 分钟，他甚至不记得眼前貌似友好的朋友是否就是他要找的敌人。他只能不断用纸条、照片、文身来记录信息，从支离破碎的记忆碎片中寻找凶手的线索。他必须这么做，否则转眼间他便会立刻遗忘。我不知道影片的编剧是否受到了莫莱森的经历的启发，竟能将短期记忆功能丧失的患者置于如此艰难的境地，而他竟然凭着坚毅与智慧，克服了重重阻碍，最终完成了不可能完成的任务。

已经存在的记忆丧失被称为"逆行性遗忘症"，它在人脑受到某种创伤或损伤时有可能发生，表现出来的症状是遗忘之前的所有记忆。《谍影重重》中的特工伯恩就是这种情况。他身负重伤漂浮于大海之上，被路过的渔船救起后完全不记得之前所发生的事情。在这种情况下，他大脑中的海马仍然完好，因此虽然长期记忆遭到破坏，但他仍能形成新的记忆，他的表现看上去与正常人并无二致。而《记忆碎片》刻画的则是短期记忆丧失的情况，又被称为"顺行性遗忘症"。主人公大脑中的海马很可能意外受损。我们知道，海马在将短期记忆转化为长期记忆并分布储存到大脑其他部位的过程中扮演着极为重要的角色。海马受损，意味着所有的记忆对他来说只是支离破碎的碎片，一闪而过、转瞬即逝。我们该如何记录下这些无法存入大脑中的记忆碎片呢？对于一个活在现实世界中的人来说，顺行性遗忘症患者很难再次过上正常的生活。

无论是长期记忆受损还是短期记忆丧失，患者失去的都并非特定的片段，他们的痛苦与哀愁，欢乐与喜悦，爱与恨，欲望与嫉妒，全都一起消失了。

曾经在与朋友玩"真心话大冒险"这个游戏时，我说我最想获得的宝贝是电影《黑衣人》（*Men in Black*）中那支神奇的"记忆消除器"，这的确是百分之百的真心话。电影中，我最喜欢的黑人演员威尔·史密斯（Will Smith）从一身帅气的黑西装里掏出一支外形如钢笔的神器，只需按下按钮，神笔就会发出一道强光，所有目睹外星人事件的群众立马被消除了相关记忆。《黑衣人2》中，这支神笔的功能被改进了，甚至还有一个按钮来控制要删除多少记忆。第一次在电影中看到这一幕时，我对编剧的"神来之笔"简直佩服得五体投地，需要多大的"脑洞"、多牛的想象力才能创造出这样一个精巧的按钮啊。它是如此完美地诠释了一个最关键的问题："既然外星人无处不在，地球上甚至成立了专门处理外星人实物的神秘组织（黑衣人），那么为何普通群众却对此全然不知呢？为何我们当中没有一个人真正见过外星人呢？"答案是：也许你见过，只是你不记得了。

那么问题来了，"记忆消除器"真的存在吗？选择性删除记忆真的可能实现吗？

为了解决这个脑洞大开的问题，我专门给尼科莱利斯教授写了一封邮件，我很好奇他的看法。至少，从记忆的原理来看，选择性失忆是不太现实的。用一个按钮就能选择被删除的记忆片段，这样的想象中隐含着这样一种假设：人的记忆就像视频一样，以序列的方式存储在大脑中。你回忆往事时就像从大脑硬盘中调取数据，播放影片。当你要选择性删除记忆，你只需像编辑短片一样，选择某个时间段，然后按下"删除"键。然而，事实上，记忆是被打乱的，不同的片段存储在大脑中的不同部位，这一点已经被科学界所证实，并且成为人们普遍接受的认知。因此，除非科学家真正破解了人类大脑的所有奥秘，洞悉了记忆形成、存储与调取的全部过程，并且脑机接口技术在生物工程、材料技术、量子计算甚至数学与哲学等领域的支持下实现了质的飞跃，否则我所期待的宝贝很难会真正出现。

　　当我与尼科莱利斯聊起记忆删除时，他提醒我注意其中的道德问题。与讨论记忆删除的技术路径相比，他更倾向于对这种想法本身持否定态度。因为记忆的存在是有目的的：它让我们吸取人生的经验。尼科莱利斯认为，即使是不愉快的记忆，它也在服务于某种宏大的旨意。"我们的分手，我们的失败，即便很痛苦，也会使我们从中受益。这些痛苦的经历使我们成为更完善的人。"

　　其实在脑机接口技术出现之前，生物学家、医生和制药师已经研发出某种可以令人忘却痛苦的"失忆药片"。研发此类药物的初衷是帮助饱受"创伤后应激障碍"折磨的患者，然而此举遭到了来自美国总统生物伦理顾问委员会的强烈抵制。他们声称："把我们对苦难的记忆变得迟钝会使我们在这个世界上太过闲适，从而对苦难、罪恶或残暴无动于衷。如果我们能对人生的痛苦麻木不仁，那么是否对人类的快乐也会变得无动于衷？"

　　也有人不同意这一点，尤其是那些目睹了患者的痛苦而束手无策的医生。当我们看到那些癌症晚期的患者被巨大的痛苦折磨得死去活来时，医生会选择给他们注射镇痛药物，但有时精神上的痛苦并不亚于肉体，精神疾病对一个人的摧毁力度甚至远高于生理疾病，那么为什么不可以给他们止痛的"药物"，哪怕要付出失去一部分记忆的代价？

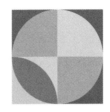

13

定制记忆，
我们的有生之年会发生吗

目前，我们看到人类在记录老鼠形成的单个记忆方面取得了颇有前景的进展。也许要到 21 世纪中叶，我们才能比较可靠地记录灵长类动物和人类的各种记忆。而真正意义上的记忆移植还要等到完全破解了大脑的所有谜题之后才会实现。在许多科学家看来，下面这些情景很有可能会在我们的有生之年出现。

首先，教育领域将被颠覆。你可以像在手机上下载 App 一样从记忆商店中选择那些你需要的技能，比如背诵英语单词、解微积分题目、看小说甚至查阅法律条文。我们只需轻轻一点，通过记忆上传就能掌握这些简单的技能。但是对于那些不以技能为基础的认知领域来说，情况就会复杂一些。未来的课堂将不再出现那些需要死记硬背的东西，老师的职能更多在于对那些不能通过上传而学会的基础认知给予学生一对一的指导。如果你想成为职业医生、律师或科学家，那些必须死记硬背的东西将大大减少，你的大脑将从繁多无趣的死记硬背中解脱出来，去做一些更有意思也更具价值的事情。

其次，人类的经济、社会结构将随之发生变革。历史上每次技术革命都会使成千上万的工人落后于时代，这次也不例外，一些职业将永远消失，失业规模会超乎你的想象。正如现代工业淘汰了几乎所有手工业者一样，现在的许多职业，如司机、保洁员、电话接线员等，将来也只能去文化遗产名录中找寻它们留在历史上的痕迹。而另外一些职业将会发生巨大的改变，如律师、教师、医生等。在某种程度上，如果相关记忆可以上传到人脑中，一项技能的价值就会降低，但这一点会得到弥补，因为那些熟练的律师、教师和医生的数量与质量都会得到极大的提升。当然，还会出现一些新的职业，比如记忆程序开发者。

理论上，未来几十年内，定制记忆就将成为可能。那些我们从未经历过的记忆，从未到过的地方，从未亲眼见过的风景，从未赢得的大奖，从未牵过手的恋人，以及从未拥有过的家庭，都能通过定制记忆来实现。它能弥补人生的遗憾，实现内心的渴求。定制记忆不同于一场白日梦，它们是被刻入大脑的"记忆"，在大脑里，它们是如此真实，与你亲身经历过的并无二致。

未来，你也许可以录下自己的记忆，然后上传到互联网，就像今天我们在朋友圈中分享图片和视频一样。到那时，就像今天用手机拍照一样，记录整个记忆也会成为我们的习惯。我们只需在发出者和接收者的海马中植入小到无法看清的纳米导线，相关信息就会通过无线技术传到服务器上，再由服务器把这些信息转化为可由互联网传输的数字信号。这样一来，你就可以在网上上传自己的记忆和情感，而不必上传图片和视频了。曾经，在讨论大脑网络时，科学家已经预见过这种直接的思想沟通会是多么令人着迷的事情。是的，我们不仅可以传输思想，还可以分享记忆。如果你刚刚登上了珠穆朗玛峰，你刚刚完成了一次无保护的攀岩，或者你刚刚从万米高空跳伞，你可以把这个记忆放到网上，与大众分享胜利的喜悦。或许会有几十亿人分享你当时的荣耀。

尼科莱利斯相信，这一切终有一天都会成真。他曾指出："这些永恒的记录会像独一无二的珍贵珠宝一样受到珍视。曾经活过、爱过、痛苦过、成功过的数十亿同样独特的心灵，也会得到永生，它们不是被铭刻在冰冷而寂静的墓碑上，而是通过生动的思想、热烈的爱以及忍受的痛苦，而被释放出来。"

有人在热切地赞美未来，也有人对此表达了深深的担忧。正如大多数科学新发现，特别是与人类相关的生命科学、医学、人工智能等领域的新发现，在刚刚出现时大多会引发争议一样，脑机接口技术的发展有可能带来的记忆定制、记忆上传也或多或少地引发了有识之士对未来的担忧。

来自忧虑者的最常见的几个质疑是：要是人们沉浸于虚假记忆创造出的美好世界而再也不愿回到现实中来，那会怎样呢？记忆定制会不会成为新型的精神毒品与思想操控的手段？要是有人未经我们允许就把他人的或者虚假的记忆植入我们的大脑，那会怎样呢？如果这些记忆是痛苦的或具有破坏性的，甚至是致命的，又会怎样呢？

想象一下这样一种情景，你无意中目睹了一场谋杀，你看见了凶手的脸，那张脸深深地印在你的记忆之中，你永生难忘。你成为整个案件唯一的目击证人，你的证词将在法庭上给予犯罪嫌疑人致命的也是公正的一击。然而，就在开庭的前一天，你正坐在家里像往常一样打开计算机，打开你海马中的那个小小的装置，开始下载一部刚刚上架的"沉浸式电影"（到那时，娱乐业也将发生彻底的变革）。你不知道的是，这部电影被黑客偷偷修改了一个片段。他们在你的大脑中非法植入了一段"虚假记忆"，这段记忆使你相信你所目睹的一切都只是电影中的一个片段、一个情节，都是发生在摄影棚里的故事。这样一来，你的记忆发生了错乱，再也无法分辨真实与虚假。当你第二天在法庭上签署宣誓书和法律文件时，你再也想不出来什么是真的，什么是假的。

同样地，如果可以制造出犯罪的记忆，那么这种记忆就有可能被秘密地植入无罪人的大脑中，让他相信他刚刚夺走了一个人的性命，成了杀人凶手。或者，如果一个罪犯需要不在场的证据，他会秘密地把虚假记忆植入另外一个人的大脑，使对方相信，当罪案发生时，他们两个人一起位于其他与罪案无关的地方。

当然，这些都是极端的情况，但也是极有可能发生的情况。也许你会说，到时候人类的法律也将被颠覆，人们的证词不再有效。或者我们可以通过制定新的法律来禁止这种情形的发生：未经允许进入你的记忆将被视为严重的违法行为。但是，死刑阻止不了谋杀。法律的禁止也无法完全杜绝这样的情况发生。或许还需寻求技术的完善，例如标记那些虚假的记忆，在必要的时候，使人能够区分真实与虚假。

总之，记忆上传也许将极大地改变人类自身与社会。但这一切并不能改变我们消化、处理这些信息的内在能力。要做到这一点，我们需要提升自己的智力。通过提升智力来实现大脑增强正是发展脑机接口技术的下一个目标。

"雨人"传奇

1989 年的奥斯卡金像奖角逐中，达斯汀·霍夫曼（Dustin Hoffman）和汤姆·克鲁斯（Tom Cruise）主演的电影《雨人》（*Rain Man*）摘得数项大奖，成为最大赢家。影片中，弟弟查理企图利用患有孤独症的哥哥的超强记忆力去赌场大发横财，但最终被感化，选择回归亲情。这部经典影片不仅成就了两位年轻演员，也让其中"雨人"的原型金·皮克（Kim Peek）的故事被社会熟知。

"雨人"雷曼的故事

剧中霍夫曼饰演的残疾人雷曼（Raymond）不善表达，而且总是把自己的名字发音成瑞曼"Rain man"，于是诞生了"雨人"的叫法。"雨人"的翻译虽然有些生硬，但很贴合外界对于这种疾病模糊而朦胧的认识，因此歪打正着，后来成了对那些患有精神疾病却又具有某些禀赋的人的代称。

"雨人"雷曼就是这样一种人：虽然精神上患有残疾，生活中需要被人照顾，行为也显得很怪异，但对数字有着超常的记忆力。这也成为原本想利用他窃取父亲遗产的弟弟后来改变主意的主要原因。他的弟弟自然想到了如何把这种特殊才能"用在刀刃上"，于是带他去了赌场，凭借这项隐藏技能大杀四方，狠赚了一笔。

与电影中不同，现实中的金·皮克的大脑有着严重的先天性畸形，这导致他的小脑受损，胼胝体发育不全，而且连接两个大脑半球的神经束完全缺乏。有人推测，他的神经或许创造了新的连接方法，从而给他带来异乎常人的记忆力。例如，他阅读的速度和效率都高得出奇，看一页书大概只需要 10 秒，而且看过之后就记住了其中的内容，无论是数字、名称还是其他细节，他都能准确复述，简直就是一目十行、过目成诵。但是不要忘记，这种天赋的获取是以一生的残疾和病痛折磨为代价的。

脑损伤最直接的后果就是行动不便，运动能力低于正常人。皮克直到 4 岁时还不会走路，成年后行走也很别扭。除了走路，其他需要动手或协调身体的事情他也不擅长。在智商测试中，他仅得了 87 分，低于平均水平的 100 分，但是在一些特殊的测试中，他的表现却远高于一般人。因此，即使他本人并不是孤独症患者，属于正常人群中的"低能儿"，但这并不妨碍他被视为天才。公众对于天才的理解，不正是具有特殊禀赋又行为怪异的那些人嘛！皮克的命运，在遇到好莱坞编剧兼导演巴里·莫罗（Barry Morrow）后，发生了戏剧性的改变。莫罗在偶然得知皮克的经历后，找机会和他深谈了一次。这次交谈激发了莫罗的灵感，并让他创作出《雨人》的原创剧本。

最终，《雨人》获得的 4 项奥斯卡奖项中，就包括最佳原创剧本奖。莫罗把这座"小金人"送给了皮克，一方面感谢他成就了自己的事业，另一方面也是对这位充满才华的残疾青年表达敬意。

《雨人》将皮克变成了一个名人，他父亲开始带着他到美国各地演讲、访谈，并做各种展示记忆才能的表演。他的故事一下子风靡全国，这个年轻残疾人成为残障人士特别是孤独症人群的榜样。同他一样成为励志榜样的还有那尊"小金人"，随着皮克辗转各地，被大家触摸、传递，早已斑驳褪色，但依然是很多孩子心中的圣杯。

很多家长曾一度热衷于将自己的孩子培养成天才或神童，当然，他们只希望获得雨人那样的天赋，但不愿承受孤独症带来的痛苦。如果现在有一种发明，通过基因改造、"聪明药片"或者脑机接口技术重塑大脑以提高智力，从而实现真正的人类增强，你愿意这么做吗？

我们可以成为天才吗

虽然现有的技术仍然不可能做到直接提升智力，但科学家普遍相信，随着基因工程、干细胞和脑机接口技术的发展，提升智力、增强大脑都将不再是科幻小说里的情节。在这一领域的研究中，科学家尤其对"孤独症天才"产生了浓厚的兴趣。"雨人们"拥有着普通人难以想象的非凡能力。更为重要的是，随着对大脑探索的深入，普通人也将很快获得这种奇迹般的力量。一些科学家甚至认为，这种神秘的能力可以通过电磁场诱发。

　　并非所有的天才都是天生的，有些天才甚至是由于后天的某次事故而意外变成的。曾经有过这样一个案例，美国有个男孩在 9 岁时遭遇枪击，一颗子弹穿过了他的头颅。人们都以为他必死无疑，他的父母为此伤心不已。但奇迹发生了，男孩幸运地活了下来，子弹使他大脑的左半球大面积受损，使他右半边身体处于瘫痪状态，同时也导致他永久性聋哑。然而，真正的奇迹才刚刚开始。男孩苏醒之后，人们发现他变得与受伤之前很不相同。他开始展示出惊人的记忆力和计算能力。

　　有些人认为，也许是因为左脑受到损伤，右脑必须加倍工作，由此激发出了特殊的能力。人的右脑比左脑更具艺术性。正常情况下，左脑会限制这种能力。但如果左脑受到某种损伤，它就有可能释放出潜伏在右脑中的艺术能力，引起艺术天赋的爆发。所以，释放特殊能力的关键也许在于抑制左脑，使其不再限制右脑的自然能力。这被称为"左脑损伤，右脑补偿"。

　　这就引出了一个有趣的问题：我们可以有意识地抑制左脑某些部分的功能，从而增强右脑的活动，最终使我们获得天才般的超常能力吗？

　　事实上，已经有人实践了这个想法。曾有报道称，澳大利亚的一个科研团队利用经颅磁刺激对 11 名男性志愿者的左脑某区进行刺激后，其中两个人在单词改错和识别重复单词方面的能力得到了极大的提升。

　　对于上述结果，科学界普遍认为经颅磁刺激就像在大脑的局部注射咖啡因，但没有人知道磁场是怎样影响大脑从而诱发了某些特殊能力的。不过，这些能力与我们所期待的真正的超常能力相距甚远。而且，与电探针不同，经颅磁刺激探针仍然十分粗糙，每次都压制几百万个神经元。它的磁场不够精确，展开的范围有好几立方厘米。未来，我们也许可以用经颅磁刺激探针精确标定特殊能力所涉及的区域。一旦识别了这个区域，下一步也许就是使用高精度电探针，比如深部脑刺激术中所使用的探针，更为精确地压制这些区域。然后，只需按一下按钮，我们就能用探针"关闭"这个微小的区域，从而引出特殊能力。

　　经颅磁刺激技术目前还太粗糙，无法确定参与其中的神经元。但"脑科学计划"项目利用纳米探针和最新的扫描技术，也许能够分离出引出照相式记忆和不可思议的计算、艺术与音乐能力的准确的神经通路。这个项目会投入几十亿美元的资金，研究精神疾病和其他大脑损伤所涉及的具体神经通路。在此过程中，天才与智力能力的奥秘也可能被揭开，最后也许就可以把普通人变成天才。在过去，随机事故使这种现象出现了很多次。未来，这也许会成为一种精确的医学疗法。时间会告诉我们答案。

"遗忘"也许是最好的礼物

　　到目前为止，有一些有趣的研究成果表明，我们可以提升记忆力和智力，这主要是通过增强大脑的效率，使其本身的能力得到最大发挥来实现的。未来几十年里，我们也许可以利用基因工程、人工智能以及脑机接口技术实现真正的人类增强。这一切都需要基于不违反物理定律的前提。但如果我们实现了记忆上传、提升了智力、获得了"大脑增强"，又意味着什么呢？那时将会发生什么呢？我还是我吗？科幻电影里那些令人担忧的情景会出现吗？会像以色列知名学者尤瓦尔·诺亚·赫拉利（Yuval Noah Harari）所预言的那样，人类将走上"大分裂"的道路吗？那时的人类社会面临的或许不再是阶层分化这样的问题，人类将在生物意义上彻底分裂为两个物种，少部分人成功进化为"神人"，实现永生与幸福快乐；而绝大多数人将停留在智人进化的终点线上，彻底沦为"无用阶级"。从某种意义上说，这意味着人类的灭绝。

这无疑令人胆战心惊，但有更多的科学家不这么看。他们认为人类历史的发展过程一再证明，过去的许多技术在诞生之初的确只由权贵阶层享用，但大规模生产、竞争的出现、发达的运输以及技术本身的革新，最终使技术成本下降到普通人能够负担的水平。现在我们花费 1000 元买一张机票，两个半小时内就能从北京飞抵杭州，这是一个世纪之前的人绝不可能享受的。科技的进步和经济社会的发展，使得当今社会最底层的人都有机会过上比曾经的贵族更好的生活。电视、手机、高铁、飞机，甚至抽水马桶，任何一样东西都会让曾经的人无比羡慕。因此，技术从来没有被少数权贵所垄断，人类的智慧、善意以及市场力量本身迟早会降低技术的价格。

技术与经济社会在良性循环中发展至今。大脑增强意味着人类模拟未来的能力得到提高，这对于科学事业的发展非常重要。通常，科学会因为缺乏能够刺激新的研究路径的观点而在某个地方停滞不前。拥有模拟未来各种可能情况的能力，将会极大地提高科学突破发生的频率。而新的科学发现又将滋生新的产业，建立新的市场，创造新的就业机会，为整个社会带来财富，为人们带来新的机遇。历史上这样的例子不胜枚举，技术突破催生全新产业，造福全体社会，而非仅仅造福富人阶层。

至于人类究竟会不会彻底分裂为"神人"和"无用阶级"，多数的未来学家相信，在目前的情况下，这种担忧也许被夸大了。

也许真正的问题在于，由于现代社会的高速运转，越来越多的人在陷入焦虑的同时也在不遗余力地贩卖焦虑。焦虑的家长为了提高孩子的成绩舍得花费大价钱，他们常常忘了一件事，聪明的孩子长大以后未必能获得成功，甚至更不容易获得幸福。同样地，也有人希望提高自己的记忆力。但是我们可曾想过，有时遗忘才是真正的幸福。连续剧《小谢尔顿》（*Young Sheldon*）里，小天才谢尔顿拥有神奇的记忆能力，甚至能准确地回忆起两岁那年姥姥无意中告诉他的一份烤牛排菜谱。这种照相式记忆是一种恩赐，也是一种诅咒。人类进化出"遗忘"这种能力，也许正是上天赐予人类最好的礼物。

当有一天，我们通过脑机接口技术获得了原本不属于我们的记忆、智力与超强大脑，我们将付出什么样的代价？上天将从我们身上拿走什么？

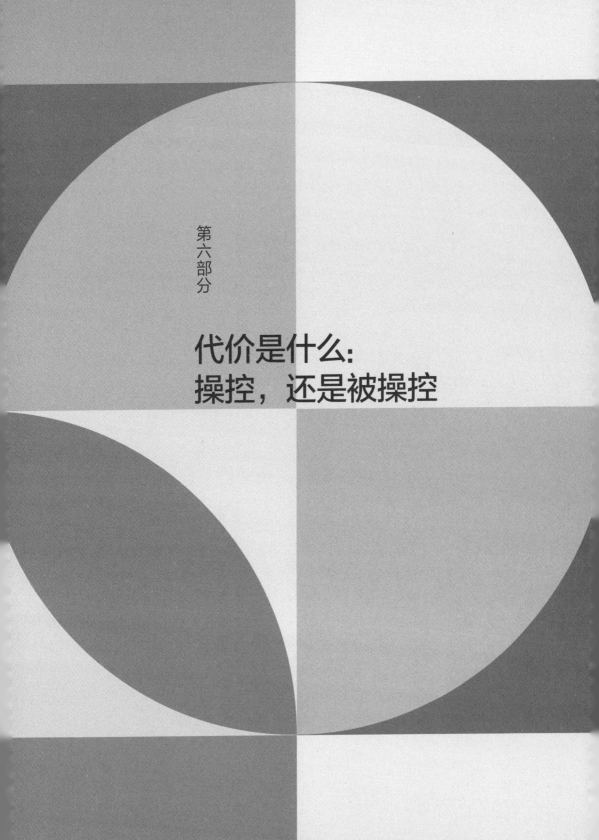

第六部分

代价是什么:
操控，还是被操控

"这是一个大脑结构的全视网，是由解析摄像机拍摄的，三百万个截面同时动态扫描。当然，我们现在看到的这个图像是经过处理的，为了便于观察，把神经元之间的距离拉大了四五个数量级，看上去就像把一个大脑蒸发成气体，不过它们之间突触连接的拓扑结构是保持原样的。"

——刘慈欣《三体》

《三体》是很多人心目中中国当代科幻小说的"封神之作"。在这部重塑了许多人的宇宙观的巨著中，刘慈欣对"大脑结构全视图"与"思想钢印"有一段非常美妙的描述，而这其实就是脑机接口的终极形式。

三体人在发现了地球的存在之后，启动了对地球的殖民计划。在三体舰队抵达地球之前，他们向地球发送了一颗"智子"，封锁了人类所有可能的科技发展通道，地球从此进入末世时代。为了应对三体危机，地球管理者决定实施"面壁计划"。其中一位"面壁者"希恩斯制定了一个最不具有直接效果的应对三体危机的战略计划：研究人脑机制，通过破解人类大脑的奥秘，提升人类实力。他发明了"思想钢印"，并说服地球管理者向人类大脑中输入"战争必胜"的信念。然而，希恩斯其实是一个隐藏得很深的逃亡主义者，他的真实意图是向太空军部分将领的大脑中植入

"战争必败"的信念。在"智子"发动对人类太空舰队的毁灭性打击时，他们驾驶飞船提前逃离。希恩斯认为，在拥有"智子"的三体文明面前，地球人的所有反抗都将是像虫子一般的无谓挣扎，保护人类最好的方式就是逃亡，为人类文明保留下最后一星火种。

我为刘慈欣无远弗届的想象力击节赞叹。

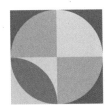

14

思想控制与自由意志

A BRIEF
HISTORY OF BRAIN-COMPUTER
INTERFACE

思想钢印，输入与植入信息

向人类的大脑中植入意念以控制思想是许多科幻作品中常见的情节。电影《盗梦空间》讲述的正是由莱昂纳多·迪卡普里奥（Leonardo DiCaprio）扮演的造梦师带领特工团队进入他人的梦境，从他人的潜意识中盗取机密，并重塑他人梦境的故事。电影中有一个非常重要的剧情：特工"盗梦人"通过不断深入做梦者的意识中，最终抵达"潜意识"的层级，然后将代表外来信息的"文件夹"放到象征着最隐秘思维和信念的"保险箱"中，最终在现实里让这个做梦者下意识地执行外部植入的理念。

这个构想在中国科幻界也有非常类似的描述。《三体》对"思想钢印"是这么解释的：当一个信息输入大脑时，通过对神经元网络的某一部分施加影响，让大脑不经思维过程就做出直接判断，相信这个信息为真。书中提到，如果这个命题与事实严重不符，比如是"水有毒"这样颠覆常识的命题，被试可能就会产生迷乱且身体映射出损伤和痛苦。而如果是一些本来就没有明确答案的、依赖于认知倾斜而建立的一些命题，比如相信人类在与宇宙文明的抗争中一定会胜利的信念，则这些信念一旦建立就会根深蒂固，绝不可能被推翻。由此可见，"思想钢印"的本质是向大脑输入信息，植入信念，以达成思想控制的目的。

　　世界上最具可塑性的就是人的思想。人类一个简单的念头就可以创造城市，甚至可以改变世界，重写游戏规则。向人脑中植入信念与思想曾是神话中才存在的能力，如今科学家让梦想照进了现实。意念植入如此，"思想钢印"更是如此。

　　值得一提的是，《盗梦空间》的"意念植入"与《三体》的"思想钢印"虽然同属"向大脑写入指令"，但二者之间的区别还是很大的。"意念植入"依据的是弗洛伊德的潜意识理论，通过梦境可以潜入一个人的意识深处，然后修改他最深处的记忆或最基本的认知，从而改变他的思想和信念。而"思想钢印"则是直接干扰大脑的神经元连接，使得所有与特定区域相关的逻辑计算的结果都显示为一个结果。也就是说，意念植入是心理学层面的，"思想钢印"是生物学层面的；"意念植入"是对"软件"进行修改，"思想钢印"是对"硬件"进行修改。

　　在神经科学领域，读取大脑信息和向大脑写入指令是最前沿的研究，也是脑机接口技术要解决的两大根本问题。其中，在如何读取大脑信息、解码大脑的活动这一点上，科学家目前进展较快。人类现有的脑机接口技术已经可以做到用意念来控制机器，如操控神经义肢、轮椅、意念打字设备等。而更前沿的脑－脑接口（因为涉及向大脑写入指令）则鲜有进展，甚至最前沿的科学家对此也知之甚少。

　　向大脑写入指令要比读取大脑信息困难得多，而"思想钢印"的本质正是前者。从理论上说，如果特定的信息与特定区域的神经元是一一对应的，那么只要用更精细的仪器找到这种对应关系，就建立了信息与神经元之间的映射；然后把想要植入人脑的信息编码成电磁信号，以此来刺激特定区域的神经元，从而完成指令的写入。这是"思想钢印"的主要理论依据，但"特定的信息与特定区域的神经元是一一对应的"这一点目前并不是定论。

长期以来，科学界比较认同的就是这种功能分区理论。他们发现，人脑具有不同的功能区域，每个区域专门负责某一类任务，如左脑与逻辑思维有关，右脑与形象思维有关。更细致的划分如某一区域负责视觉图像识别，某一区域负责语音识别，某一区域负责文字处理等。人们也根据功能分区理论推进了人工智能的发展。但特定的文字、图像信息是否与特定的神经元精确对应？这就不好说了。

神经科学的最新研究成果也对功能分区理论提出了挑战。对这一点，我们在本书第二部分有过详细的讨论。神经科学发展两百年来，局部论与分布论之争几乎从来没有停止过。有人将幼年鼬鼠的视觉神经和听觉神经分别剪断，然后交叉接合，也就是说，把它的听觉神经接到眼睛，把它的视觉神经接到耳朵上，而成年后的鼬鼠照样发展出了视觉和听觉。人脑也存在这种情况。实验显示，小婴儿在听到响声时，他的应激反应是全身的，随着年龄的增长，他的应激反应也会集中到局部。这表明，婴儿的部分神经网络是全连通的，只是随着年龄的增长和学习的积累，某些连接才自行断开，形成专用的区域。这显然不是通常意义上的代偿作用（某一功能受到损害后，其他功能会相应增强，比如视觉有缺失的人，其听觉会异常灵敏），它说明人脑是一台万能学习机，我们通常认为的大脑专用区域，完全可以用来学习毫不相关的东西。它跟功能分区理论并不冲突，但它至少表明，人脑神经网络的深层结构，远比我们所认为的复杂。

你选择红药丸，还是蓝药丸

关于"思想钢印"能否真的被制造出来还存有争议，但至少，世界上最厉害的那些专注脑机接口研究的人相信，类似这样的技术迟早有一天会变为现实。这里要讨论的是另外一个很重要的问题，即自由意志。正如我们在《三体》中看到的那样，即便希恩斯描述了诱人的前景，大家也不愿意接受思想控制。当埃隆·马斯克发布了脑机接口公司的最新成果时，一群脑洞大开的网友也发出了是否有一天我们都会变成"傀儡"的质疑。没有人愿意变成"提线木偶"，因为这践踏了人的尊严。而人的尊严在于，人的任何决定都出于自我意愿，即自由意志。

但我们如何确定我们的行动是起因于自己的意志而不是受了别人的摆布呢？我们如何确定自由意志对自身拥有最高的管理权限呢？美国哲学家希拉里·普特南（Hilary Putnam）曾在他的《理性、真理与历史》（*Reason, Truth and History*）一书中提出了一个著名的思想实验：缸中之脑。

脑机接口
实验室

我们会成为"缸中之脑"吗

这个实验假设，一个邪恶的科学家把你的大脑切下来，放进了一个盛有维持大脑存活的营养液的缸中。脑神经与一台计算机相连，科学家可以通过计算机向你的大脑传递信号，以维持一切正常的幻觉：嗅觉、味觉、触觉、身体感、运动感等。大脑产生的幻觉与你可能经历的真实生活中的各种情景并无二致。请问，你如何确定你现在不是在这种困境之中呢？

相信很多人也有过这样的经历：你做了非常真实的梦，当你还沉浸在梦的情节中时，一阵刺耳的闹铃声唤醒了你，而你一时难以适应这种虚假与真实场景之间的切换。

有人会说，真实与虚幻终究是有区别的。我要强调的是，这里所说的虚幻是找不出破绽的，它足够真实，真实到无法区分真实与虚幻，真实到无所谓真实与虚幻。请再好好想象一下，也请时刻记住这一前提。

电影《黑客帝国》再现了"缸中之脑"的设想。在遥远的未来，一台超级计算机统治了世界。人类被豢养在一个个装有营养液的器皿中，成了计算机的生物电池。为了保持生物电池的活性，人的大脑被连接到计算机程序 Matrix 中。Matrix 是一个仿真度极高的虚拟世界，而每颗大脑在这个虚拟世界中扮演着不同的角色，演绎着从生到死的人生。直到有一天，一个叫尼奥的人被告知这个无处不在的世界其实是虚假的，它只是个计算机程序。尼奥选择吞下红药丸回到了真实世界，开始了英勇的反抗，反抗的艰辛显而易见。另一个被唤醒的电池人塞佛在发现真实世界如此糟糕之后，同意放弃反抗，以换取在 Matrix 中富有的、地位显赫的生活。

当被告知一个世界为真、一个世界为假时，我们会毫不犹豫地选择前者。但请允许我改变一下措辞：在两个真实程度一样的世界中，你是选择过一种穷困潦倒的生活，还是选择过一种锦衣玉食的生活呢？

还记得《发条橙》中的亚历克斯吗？当被强行变成好人之后，他已经不再承认自己被改造过，而把行善当成了自愿选择。而我们又如何确定现在的自己没有被使用过"思想钢印"呢？进一步说，如果你现在所认为的真实，其实就是一种无法找出破绽的虚幻呢？你不是照样没有排斥它吗？

什么是真实？如果真实是指触觉、嗅觉、味觉和视觉等感官体验，那么真实也不过是神经所接受的电子信号的刺激而已。这样一来，塞佛的选择显然没有什么不对。如果真实只不过是现象性的感官体验，那么它来源于哪里又有什么关系呢？更何况，你所谓的真实，很难确保不是另一种你还未曾意识到的虚拟。

有人说，那些生活在 Matrix 中的人无法掌握自己的命运，他们经历的每一个场景都是由计算机程序决定的。因此，他们是奴隶，无论他们拥有怎样的自由，那都是幻象。

可是，被禁锢在一个毫无知觉的牢笼中，还能称得上是禁锢吗？如果你对所谓奴役毫无感觉，又怎么能算是被奴役呢？更何况，真实世界中的人所拥有的自由同样是虚幻的。你有不得不做的事，你有无能为力的事，你掌握不了自己的命运，你只能在各种限制条件中，做出有限的选择。

塞佛说："我知道这块牛排并不存在。我把它放到嘴里的时候，Matrix就会告诉我的大脑，这块牛排多汁而且美味。过了多年的苦日子，你知道我弄懂了什么吗？无知是福。"

我们鄙视这种"无知是福"的观点，但除了鄙视以外，我们并不比塞佛多拥有什么。

希恩斯的辩护词里，有一条需要单独拿出来说一下：商业广告和好莱坞文化同样是某种思想控制，既然这些可以被接受，"思想钢印"也应该被接受。由此看来，我们无时无刻不在接受着不同程度的"思想控制"。每天走出家门，地铁站、广告牌、LED屏上显示的信息都在暗示与催眠着我们；每天回到家，网络上、手机上的信息都在试图控制我们，它们像一颗颗诱人的蓝药丸等着你吞服。

嘿，你会选择红药丸，还是蓝药丸？

被操控的心智，谁来操控操控者

让我们把视线拉回到现实中来。在脑机接口的早期研究中，人们就表现出了对这种有可能把我们变成"提线木偶"的技术的本能抗拒。20世纪60年代，一位激进的西班牙神经科学家在动物和人的大脑中所做的实验，更是将这种忧惧放大到了足以令整个神经科学研究停滞不前的地步。

 ## 愤怒的公牛

20世纪60年代，在西班牙的科尔多瓦，一头愤怒的公牛被放进空荡荡的竞技场中。精心培育这种暴戾的牲畜，目的只是增强它的一种性格：对手持红色短斗篷的人充满凶残的厌恶。此刻，它的面前站着一位看起来并不强壮的男人。他手无寸铁，右手拿着红色的短斗篷，左手拿着一个长得像收音机一样的"小盒子"。这个奇怪的装置此前从未在斗牛场上出现过，它带着一根长长的天线。斗牛场的木制围栏边，还坐着一位神秘的协助者，他对斗牛场上的同伴没有表现出丝毫的担心。

愤怒的公牛盯住了挥舞着红色斗篷的人，而这位"斗牛士"不断刺激着公牛。他看起来如此镇定、自信，甚至有些超然。在旁观者眼里，他一定是疯了，必死无疑。突然，公牛开始冲锋，致命的牛角瞄准了"红斗篷"。"红斗篷"毫不畏惧地跑开，在摄像机前，他只是轻轻地按下左手拿着的那个"收音机"上的一个按钮。千钧一发之际，人们见证了奇迹的发生：就在距离"红斗篷"数米远的地方，前一秒还在全力冲刺的公牛突然停下了，如同被施了魔法一般停止了冲锋，呆呆地站在那里一动不动。"红斗篷"是如此自信，他冒着生命危险向人们展示了一个可怕的结论：他掌握了控制疯牛心灵的技术。

这位挥舞红斗篷的人正是西班牙神经学家、耶鲁大学教授何塞·德尔加多（José Delgado）博士。他是自己所处时代的领先者，在 20 世纪 60 年代就进行了一系列令人瞩目又让人不安的动物实验。在这些实验中，他把电极放入动物的大脑中，目的是控制它们的活动。为使公牛停下来，他把电极插入位于公牛大脑底部的基底神经节纹状体中（这个部位涉及运动协调），通过电刺激，诱导出动物的"运动行为抑制"状态。作为一名具有独创性的技术专家，他能够利用无线电波的频率激活事先植入公牛大脑的刺激接收器。

德尔加多有关脑电刺激的动物实验并未止步于斗牛场。他是第一位研究如何用电刺激来遏制猴子首领的侵略性行为的神经学家。这些侵略性行为会影响这只猴子以及其他猴子在社会群体中的地位。在猴群中，雄性猴子首领会通过一系列威胁性的行为，比如直视对方、露出牙齿、发出警告或摆出进攻架势，宣告自己的权力和地位。即使被关在笼子里，这种威胁性行为也能让猴子首领享有一些特权，比如拥有笼子里更大的空间，可以选择与哪只母猴交配，以及最先获得管理员提供的食物等。

脑机接口
实验室

懦弱的猴王

实验中，德尔加多将电极植入了猴王阿里的大脑中一个叫作尾状核的部位（尾状核位于杏仁核中，是与运动控制相关的脑区）。在每天的一小时中，研究人员每隔 1 分钟刺激一次阿里的大脑，每次持续 5 秒钟，结果显示阿里的侵略性大大降低了。当猴群的其他成员逐渐意识到它们的猴王变得"懦弱"的时候，地位较低的猴子发动了一场革命，它们夺取了阿里的地盘和特权，而阿里居然对眼前所发生的一切都视而不见，毫不在意，仿佛变成了一只普通的猴子。

不过，这种情况并没有持续太长时间，在研究人员停止刺激阿里大脑的 10 分钟后，它又变回了自己——恢复了极具侵略性的猴王本色，毫不犹豫地扼杀了这场"政变"，重新夺回领地，猴群中原有的秩序得以重建。阿里又再次享受到了首领应该享受的所有特权。

在接下来的一系列实验中，德尔加多决定再深入探究一下，如果低等级猴子掌握了一个特殊杠杆，它们一按这个杠杆就能触发对阿里尾状核的电刺激，那么猴群的社会结构会发生什么变化？起初，几只地位较低的猴子尝试性地按下杠杆，过了一会儿，一只名叫艾尔莎的母猴发现，每当阿里威胁它的时候，只要一按杠杆就能化险为夷。尽管艾尔莎没有成为新的首领，但它显然获得了控制阿里侵略性行为的方式，并能够将阿里的攻击性降到最低。

德尔加多是发现可以用这种方法控制动物心灵的第一人。他成了"牵线木偶"大师，控制着手中活生生的木偶。最终，他将自己的实验拓展到了人体上。他对 25 位患有严重精神疾病或神经疾病的人类被试进行了脑电刺激实验。实验发现，通过刺激人脑中的部分区域，能够诱发或者阻止一系列行为，包括复杂的运动行为、知觉以及情绪，比如攻击、亲和、欣快、温顺以及性欲等。但是他也很快意识到，这种实验存在许多缺陷，比如脑电刺激的效果非常不稳定，不仅对不同患者的脑电刺激会产生不同的效果，而且对同一患者在不同时间进行刺激，也会产生不同的效果。最终，德尔加多停止了大多数对人类被试的研究。

不出所料，整个科学界都对德尔加多博士的研究感到不安。更糟糕的是，他在 1969 年写了一本具有挑衅意味的书：《心灵的心理控制：走向心理文明社会》（ *Physical Control of the Mind: Toward a Psychocivilized Society* ）。这本神经科学领域的学术著作更是将人们的忧惧情绪推到了顶点，人们开始追问这样一个问题：如果像德尔加多一样的科学家在牵着木偶的线，那么谁来控制这些"木偶大师"呢？

这些实验很容易让人联想起科幻作家所描绘的最可怕、最糟糕的场景。不过，需要特别指出的是，德尔加多之所以会在 25 名人类被试身上进行脑电刺激的实验，其初衷绝非试图控制人们的心智，而是想要解救千百万饱受精神疾病之苦的人们。

当时，那些精神疾病患者通常都会遭遇骇人听闻的不公对待。精神病院里的医生会对表现出侵略性行为的精神分裂症患者实施一种可怕的手术：脑叶切除术。小说《飞越疯人院》中描述了这样的恐怖场景：这种手术极端残酷，像冰锥一样的手术刀从眼眶上部凿进他们的大脑，搅碎前额叶皮质。在经历了极端痛苦的手术之后，一些患者会变得沉静、放松，但其中更多的人变成了"僵尸"，他们嗜睡，对痛苦和感情毫无反应，没有任何情感。这种治疗方式在当时十分普遍，20 多年的时间里仅美国就进行了 4 万例脑叶切除手术。1949 年，这种手术的主要推广者安东尼奥·埃加斯·莫尼斯（António Egas Moniz）甚至因改进脑叶切除手术获得了诺贝尔奖。可悲的是，神经学家用了很多年的时间才发现，手术会让患者变得冷漠、死气沉沉、对痛苦及其他情感无动于衷，缺乏主动性和内驱力。德尔加多认为这样的手术太可怕了，然而，这种良好的意愿并没有让科学界的批评者放过他。大众也是指责声不断，他们开始质疑德尔加多在各个领域中的研究工作。

1974 年，就在德尔加多饱受争议的书名让他的多数技术及科学发现遭到埋没的 5 年后，他离开了美国，接受了西班牙马德里自治大学特别为他设立的职位。在那里，他继续自己的研究工作，远离神经学的主流，聚焦于用非侵入式的方法来刺激大脑。他的实验，特别是那些涉及运动行为的产生与阻断的实验，为深部脑刺激时代的到来铺平了道路。深部脑刺激被用来治疗帕金森病以及其他神经疾病。但是，在接下来的 20 年里，德尔加多的名字和传奇故事却渐渐淡出了神经学文献。

德尔加多的研究让人们同时看到了这项技术的广阔前景和危险性。人们担忧的是，一旦这项技术落入肆无忌惮的独裁者手中，那将是一件多么可怕的事情。这种情绪显然与当时的政治环境有关。那是冷战最激烈的时期，英国作家奥尔德斯·赫胥黎（Aldous Huxley）的著名小说《美丽新世界》（*Brave New World*）更加煽动了这种恐惧情绪。

美丽新世界

《美丽新世界》是 20 世纪最著名的反乌托邦经典文学之一。与乔治·奥威尔的《一九八四》、扎米亚京的《我们》并称世界三大反乌托邦小说。小说描绘的世界是一个科学技术高度发达的世界，因为没有国别之分而被称为"世界国"。在那里，整个社会被清晰地分为阿尔法、贝塔、伽马、德尔塔和埃普西隆 5 个阶层，不同的阶层享有不同的权利，从事固化的工作，进行统治或被统治。然而，这个社会运转的核心是，因为不用自然繁衍，"人"已经是科学进步的产物，而不再是真正意义上的人了。

在这部反乌托邦小说中，大型的试管婴儿工厂制造出克隆人，通过有选择地停止胎儿的氧气供应，制造出大脑受到不同程度损伤的婴儿。处于最高等级的被称为"阿尔法"，他们的大脑没有受到伤害，被培育出来管理社会。处于最低等级的被称为埃普西隆，他们遭受了严重的大脑损伤，是可替代的、顺从的劳动者。处于他们之间的人成为其他劳动者和官僚。精英阶层通过改变心灵的药物、自由性爱和不断的洗脑来控制社会，确定社会的和平、安宁与和谐。但小说提出了一个人们至今还在争论的问题：为了追求和平与社会秩序，我们愿意牺牲多少自由和基本的人性呢？当人性被机械剥夺，"人"需要接受种种安于现状的安排，从事机械化的工作与生活，那么从中获得的"幸福"是否有意义呢？

自由意志是否真的存在

正如《三体》中所揭示的那样，"思想钢印"这样的技术一旦被发明，人类就"已经走到了黑暗的门槛，会直接威胁到现代社会的基础"。

工业革命开启了人类文明现代化的进程。时至 2020 年，人们普遍相信，现代文明是建立在人类拥有自由意志的观念之上的，自由意志早已成为现代社会不可动摇的基石。然而 21 世纪的科学发现正在破坏自由主义秩序的基础，特别是神经科学的发展屡屡对此提出了挑战。聪明的大脑不得不开始思考这样一个严肃的问题：自由意志真的存在吗？

自由主义者之所以重视个人自由，是因为相信人类拥有自由意志。自由主义者认为，我们的每一个决定既不是命中注定，也不是随机的。虽然人都会受到外部力量和随机事件的影响，但到头来，人人都挥舞着自由意志的指挥棒为自己做决定。正因如此，从小到大，我们被灌输了这样一种价值观：我们要随心而为，做让自己快乐的事。是我们的自由意志让整个宇宙充满意义，他人不会知道你真正的感觉，也不可能预测你会做什么选择，所以你也不该让他人来决定你的爱和欲望。

"人类有自由意志"看起来是毋庸置疑的论断，然而生命科学的最新发现却已经使它不再成立。正如尤瓦尔·诺亚·赫拉利在其风靡全球的著作《未来简史》中所指出的那样：

自由意志与当代科学之间的矛盾，已经成了实验室里的一头大象，许多人假装专心看着显微镜和功能性磁共振成像扫描仪，而不愿面对这个问题。

18世纪，智人就像个神秘的黑匣子，我们完全不知道它的内部是如何运作的。因此，当有人拿刀把另一个人刺死，而学者想不出原因的时候，一个听起来有说服力的答案就是："因为杀人者自己做了这个选择，用自由意志选择了谋杀；也因为如此，他必须对自己犯下的罪负全责。"

到了20世纪，科学家打开了智人这个匣子，没有发现灵魂或者自由意志，只找到了基因、激素、神经元，遵守着与世界其他所有事物都相同的物理和化学法则。时至今日，如果有人伤害了另一个人，学者想问原因，那么"因为他自己做了这个选择"这个回答已经不再具有说服力了。基因学家和大脑科学家反而能提供更为详细的答案："他之所以会这么做，是因为特定基因构造让大脑出现某种电化学反应，而基因构造反映的是从古至今的进化压力及突变的结果。"

可以说，越来越多的神经科学家开始相信，自由意志并不存在。如果人的某种怪异行为（如犯罪）可以归结为大脑特定部位的缺陷，那么在科学上，这个人就不应该为其可能犯下的罪行负责。曾经有研究表明，很多（但不是全部）病态杀手的大脑都存在异常。研究人员对他们进行大脑扫描时，发现这些人在看到别人处于痛苦之中时并不会产生同情，而事实上，他们不仅不同情，反而可能从中获得快感。在看到别人遭受痛苦的影像时，他们的杏仁核和伏隔核，也就是控制快乐的中心，会被点亮。我们从中得到的结论可能是，虽然应该把这些人从社会中驱逐出去，但他们并非真的对自己的罪恶行径负有责任。他们需要帮助，而不是惩罚，因为他们的大脑有问题。在某种意义上，当他们犯罪时，他们的行为并非出于"自由意志"。

　　赫拉利也是这么看的，他相信会导致谋杀的大脑电化学反应，可能是生物预设（deterministic）、随机或两者的结合，而并非"自由"。例如，神经元之所以放电，可能是由于生物预设——只要遇到外部刺激便如此反应，也可能是由于随机事件，比如某个放射性原子忽然自发分解。但无论原因是哪种，都没有"自由意志"插手的余地。

　　"人的选择不是生物预设就是随机。"赫拉利这样认为。两者就像蛋糕一分为二，没有哪一小块属于"自由意志"。所谓的"自由意志""自由灵魂"，只存在于故事中。

　　进化论的出现则被视为对人类拥有自由意志的最大挑战。根据进化论，动物做出的所有选择（选择栖息地、食物或伴侣）都是基因密码的反映。在基因的支配下，松鼠搜集松果，营造洞穴，挑选健康且生育力强大的伴侣，本质上这跟人类追求美貌、权力、地位和财富是一样的。只不过人类搜集的"松果"变成了更多的银子、更大的房子、更好的车子、更英俊或美貌的伴侣以及更多的孩子。

　　现在，只要扫描人脑，就能在被试自己有所感觉之前，预测他们会有什么欲望、会做出什么决定。正如马斯克在 2020 年 8 月 28 号发布 Neuralink 公司的最新产品时所展示的，植入一只小猪大脑中的芯片可以捕捉并解读小猪在行走时的脑电波，研究人员通过对脑电波的解码可以准确预测小猪在行走时的动作。这场发布会令全球亿万观众目瞪口呆，但其实这并不是什么新奇的技术，早在 1985 年，加州大学旧金山分校本杰明·利伯特（Benjamin Libet）教授就在人类被试身上做过了类似的实验。简单来说，研究人员让被试盯着时钟，然后记录下自己决定移动手指的准确时间。使用脑电图扫描，可以记录下大脑做出这个决定那个刹那的准确时间。把这两个时间进行比对，研究人员惊讶地发现它们之间出现了偏差，大脑做出决定的时间实际上比人意识到这个决定早了 300 毫秒。

通过脑电波可以提前预测被试的行为，这一事实曾多次被实验证明。例如，让被试躺进一台巨大的脑部扫描设备中，双手各拿一个开关，随时可以按下其中任何一个。研究人员只要观察大脑神经活动，就能预测被试会按哪个开关，而且会比被试自己感觉到想按开关来得更早。

这些实验证明了一个看起来很荒谬的事实：大脑在人做出决定之前就已经知道这个人要做出什么决定。在人类感觉到自己要做某项决定前，大脑已经启动了指示人类决定的神经，大约提前几百毫秒到几秒。

看到这里，你还坚信自由意志真的存在吗？

脑科学的研究越深入，自由意志越没有存在的空间。神经学家普遍认同的一种观点是，人类做出决定是由大脑提前完成的，而无须意识的介入，然后大脑试图掩盖这一点。也就是说，你的大脑欺骗了你，它制造出了一个"自我"的意识，并且让你相信，所有决定都是这个"自我"有意识地做出的。

所有这些似乎都指出，作为社会基石的自由意志是虚构的，是大脑为我们编织的一个故事。那么，一个更加可怕的问题出现了：我们还是自己命运的主宰吗？抑或，所谓"自我"，这个我们视为最珍贵的东西，只是大脑操控的骗局中的一颗棋子？

好吧，假如自由意志真的不存在，那我们还能相信什么？宿命论与决定论？如果所有未来的事件都由物理规律决定好了（根据牛顿的观点，宇宙就像一个时钟，在时间开始之初就按照运动规律不停地转动。因此，所有事件都是可预测的），那么我们所有的行为也都被决定好了吗？如果未来已经提前确定，那么我们所思、所想、所爱、所恨、所追求的一切和所舍弃的一切究竟还有什么意义呢？

如果生物确实没有自由意志，那就意味着只要使用脑机接口或者借助药物、基因工程技术等直接对大脑进行刺激，就能操纵甚至控制人的欲望。

赫拉利介绍了美国科学家在机器生化鼠实验室里所做的研究：

> 这里的机器生化鼠其实就是一般实验用的大鼠，但有一点不同：科学家在大鼠脑中掌管感觉和奖励的区域植入电极，于是能够遥控这只大鼠。只要稍加训练，研究人员不仅能控制大鼠左转或右转，还能让大鼠爬梯子、用嗅觉探查垃圾堆，以及做些大鼠通常不爱做的事情，例如从很高的地方一跃而下。军方和民间企业都对机器生化鼠很感兴趣，觉得它们在许多任务和情境中都能派上用场，比如寻找倒塌建筑物下的受困幸存者，找出炸弹和暗杀装置，或探明地下隧道和洞穴的路线。

对人类被试的实验显示，人也会像大鼠一样被操纵。美国军方早已开始实验在人脑中植入计算机芯片，希望能够治疗患上创伤后应激障碍的士兵。这种疗法并非万无一失，但有部分案例显示，那些一直折磨着他们的空虚和黑暗，就像变魔术一样消失得无影无踪。曾有一位患者抱怨症状在术后几个月复发，让他整个人陷入严重抑郁。经过检查，医生发现了问题的根源：计算机的电池没电了，一换电池，患者的抑郁就又烟消云散了。

截至目前，在大脑本身还是个谜的前提下，所有这些试图操控人们心智的方法都不太稳定，且无法预测。有时它们可以引起幻觉和依附感，但它们无法完全抹去人的记忆，无法使人变得更为顺从，也无法让人违背自己的意志去行动。各个政府、研究机构还会在这方面继续尝试，但所有方法都无法控制人的行为。

脑机接口的出现与进展足以引发人们的担忧和争议。放入大脑中的植入物可以帮助我们更好地与这个世界沟通，但它也可以改写我们的愿望，控制我们的肌肉，强迫我们从事不愿意做的工作。德尔加多博士控制斗牛和猴王的实验虽然粗糙，但它证明了只要对大脑运动区域施加电流，就可以颠覆我们有意识的思想，控制肌肉，进而控制行为。德尔加多只是用到了几根探针而已，将来，随着神经科学的发展和脑机接口技术的飞跃，大量用电子开关就能控制行为的技术也会出现，那时，我们该怎么办？

也许我们将变成实验室里那些快乐的大鼠，即使你认为自己依旧是你的思想、意识与身体的主人，你是在追求愉悦与幸福，而且你所做的任何事情并没有违背自己的意志。而实际上，向你的大脑施加的电脉冲依旧只是大脑的骗局，你的身体只是一个名副其实的"提线木偶"，你成了真正的"缸中之脑"。

理论上，这样的"噩梦"在将来的确可能发生。

也许在现阶段讨论这个问题有点为时尚早。脑科学家、神经学家、生物学家和脑机接口研究人员或多或少会将其视为一种"杞人忧天"的话题。他们觉得这项技术还处在萌芽期，人们还不知道它会怎样作用于人类行为，因此有足够的时间监控它的发展，将来人们可以在法律、技术等各个层面设置安全措施以确保其不被滥用。科学家始终相信，这项技术能够给那些受困于精神疾病的人们带来希望，这项技术对人类社会带来的真正影响在于解放心灵，而不是奴役心灵。

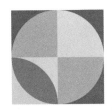

15

脑机接口
与未来"脑控权"战争

A BRIEF
HISTORY OF BRAIN-COMPUTER
INTERFACE

脑机"黑科技"的实现，终将解放大脑的未来

美国国防部高级研究计划局是全球最早关注脑机接口技术的机构。在得到了巨额资金后，美国国防部高级研究计划局迅速启动了脑机接口技术的相关项目。当提及这一技术可能运用的领域时，该机构前官员迈克尔·戈德布拉特（Michael Goldblatt）进一步扩展了人们想象力的边界。他说："想象一下，如果战士能通过思维进行交流……想象中的生物武器袭击就成了微不足道的威胁。再静静地设想一下，假如学习变得和吃饭一样简单，而身体受损部位的切除变得和开车去买快餐那样方便……尽管这些事情听起来显得不切实际，或许你并不认为它们真的会发生，但对它们的研究都是防务科学办公室（美国国防部高级研究计划局的一个部门）的日常工作。"

美国国防部高级研究计划局创建初期，搞清楚计算机能否与大脑有更紧密的连接就是它的一个重点关注领域。2002 年，美国国防部高级研究计划局正式创建了脑机接口项目。同年 8 月，杜克大学正式宣布尼科莱利斯被美国国防部高级研究计划局选中担任脑机接口项目的首席研究员，由美国国防部高级研究计划局拨款建立杜克大学尼科莱利斯实验室。尼科莱利斯受命领导包括纽约州立大学、佛罗里达大学、马萨诸塞大学和达拉斯 Plexon 公司的联合科研网络，并努力建立多学科联合中心。项目的目的是"在脑信号控

制机器,以及增强或延伸人类能力方面,开创前所未有的新技术时代"。这其中既包括基础的人类用脑控义肢、对肿瘤等其他脑区疾病的分析映射,也包括神经控制机器人在远程搜索和探险救援方面的应用。

当时美国正处于对外战争中,很多士兵在打仗时失去了胳膊,他们需要用新的技术来取代钩状假肢这种在美国南北战争期间就开始使用的设备。美国国防部高级研究计划局投资脑机接口技术的初衷,是让四肢受伤的士兵恢复运动能力,而不是(至少在一开始不是)让士兵成为超级战士。美国国防部高级研究计划局安排该项目总监参观了沃尔特·里德国家军事医学中心,见到了那些失去部分肢体的士兵。项目总监被这些士兵的故事所感动,承诺为新的项目增加 100 万美元投入,于是有了著名的"革新假肢"计划。戈德布拉特相信,总有一天,历史学家会得出这样的结论:美国国防部高级研究计划局的早期遗产是促进人类的进步。戈德布拉特说,当谈及人类进步的意义时,那句知名的口号——"发挥你的无限潜能"似乎有了新的含义。

或许,戈德布拉特会在美国国防部高级研究计划局如此拼命地推动人类增强项目并非偶然,因为与此同时他的女儿正经受着脑中风的折磨,只能在轮椅上度日。尽管疾病使得她的行动十分迟缓,一直需要外力支撑,但坚强的她始终勇敢地面对种种挫折。她的梦想是走进大学校园,将来开一家自己的公司。或许在未来的某一天,戈德布拉特所致力的科技不仅能帮助他女儿摆脱轮椅,还能让她超越梦想。

2002 年和 2007 年,尼科莱利斯两次获得美国国防部高级研究计划局颁发的持续卓越研究奖(Sustained Excellence by a Performer)。时任美国国防部高级研究计划局主任的安东尼·J. 特瑟(Anthony J. Tether)在表彰函里写道:

> 尼科莱利斯博士完成了重大技术突破以支持美国国防部高级研

究计划局技术项目。

尼科莱利斯博士的工作推动了对脑与行动控制的关系的理解，激发了思维控制义肢设备的创新可能。他的成就为科学家提供了解码脑部行动信号，以使机械手臂运动控制能够全面实现直接脑控的技术。

在他的努力下，美国国防部高级研究计划局得以启动制造全功能义肢的项目，极大地提高了那些在服务我们国家的过程中受到创伤的服役人员的生活质量。

美国国防部高级研究计划局荣幸地向尼科莱利斯博士颁发持续卓越研究奖。

尼科莱利斯的研究为美国国防部、美国国防部高级研究计划局、美国国家卫生研究院等机构在脑机接口的研究上创立了最主要的理论体系，并留下了难以计数的宝贵原始数据。直到今天，美国官方和军方的脑机项目仍然在挖掘和使用他的数据积淀。前文所述的 2006 年美国国防部高级研究计划局开展的"革新假肢"项目正是直接受益于尼科莱利斯的研究成果。

2014 年尼科莱利斯在巴西世界杯上为脑机接口技术的应用树立了一座新的里程碑，此后随着其他国家科技发展的加快和国际形势的变化，美国一些军方部门开始延展该类技术的军事应用。

从飞行"菜鸟"到专业驾驶员

前文提到的简·舒尔曼是一位成功的美国女商人，同时也是两个孩子的母亲。1996 年，她因脊髓小脑性共济失调症的遗传疾病开始丧失对肢体的控制，到 2003 年，她的颈部以下躯体已经全部瘫痪。她在 2012 年选择作为美国国防部高级研究计划局的志愿者参与到"革新假肢"计划中。科学家将电极装置植入她的左侧运动皮层，帮助她控制右侧的机械手臂。得益于尼科莱利斯为美国国防部高级研究计划局留下的丰厚积淀，机械手臂的设计非常成功。舒尔曼只用了一周时间就学会了微调运动和在三维立体层面移动手臂。到了 2012 年 12 月，她已经可以操作机械手臂掌握方块、椎体和球，就好像正常人的肢体能做到的那样。在一个著名的展示场景中，她轻松地控制机械手臂进食黑巧克力。更令研究人员惊奇的是，她的脑部同样产生了改变，她能利用左侧植入电极的运动皮层同时控制左右两边的运动，而一般人只能利用左边运动皮层控制右边肌肉，用右边运动皮层控制左边肌肉。

2015 年，美国国防部高级研究计划局开展了一项实验，舒尔曼的脑信号被导入专业飞行模拟机。驾驶员一般都会用两只手来操作飞行，而舒尔曼能用的只有她的大脑。结果令人惊奇，虽然是第一次上机，但这位意志和心灵极为坚定的女士不仅能用她的思想操作单引擎的塞斯纳模拟飞机，还能操作军方最先进的 F35 隐身战斗机（见图 15-1）。当时的美国国防部高级研究计划局主任阿拉蒂·普拉巴卡尔（Arati Prabhakar）在全球顶级信息安全会议之一——第 24 届 USENIX 安全大会上发布了这一消息，并表示这让她无比震惊，因为舒尔曼并不是专业驾驶员，而且在此之前也没有接受过任何飞行培训。

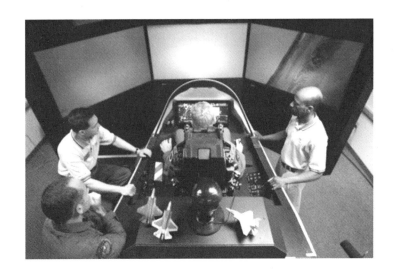

图 15-1　舒尔曼通过脑机接口控制 F35 战斗机

注：关于舒尔曼通过脑机接口控制 F35 战斗机实验的唯一公开的图片，她正操控模拟战斗机进行大角度侧转。

资料来源：美国国防部高级研究计划局。

美国国防部高级研究计划局在公开信息中解释说，相关实验的主要目的是发明出更好的假肢，并让伤残退伍军人获得更高的生活质量和独立性。他们称，虽然舒尔曼操纵了飞机，但飞机的飞行轨迹是生涩的，且其横向和垂直运动均不可准确预测，这种不好预测的移动对于需要精确飞行控制以规避敌方探测和攻击的军事行动而言不切实际。但无论美国国防部高级研究计划局的真正动机如何，舒尔曼作为一位完全的飞行"菜鸟"已经完成了一般飞行学员需要成百上千小时的学习和训练才能达到的成果，这证明了脑机接口技术的巨大实用前景。普拉巴卡尔承认："我们现在可以看到从身体局限中解放大脑的未来。"

抢占多维空间"制脑权",迈向新边疆

美军在脑机接口领域的开拓和应用远超常人的认知。立方全球防务公司(Cubic Global Defense)就是一个非常典型的例子。这个公司为美国、英国等全球多个国家军队提供通过脑机接口进行辅助和强化训练的系统。公司首席研究员、前美国国防部高级研究计划局脑机接口科学家埃米·克鲁泽(Amy Kruse)解释:"经过系统训练,射手们会进入非常集中、镇静且投入的状态,他们已经可以'随心所欲'了。"正如漫威电影中的"美国队长"那样,士兵的技巧、心态和判断力都与他们的战时表现息息相关。让士兵枪法更准,迅速进入专注的精神状态,并且在危机情况下更能迅速精准地做出生死攸关的决策,事后还能够快速从战斗创伤或战争心理影响中恢复,这些正是美军试图打造"超级士兵"所做努力的一部分。

而在外部层面,随着人工智能技术的不断成熟,美军越来越重视无人装备的使用,同时认为人机协同作战将使部队规模大幅缩减、作战节奏大幅加快、集群作战大幅增加,分布式部署、集中式杀伤将成为常态,这意味着作战人员需强化战场态势感知能力。为此,美国军方提出,要加强对认知科学理论、人机交互技术等的应用。前美国国防部副部长罗伯特·O. 沃克(Robert O. Work)强调人机协作、自主武器、机器辅助决策等是未来争夺作战优势的重要领域,而脑机接口技术被美军认为是提升人机协作能力的关键。兰德公司 2020 年为美军提供的报告显示,随着脑机接口技术的日益成熟,未来各类军事装备的操控、信息技术的交互,将因"人机直连"而变得简便、高效。以美国国防部高级研究计划局为首的美军高新技术研发机构加大了在脑机接口技术领域的投入,试图以此增强士兵在战场环境中的感知能力与学习能力,抢占多维空间"制脑权"。对大脑秘密的争夺与功能开发已经成为未来战场中影响战略均衡和战术优势的"新边疆"。

2016 年，美国国防部高级研究计划局启动"神经工程系统设计"项目，开发可植入的高带宽传输神经接口，涉及神经科学、低功耗电子器件、光子学、医疗器械包装与制造、系统工程、数学、计算机科学，以及无线通信等综合领域。2017 年，美国国防部高级研究计划局启动"有针对性的神经塑性培训"计划，探索脑机接口和神经刺激技术对人类学习能力和技巧掌握的正向强化。2018 年年初，美国国防部同时启动多个脑机接口项目，主要针对高分辨率的脑机接口开发，以帮助恢复感官能力，特别是恢复视觉和语言方面的能力。同年 6 月，美国国家卫生研究院发布美国"脑科学计划 2.0"新路线图，确定了争夺脑科学制高点的下一阶段国家目标。同年 11 月，美国商务部工业和安全局将脑机接口列入国家重点尖端技术管制领域。同月，美国国防部高级研究计划局发布"下一代非侵入式神经技术"项目，公开指出其旨在研发"高性能和双向的，能够为各种国家安全领域（如无人驾驶飞机和主动网络防御系统）所用，或是在执行复杂军事任务期间与计算机进行多任务配合的相关脑机接口技术"。美国国防部高级研究计划局意图集中全国主要研发力量开发实用的、无创或微创的、具备足够通量和精度的、可普及的脑机接口系统，将计算机的速度和处理能力与人类适应复杂情况的能力结合起来，实现士兵的"超脑"和脑控能力，让士兵在未来战场与人工智能、半自主与自主武器装备交互组合。

至今，美国各个军种和兵种都已经开始了各种脑机接口的应用尝试：感官修复或增强，机械义肢和外骨骼，神经疾病或思维情绪的辅助调整，脑电辅助学习，作战技巧和决策能力的强化等。脑机接口的军事化已经成为一个不容否认的发展方向。在人工智能真正完全实现以前，这种人与机器相互配合、相互依存的作战方式很可能在不久的将来成为现实（见图 15-2、图 15-3 和图 15-4）。

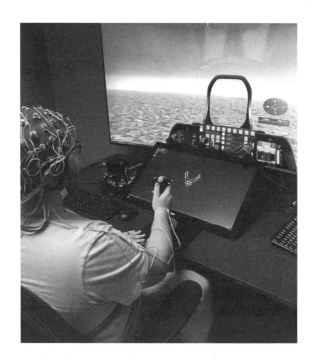

图 15-2 脑机接口飞行模拟器训练

资料来源:《陆军技术》(*Army Technology*)杂志。

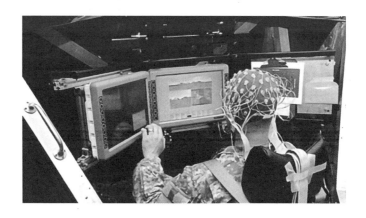

图 15-3 在美国国防部高级研究计划局支持下进行的脑机接口军事应用实验

资料来源:《陆军技术》(*Army Technology*)杂志。

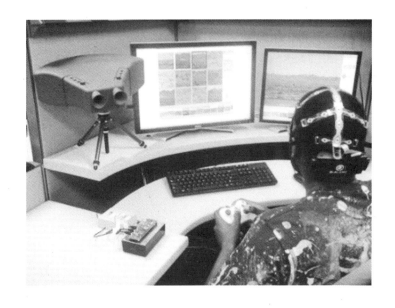

图 15-4　美国海军在对认知技术威胁警告系统进行测试

注：基于脑机接口的 CT2WS 用于感官数据分析并就直接或被动的威胁对前线步兵发出提醒，这是美国军方打造的高效网络中心战的一环。

资料来源：美国国防部高级研究计划局及美国有线电视新闻网。

美国空军大学经过近一年的审订，于 2020 年 7 月发布了《脑机接口技术的机遇和含义》报告，在对未来脑机接口应用的描述中指出：早在 2017 年，空军试点学校就将便携式脑电图等设备添加至 F16 战斗机座舱，以监控飞行员心率和心率百分比。2018 年，空军试验了在高工作量岗位部署基于非侵入式脑机接口生物传感器的"实验与风险计算系统"。在接下来的 5 年内，空军将把非侵入式传感器集成到驾驶舱，以便对飞行员的生理和认知（视觉和触觉）状态进行测量，改善情境感知，并减少飞行风险；同时还将利用已经存在 50 余年的经颅直流电刺激技术提升作战技能，包括对飞行员认知能力和身体能力的增强。空军研究实验室在 2018 年的项目表明，该技术显著提高了参与者的信息处理能力。

　　在接下来的 5 至 20 年内，美国空军和国防部预期将侵入式脑机微芯片投入使用，强化快速学习、远程飞机控制试点和靶向神经调节等功能，并通过芯片跟踪和脑波检测的形式建立真正的人机组合。借助舒尔曼实验的经验，空军积极探索用心灵控制任何的"机器人过程自动化"，包括后方操作员对远程无人机以及作战飞行员对其"忠诚僚机"无人战机的控制和互动效率。另外，借由美国国防部高级研究计划局有针对性的神经塑性培训计划，空军也在参与推动利用非侵入式脑机接口降低成本与培训时间的培训方案。美国空军还对通过脑机接口训练"动物战士"怀有兴趣，他们在第二次世界大战期间就尝试过用鸽子和蝙蝠进行侦察、搜救、爆炸物搜索或特种轰炸，现代科学家也已经成功地在小鼠大脑中对其思维和动机进行编码，而美国国防部高级研究计划局已经在 2017 年实验了使用脑机接口，以人的意念控制蜻蜓的装备。

　　作为美国国防部高级研究计划局和美国国家卫生研究院所支持的脑机接口首席研究员，尼科莱利斯在不同场合对其技术成果和数据被用于军事表示了激烈的、公开的反对，他拒绝了官方的后续资助并离开了政府科研序列，从此只潜心于自己的医学研究和临床应用，直到 2019 年才在美国国家卫生研究院院长柯林斯的力邀下返回华盛顿特区，在美国国家卫生研究院总部进行了关于脑机接口康复治疗最新成果的讲座。

　　鉴于尼科莱利斯的卓越成就和他对神经科学伦理的主张，他被美国著名的《外交政策》（*Foreign Policy*）杂志评选为"2015 年度全球百大思想家"。《外交政策》的系列专访"这是你的大脑，这是你作为武器的大脑——尖端的神经技术可以消除创伤记忆并读懂人们的想法，它们也可能成为 21 世纪的下一个战场"中的一篇文章写道：

　　　　尼科莱利斯毕生的工作——对脑机接口的构想，被武器化了，
　　这让他很痛苦。他说："过去 20 年来，我一直在尝试做一些可能对

理解大脑智力有益处并最终对临床有益的事情。"

然而事实是,伴随着脑机接口技术临床应用的不断发展,神经控制武器的出现已成定局。那些将是什么样的武器,何时会出现,都还有待观察。

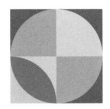

16

我们仍是自己命运的主宰

在本章的开头，我想把之前提出的那个令人不安的问题再深入探讨一下——自由意志是否存在？在这种思考中，你将对你自己，以及你身处的这个宇宙，生出一点别样的体悟来。

量子时刻，一只既死又活的猫

生命科学，特别是神经学的发展，让我们对大脑的认知走向光明。乐观者相信，虽然这只是漫长征途中的开端，但我们离终点总归更近了一步。然而另外一些人始终认为，人类不可能真正理解意识的奥秘。在他们看来，意识是比原子、分子和神经元细胞更为基本的存在，意识是一种基本实体，意识决定了真实世界的属性，物质世界则来源于它。为了证明这一观点，他们援引了被许多人视为科学史上最令人费解的内容——量子理论。即便到了今天，人们在这个问题上也没有达成共识，诺贝尔奖获得者们也有着不同的看法，这甚至关系到对真实和思想的本质的理解。

曾几何时，"意识"是被科学拒之门外、避之不及的东西。而如今，量子力学作为一项在 20 世纪被最精密地证实了的自然科学，却揭示出：在自然科学的研究中，不但规避不了意识，而且它可能反而是最基础的因素。

　　对于量子力学，非专业人士可能会觉得很神秘，实际上它一点儿也不神秘。20 世纪有大量的科技成就和社会发展都是跟量子理论有关的，正是这个领域的研究成果使激光、磁共振成像扫描、核能、半导体、手机、计算机等的应用成为可能，而在此基础之上才有了整个世界经济的跨越式发展。

　　尽管过去 100 多年来，人类物质进步的每一个重大环节都跟量子力学有关，但至今为止并没有人能够真正理解它。我这里所说的"没有人能够理解"，指的并不是像我这样的人，而是说连量子力学的创始人都不能理解。

　　在量子力学的创始人中，有两个人进行了一系列著名争论，对物理学发展产生了重要影响，因而被载入史册。他们就是爱因斯坦和尼尔斯·亨利克·戴维·玻尔（Niels Henrik David Bohr），他们一辈子都在争论量子力学的问题。为此，这两个世界上最聪明的大脑之间展开了一场旷古烁今的"世纪大辩论"，结果还是无解。玻尔说过："如果谁说他懂了量子力学，那他一定没有真的搞懂。"

　　那么，量子力学最不好懂的是什么问题呢？

　　100 多年前，物理学家在实验室里发现，电子的行为有时像粒子，在云室中留下清晰的运动轨迹；有时又接近波，在通过微小孔洞时会出现波状干涉图形，就像池水表面的波动一样。电子这种点粒子怎么会有两种不同的行为表现呢？它们怎么会既表现出波动性，又表现出粒子性呢？这个问题让物理学家们困惑不已，他们每个人都试图解答这个疑问，但所提出的理论均不能很好地解释实际观察到的结果。奥地利物理学家薛定谔也加入他们的阵营之中，他的名字你们一定不陌生，量子力学史上最著名与最重要的一个思想实验"薛定谔的猫"就是他提出来的。

　　我们先不说猫，先说薛定谔在解释电子波动性这个问题上所取得的成就。1925 年，薛定谔提出了著名的波动方程——薛定谔方程，这是历史上最重要的方程之一，一经提出便引起了轰动。为什么这个方程这么重要呢？不仅因为它准确地描述了电子的波动性，解释了氢原子的奇特属性，更神奇的是，物理学家发现这个方程可以应用于所有原子，能够解释元素周期表中的多数特征。似乎所有化学现象（也包括所有生物学现象），都仅仅是这个波动方程的解而已。一些物理学家甚至宣称，整个宇宙，包括所有恒星、行星以及我们人类，都只是这个方程的一个解。

薛定谔因此获得了 1933 年的诺贝尔物理学奖，但这个方程依然不能完美解释上文那个顽固的难题：如果电子的特征能够用波动方程来解释，那么发生波动的是什么呢？

1927 年，沃纳·卡尔·海森堡（Werner kart Heisenberg）提出了一个新原理，这使得物理学界发生了分裂。海森堡著名的"不确定性原理"认为，我们不能准确地测定一个电子的位置和动量。这种不确定性并非源自测量设备的粗糙，而是物理学本身的内在属性，"即使是上帝或者其他神灵也不清楚一个电子的准确位置和动量"。所以，薛定谔的波动方程事实上只是描述了找到电子的概率。科学家努力了几千年，要把偶然性和概率从理论中剔除出去，但现在，海森堡却由一个"后门"又把这些概念带回来了。

海森堡的发现终于对电子既表现出波动性，又表现出粒子性的奇怪现象做出了一个有史以来最完美的解释：电子是一个点粒子，但标定它的概率却由波动性决定。这种波动性符合薛定谔方程，又引发了不确定性原理。

由此，物理学界发生了一场有史以来最大的分裂。上文说到，作为量子力学创始人的爱因斯坦和玻尔，代表了两大阵营。玻尔的麾下集中了海森堡这样的量子物理学家以及多数原子物理学家，他们欣然接受了这种新的理论。在这种极其怪异的理论的指导下，量子物理学家出尽了风头，诺贝尔奖一次又一次地颁发给他们。尽管连玻尔都承认，他们当中没有人真正明白量子力学究竟是怎么回事，但这不妨碍他们在对物质属性的认识方面做出突破性的发现。甚至有人说：量子力学成了像烹饪书一样的东西，要做出重要的贡献，你不必成为物理学大师，只要按照量子力学给出的"食谱"，就能做出令人惊叹的突破。

站在另一方的是以爱因斯坦为精神领袖的"古典派"，其中一员悍将便是薛定谔。有趣的是，薛定谔的本意是想批驳量子物理学家所标榜的量子力学的态叠加。他认为，一个东西怎么可能既存在这个状态又存在那个状态，就像一个人怎么可能同时出现在客厅和卧室一样，毫无疑问这是极其荒谬的。因此他提出了那个让他获得诺贝尔奖的"薛定谔方程"。结果你们都看到了，他不仅没能打败对手，反而将枪杆子交到了对方手里。据说后来他不止一次地抱怨说，如果他知道自己的方程会把概率引入物理学，他一开始就不会建立这样的方程。

由此，物理学家开始了长达半个世纪的争论，直至今天这个争论仍在继续。爱因斯坦宣称："上帝不会与世界掷骰子。"而玻尔这样回答："别置喙上帝应该做什么。"

懊恼不已的薛定谔不甘心就这样认输。为了报"一箭之仇"并且摧毁量子物理学家那些"荒谬"的理论，1935 年，薛定谔又提出了物理学上最著名也是最重要的思想实验——"薛定谔的猫"。

脑机接口
实验室

处在生死之间的猫

现在我们来看看"薛定谔的猫"到底是什么：把一只猫放进一个

封闭的盒子里，然后把这个盒子接到一个装置上，这个装置包含了一块铀和毒气设施。铀原子本身不稳定，有 50% 的概率发生衰变，衰变的时候就会发射出一个粒子来。这个粒子一发射出来就会触发毒气设施，毒气一释放就会杀死这只猫。注意，这是一个思想实验，大脑是你的实验室，你可以在大脑中重复这个实验。

如何来描述这只猫呢？根据量子力学的态叠加原理，在没有被观察的时候，原子核是处于已经衰变和没有衰变的叠加状态，就是说，它既可能衰变了又可能没有衰变，它是这两种状态的叠加。盒子里的铀原子具有波动性，它有 50% 的概率衰变，也有 50% 的概率不衰变，所以，要把两个波叠加起来：如果铀发生了衰变，那么猫死去，这用一个波来描述；如果铀未发生衰变，那么猫活着，这用另一个波来描述。要描述这只猫，就要把"一只死猫"的波和"一只活猫"的波叠加起来，也就是说，猫也处于这种既死又活的叠加状态。

这就意味着，在任何一个未发生观察的时刻，猫的状态是既可能活着，也可能死了，这只猫似乎生活在阴阳两界，处在生和死之间，是一个描述死猫的波和一个描述活猫的波的总和。

一只既死又活的猫，这可能吗？

多么诡异的悖论啊！

这就是问题的核心，在物理学的世界里已经回响了将近一个世纪。怎么解决这个悖论呢？

量子物理学家是这样解释的：要确定猫的状态，必须打开盒子，进行测量。这只猫的波，即"一只死猫"和"一只活猫"的波的叠加，此时会"坍缩"为一个波，这样，我们就知道这只猫究竟是活着还是死了。也就是说，观察本身决定了这只猫的存在及其状态，是测量的过程使两个波神奇地化解为一个单一的波。

这就是由玻尔和海森堡提出的最原始的哥本哈根解释，这个解释在过去的几十年中被全世界的教科书广泛采纳。

在日常生活中，大家都不承认有这种状态。但是量子力学的态叠加原理讲的就是：在你观察之前，猫就是处于既死又活的状态。量子物理学家对此很确定，他们认为这是毫无疑问的。如果没有揭开盖子，没有观察，那"薛定谔的猫"的状态是死与活的叠加，这只猫永远处于既死又活的叠加态。

但这与我们的逻辑思维相违背，怎么可能既死又活同时存在呢？大多数人都不能想象这种状态，于是大家就把这个实验进一步讨论下去。

1963 年获得诺贝尔物理学奖的尤金·保罗·维格纳（Eugene Paul Wigner）想了一个新的办法，他说："我让一个朋友戴着防毒面具也和猫一起待在房间里，我躲在门外。对我来说，这猫是死是活我不知道，猫是既死又活的状态，但事后我问在毒气室里头戴防毒面具的朋友猫是死是活，朋友的回答肯定是，猫要么是死，要么是活，不会说是半死不活的。"

这个实验被称为"维格纳的朋友"[①]，它说明了什么呢？一个人和猫一起待在盒子里，人有意识，意识一旦包含到量子力学的系统中去，它的波函数就坍缩了，猫就变成要么是死，要么是活的一种确定状态，而不再是模糊状态了。

———————————————

① "薛定谔的猫"的延伸版本。该思想实验首次发表于维格纳的文章"Remarks on the Mind-Body Question"。——编者注

维格纳总结到，当朋友的意识被包含在整个系统中的时候，叠加态就不适用了。即使他本人在门外，箱子里的波函数还是因为朋友的观测而不断地被触动，因此只有"活猫"或者"死猫"两个纯态的可能。

因此，维格纳认为，意识可以作用于外部世界，测量使波函数坍缩这一点与意识有关是不足为奇的。

这个实验的另一个玄妙之处在于，对他的朋友，也就是第二个观察者进行观察也是必要的，只有这样，所有的波才能坍缩。但我们怎样确定第二个观察者也活着呢？这就需要把他纳入更大的波函数才能确定，这一切可以无限地持续下去。由于我们需要无限多个"朋友"来坍缩之前的波函数，从而确定他们都活着，这是否意味着存在某种形式的"宇宙意识"，或者说"上帝"？将这个称谓换成"佛祖"或"玉皇大帝"也同样适用。维格纳总结道："如果不提及意识，就不可能得出完全相容的量子理论定律。"在生命的最后时刻，他甚至对印度六派哲学中的吠檀多哲学①产生了兴趣。

在这种理论中，"上帝"或者某种永恒的意识会观察我们所有人，使我们的波函数坍缩，这样我们就能确定自己活着。这就意味着意识是宇宙中的基本实体，处于比原子还要基本的地位。物质世界可能不断变化，而意识总是一种定义性的元素，即意识在某种意义上创造了真实。

目前，维格纳的这个理论已经是量子力学界的共识了。量子力学的基础就是：从不确定的状态变成确定的状态，一定要有意识参与，物质世界离不开意识，意识促成了物质世界从不确定性到确定性的转移。这是量子物理学的一个重大理论共识。

---

① 其核心是净心、获智、舍弃一切行为、智成。——编者注

这也是从量子力学中获得的最诡异的结论：意识是能够改变客观世界的。意识通过波函数坍缩使不确定状态变成确定的状态，由此改变客观世界。

自然科学总是自诩最客观、最不能容忍主观意识的，现在量子力学发展到这个地步，竟然揭示出人类的主观意识是客观物质世界的基础。

对量子物理学家的理论，爱因斯坦派是无论如何不能认同的。自然科学诞生以来，意识就是被科学拒之门外、唯恐避之不及的东西。我们这代人都知道一句老话叫作"科学研究的是不以人的意志为转移的客观规律"。科学家们努力了几个世纪，就是为了把愚昧的"唯心主义"剔除出去，而这些"落后的观点"竟认为，如果没有意识在观察，物体根本不会存在，只有心灵是真实的。正如《坛经》所云："时有风吹幡动。一僧曰风动，一僧曰幡动。议论不已。惠能进曰：'非风动，非幡动，仁者心动。'"不是风吹幡动，一切的一切只是心在动，爱因斯坦派认为这样的观点简直是不值一驳的。自英国著名物理学家牛顿以后，几代物理学家毕生的才华与心血都投入到了对"客观真实性"理论的验证上，他们认为宇宙的存在是唯一的、确定的，与人类的观察无关。这也是如今我们多数人的常识性观点。

但量子力学又把一种新的"唯心主义"重新引入物理学中，量子物理学家在某种程度上证明了"非风动，非幡动，仁者心动"这种智慧。这对于爱因斯坦而言是无法接受的，他会问到访的客人："月亮的存在是因为有一只老鼠在看它吗？"而对于一个量子物理学家，在某种意义上，这个问题的答案可能是"是的"。

说到这里，我们有必要讲讲"量子意识"这一理论。

量子意识，将意识解释为量子状态

量子意识理论认为，经典力学无法完整解释意识，意识是一种量子力学现象，如量子纠缠和叠加作用。大脑中存在海量的处于量子纠缠态的电子，意识正是从这些电子的波函数的周期性坍缩中产生。这一假说在解释大脑功能方面占有重要地位，形成了解释意识现象的基础。

意识的来源一直是科学未能触及的神秘与未知之地。在当代科学中，最令人头疼的是"量子力学"的出现，其中对单量子事件和量子测量的理解是最违背人们的常识的。尽管有很多解释想要铺平这条道路，却总是顾了这头就顾不了那头。而这些量子现象主要的难点在于，难以将主观和客观严格分辨，比如对波函数塌缩这一现象，科学家就难以找到根由。

意识的许多性质与之相似，因此，量子力学似乎能够解释意识。比如，谁也不承认自己的念头完全是由周围环境决定的，都认为是自己起的，这就与量子测量很相似，因为推断这个念头是自己的一种反省，而量子测量中，将测量信息反馈到量子系统中会使其恢复非测量状态。意识很玄妙，量子态也是。量子意识就是将意识解释为量子状态。

这些解释看起来违背常识，却已被物理学家引用了100年之久。我想，这其中最深刻的含义就在于：最终我们仍是自己命运的主宰。

它与粗暴的个人主义者的设想并不一样，这些人认为"我命由我不由天"，他们的命运完全由自己作主。我们的大脑受成千上万个无意识因素的影响，这些因素会使我们提前倾向于某种选择，即使我们认为那是自己做出的选择。但这并不意味着我们是电影中的演员，按照命运早已写好的剧本在演一场叫作"人生"的大戏。我相信，这部电影的结尾还没有写就，我们的每一步选择都将成为命运的路标，到头来，我们仍是自己命运的主宰。

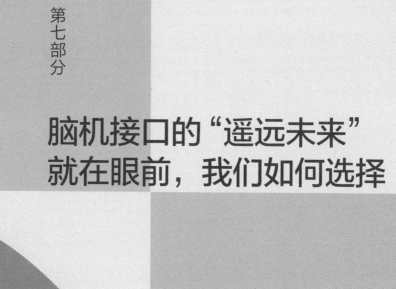

第七部分

脑机接口的"遥远未来"
就在眼前，我们如何选择

"我们正站在变革的边缘，而这次变革将和人类的出现一般意义重大。"

——弗诺·文奇（Vernor Vinge）

为了让你更直观地理解出自美国著名科幻作家文奇的这句话的含义，请允许我借用全球知名博主蒂姆·厄本（Tim Urban）那篇火爆全网的科普作品《为什么霍金、比尔·盖茨这些大佬们让我们警惕人工智能？》开篇里的两幅漫画，它们对我的大脑造成的冲击简直太大了。在没有大脑网络的当下，我只能通过这样的方式分享给你，希望你能接收到我官能体验的1%。

如果你站在这里，你会是什么感觉？

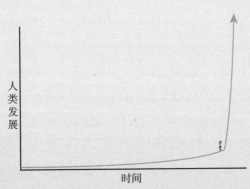

资料来源：*waitbutwhy.com*

这看上去非常刺激吧？但是你要记住，当你真的站在图中的时间点的时候，你看不到曲线的右边，因为你是看不到未来的，所以你真实的感觉大概是稀松平常的。

是的，遥远的未来就在眼前。霍金、比尔·盖茨和埃隆·马斯克等"世界上最聪明的大脑"对人类的未来深感忧虑，而他们的忧虑（或者说恐惧）的源头不是别的，正是即将到来的人工智能爆炸时代。正是由于对人工智能的警惕与对人类未来的忧虑，在命运的转折点上，马斯克选择了站在脑机接口这一边。这是他创办 Neuralink 公司的初衷，也是他最终想要做成的事情。在即将到来的人机大战中，人类打败这个不可能战胜的对手的唯一希望就是成为它，而脑机接口技术，将成为人机大融合的终极手段。

这就是最后的最后，我们为什么需要从人工智能的角度来看待脑机接口这项技术的原因。它们都建立在脑科学、神经工程学的基础之上，它们诞生于同一个时间点，它们共同经历了几起几落的发展历程，它们最终同我们一起走到了人类命运的转折点。永生，还是灭亡？这是一个近在咫尺的问题。

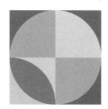

17

为什么我们要警惕人工智能

A BRIEF
HISTORY OF BRAIN-COMPUTER
INTERFACE

若想真正回答这个问题，而不是像科幻作家那样为了戏剧张力选择牺牲掉一部分严谨的科学规律，也许就要从"人工智能是什么"开始说起。

人工智能是什么

什么是人工智能？为什么我们要警惕它？它最终会进化出意识吗？它会有感情吗？它真的会像电影《我，机器人》里的人工智能一样为了保护人类而囚禁甚至消灭人类吗？

不知从什么时候起，人工智能变成了一种流行文化，人人都在议论它，从政府官员、创业者、科学家、黑客组织，到"科学小白"的网络写手、自媒体编辑和看琼瑶剧长大的网剧编剧。虽然我们当中没有几个大脑能真正理解人工智能这一概念，但这并不妨碍我们谈论它。我们每个人都有自己的意见，但我们中没有一个人能把它说清楚。这些话题都很有趣，只是都很大，很容易变成空对空的议论。

举个例子，一提起人工智能，你首先想到的是什么？

是机器人、《我，机器人》，还是《机械姬》（*Ex Machina*）？

是美国 IBM 公司的沃森，还是打败李世石的 AlphaGo？

又或者是正在跟你聊天的 Siri？

　　人工智能是个很宽泛的话题。从你手中的智能手机到即将出现的无人驾驶汽车，再到未来可能改变世界的重大变革，人工智能可以用来描述很多东西。因此我们常常会陷入自媒体上传播的碎片内容中，对这个概念不是越辩越明，而是越来越疑惑。

　　人工智能其实并不神秘，也并不遥远，我们每天都在使用它，只是我们当中的许多人没有意识到而已。

　　为了利于我们接下来的讨论，我将借用诸多科技界"大咖"对人工智能的分类，将其分为"弱人工智能""强人工智能"和"超级智能"。

◑　弱人工智能，单一的人工智能

弱人工智能是擅长单个方面的人工智能。就拿能战胜象棋世界冠军的人工智能来说，它只会下象棋，你要是问它如何更好地在硬盘上存储数据，它就不知道怎么回答你了。

◑　强人工智能，与人类比肩的人工智能

强人工智能是指在各方面都能和人类比肩的人工智能，人类能干的脑力活它都能干。创造强人工智能比创造弱人工智能难得多，我们现在还做不到。特拉华大学的心理学教授琳达·高德弗里森（Linda Gottfredson）把智能定义为"一种宽泛的心理能力，能

够进行思考、计划、解决问题、形成抽象思维、理解复杂理念、快速学习和从经验中学习等操作"。强人工智能在进行这些操作时应该和人类一样得心应手。

◑ 超级智能，比最聪明的人都聪明的人工智能

牛津大学哲学教授、知名人工智能思想家尼克·波斯特洛姆（Nick Bostrom）把超级智能定义为"在几乎所有领域都比最聪明的人类大脑聪明很多的智能，具备科学创新、通识和社交技能"。超级智能可以是各方面都比人类强一点儿，也可以是各方面都比人类强亿万倍。这正是人工智能这个话题如此火热的缘由，也正是永生和灭绝这两个词会在所有涉及人工智能的讨论中多次出现的原因。

我们现在的世界其实还处于弱人工智能的应用阶段。

当你打开手机，用导航软件导航、跟 Siri 聊天、阅读新闻类 App 为你"定制"的信息、接收购物 App 为你推荐的商品，这些的背后其实都是弱人工智能。当你坐上汽车，车里从制动防抱死系统到控制汽油注入参数的计算机系统，都有弱人工智能系统的影子。也许有一天你还会坐上无人驾驶汽车，那里面包含的弱人工智能系统就更多了。

弱人工智能"选手"早就包揽了跳棋、象棋、拼字棋、双陆棋等各种棋类比赛的世界冠军，直到 2016 年打败九段棋手李世石的 AlphaGo 横空出世，这些"选手"算是集齐了棋类游戏的大满贯头衔。AlphaGo 简直是一个传说，在打败李世石之后，它又以"大师"为名与中日韩数十位围棋高手进行快棋对决，连续 60 局无一败绩。2017 年 5 月，在中国乌镇围棋峰会上，它与排名世界第一的中国棋手柯洁对战，以 3 比 0 的总比分获胜。围棋界公认 AlphaGo 的棋力已经超过人类职业围棋顶尖水平。并且，它的进步还没有停止，2017

年 10 月，DeepMind 团队发布了最强版 AlphaGo，代号 AlphaGo Zero。

弱人工智能不仅充斥于你的日常生活中，在那些你看不见的地方，它们发挥的作用也超乎想象。乘坐飞机时，登机口的安排，航班出港次序，行李能否被准确无误地送上飞机，这些事情的背后都是弱人工智能。在医学、军事、制造、金融等领域，人工智能更是有着广泛的应用，比如帮助医生诊断疾病的系统，还有著名的 IBM 公司的沃森，它不仅存储了大量事实数据，还能理解主持人的问题，在竞猜节目《危险边缘》中能够战胜最厉害的参赛者。弱人工智能的存在已经相当普遍，只不过你通常不会意识到。只有当它们偶尔出错时，比如引起停电、核电站故障、金融市场崩盘等时，你才会惊讶地发现，原来这些系统的背后是它们！

可见，这些弱人工智能的存在不仅没有威胁到我们的生存，还给我们的生活带来了无尽的便利和好处，那么，当强人工智能到来时，情况会发生什么样的变化呢？强人工智能又将在何时到来呢？

从弱人工智能到强人工智能

全世界最先进的人工智能实验室都正在做一件事情，那就是从弱人工智能到强人工智能的进化。

但是，这很难！

这简直太难了！

这简直太太太难了！

重要的事情说三遍。

但，为什么会这么难？不就是从弱到强吗？

先看看我们现在所处的位置：人类目前制造出的"最强"的弱人工智能的代表是 AlphaGo。虽然它已经升级为 AlphaGo Zero，但本质上还只是一个在围棋上一骑绝尘的专一的人工智能。

AlphaGo 的出现掀起了一波人工智能的热潮，它也是这一波人工智能热潮中最具典型性的技术集成。它的胜利是人工智能的胜利，但它目前面对的困境也是所有人工智能的瓶颈。

我们都知道 AlphaGo 很厉害，但它到底厉害在哪里呢？这是我们首先应该探讨的问题。知道了它厉害的地方，再了解它的弱点，以及下一步升级为强人工智能所要克服的困难，这样就能大概明白科学家正在做的这件事情有多不容易了。

在大众的眼中，AlphaGo 之所以厉害，是因为它以压倒性的优势打败了所有最顶尖的围棋选手，从此有多少少年在面对围棋这门古老又高雅的运动时不禁要迟疑一下："人类已经无法战胜 AlphaGo 了，那我们还学围棋干什么？"但在那些关心人类命运与未来的聪明的大脑看来，它的厉害之处并不在于它有多么会下围棋。当然，围棋毫无疑问是一项需要很高智慧的游戏，可能是人类最费脑力的高级智力游戏之一，但如果只是一个围棋冠军，AlphaGo 在世界范围内并不会引起这么大的热潮，毕竟在它出现之前，弱人工智能早就包揽了除围棋之外的所有棋类比赛的世界冠军。它的师兄"深蓝"当年击败国际象棋大师加里·卡斯帕罗夫（Garry Kasparov）时都不曾引起这么大的轰动。那么我们不禁要问：AlphaGo 到底有什么不一样？它究竟厉害在哪里？

AlphaGo 的厉害之处在于，它能够自己学习。

在 AlphaGo 出现之前，人类制造人工智能的程序通常是这样的：先研究出一些方法和学问，用机器语言教它们，它们很快就会上手，而且在有些领域做得比人类更好。而对 AlphaGo，人类并没有教给它下棋的套路，没有给它设定目标，也没有告诉它游戏规则是什么样的，只是丢给它一堆棋谱，让它自己观察，自己学习。琢磨了一阵子之后，它就开始跟自己对弈，然后再出来跟人类高手过招。刚开始时它错漏百出，但它进步极快，转眼间就无师自通地学会了下棋。不仅学会了，它还横扫棋坛，打遍天下无敌手。李世石在败北之后遗憾地说，它的棋路跟所有的人类棋手都不一样。对此，科幻作家郝景芳有个绝妙的比喻：就好像一个人被丢在荒山野岭，无人问津，出山的时候却成了绝世高手。

这就是 AlphaGo 问鼎武林的秘籍：深度学习。

至于什么是深度学习，有兴趣的朋友可以跟着我继续深入了解。

◖◗ 深度学习，拥有点石成金的力量

机器学习并不是什么新鲜事物。在人工智能诞生之初，人类就试图让机器自己学习，但受限于算法和当时的计算速度，机器学习一直没能发展起来，甚至一度受到冷遇。

"深度学习"的前身其实是早已存在的"神经网络学习"，在 AlphaGo 把它发扬光大之前，"神经网络学习"坐了很长一段时间的冷板凳，甚至被某些"学界大牛"认为是没有前途的算法。

那么，"神经网络学习"是什么算法？"深度学习"又是怎样将其点石成金的？

● 神经网络学习，模拟人脑神经网络的学习、判断和决策能力

顾名思义，这个算法是效仿人类大脑的神经网络建成的。AlphaGo 的算法，本质上就是机器在模拟人脑神经网络的学习、判断和决策能力。

神经网络是一种"民主投票"的算法。人类大脑的神经网络大致是这样工作的：一个神经元同时与很多个神经元相连接，这也就意味着它会同时接收到来自很多个神经元的信号，一个刺激信号相当于赞成票（计正值），一个抑制信号相当于反对票（计负值），如果某个神经元收到的赞成票和反对票的总和大于某个阈值，就算是通过了，然后这个神经元会发出一个信号，传递到下一个神经元。刺激信号就这样一路传递下去，直到"高层"做出决策。"神经网络学习"正是模拟了大脑的这种投票机制，它可以让信号在整个神经网络里传播，这比单路信号分析复杂很多，也智能很多。

"深度学习"是"深度多层神经网络学习"的简称。深度指的是层次的多少，一层套一层的神经网络构成完整算法的深度。层与层之间的关系大致是这样：每层神经网络分析的精细程度不同，底层分析细节，上层做出判断。将一个整体任务分解成无数个细节，当将这些细节进行输入时，底层神经网络就会开始分析基础细节，然后将分析结果传给上一层网络，上一层网络综合之后再将结果传给更上一层的网络，顶层网络综合层层传来的结果，最后做出判断。这种多层判断本身是在效仿真实人类的大脑。人类大脑就是由一层层神经网络组成的，每一层网络识别信号，再将处理结果传递到上面一层。只不过人类大脑皮质的神经网络层次大约有 6 层，而"深度学习"网络可以有上百层。

换句话说，"深度学习"就是把从前的"神经网络"叠了多层。

就只是这样吗？仅仅通过把"神经网络"叠了多层，就把冷板凳上的替补队员打造成了最炙手可热的明星球员？

当然不是这么简单。"深度学习"在AlphaGo身上的成功，很大程度上得益于大数据发展的东风。事实上，这可能是这一轮人工智能热潮最重要的推动因素。

数据在深度学习过程中至关重要，是训练机器智能的沃土。在对弈李世石之前，AlphaGo用半年的时间集中模仿学习了3000万步人类围棋大师的走法，并从自我对弈中积累胜负经验。没有了数据，AlphaGo就没有了对战的机会，而没有足够多的对战，它就根本无法成为高手。

另外，当今计算机的计算能力也绝非几十年前可比。芯片的成长速度呈指数级增长，价格则一路下跌，由游戏应用发展壮大的图形处理器大大补充了从前中央处理器引擎的计算能力，使得人工智能的计算能力更强大。AlphaGo战胜李世石的时候启用了1920个中央处理器和280个图形处理器阵列运算，一秒就能自我对弈数百盘。

于是，在算力和大数据的加持下，升级的"深度学习"算法如虎添翼，能够从海量数据中找到高超的战术规律，以人类无法看懂的方式战胜人类。

在AlphaGo的启发下，人们把很多大数据扔给机器，用多层神经网络进行"深度学习"，结果发现机器在很多领域的能力都有了突飞猛进的提高。图像识别的正确率赶上了人类；语音识别也过关了；把科学文献作为数据，短时间就能学习几十万份最新文献。无论是金融、电力、能源、零售还是法律等行业，"深度学习"都能从大数据中学到优化行为的做法。人工智能的应用，能让这些领域变得高效、便捷、自动化。

目前，研发 AlphaGo 的团队、谷歌旗下的 DeepMind 公司已与英国国家医疗服务体系合作，与眼科医院共同开发一套用于早期识别视觉疾病的机器学习系统，通过对眼球扫描图像的分析，发现糖尿病视网膜病变、老年性黄斑病变的早期症状。国内云知声、科大讯飞公司运用深度学习算法，开发了语音识别系统，在北京市的部分三甲医院应用，可通过语音录入病例，节省了医生的大量时间。第四范式公司利用深度学习算法，为银行开发了风控模型。还有诸多巨头公司都在开发人工智能的"对话机器人"，如微软的"小娜"、谷歌的"Allo"、苹果的"Siri"、百度的"小度"等，都是深度学习算法的成功应用案例。

其实除了深度学习，AlphaGo 的另一门绝技叫作"强化学习"。"强化学习"是什么呢？简单点说，就是"无序尝试，定向鼓励"。这种强化学习使得计算机能够像人一样完全通过自主学习来掌握一项技能，通过自我对弈、左右互搏来提升自身的下棋能力。在 AlphaGo 的最初版本中，其进行自我对弈的时候已经用到了强化学习。随机尝试和正反馈能使行为很快集中到特定的目标上。

正是依靠着这些"秘籍"，AlphaGo Zero 仅用 3 天时间就战胜了它的前身，即所有老版本的 AlphaGo。

与 AlphaGo 相比，AlphaGo Zero 有以下 3 点显著的进步。

- 第一，其学习的数据全部来自机器自身，而非人类。AlphaGo 的创造者认为，最好的训练数据不是来自人类的，而是来自 AlphaGo 自己，它可以利用其强大的搜索能力生成数据，让下一代的 AlphaGo 学习。由于数据优质、算法高效，AlphaGo Zero 计算量仅为对阵李世石时的10%。

- 第二，由多机运行升级为单机运行，更便于应用。AlphaGo 的初代版本使用了谷歌云上的 50 个人工智能学习专用处理器，使用多台计算机运行。仅仅过去一年时间，它只需要使用 4 个学习专用处理器，单台计算机即可运行。

- 第三，强化学习的重要性进一步凸显，机器自我决策能力大大提高。强化学习的算法更接近人类的思维模式，强化学习的本质是实现"自动决策"。机器会在没有任何指导、标签的情况下尝试行为，得到一个结果，并判断其是对是错，再由此调整之前的行为，通过不断调整，最终学会人没有教给它的事情。

如果机器学习这么厉害，人工智能什么都能学会，那是不是很快它就会取代人类了？当然不是。对于有些人类认为很困难的事，包括 AlphaGo 在内的人工智能却觉得很简单，而人类认为很简单的问题，人工智能却觉得很困难。

为了让人工智能读懂 6 岁小朋友的图画书中的文字，理解那个小故事，谷歌花了几十亿美元在开发，还没开发出来。一些我们觉得十分困难的事情，比如解微积分、分析金融市场策略、翻译等，对于计算机来说都太简单了。而另一些我们觉得容易的事情，像分辨猫和狗、看图说话等这些 6 岁孩子都能轻易完成的任务，对计算机来说简直太难了！

人工智能已经在几乎所有需要思考和计算的领域超过了人类，但是在那些人类和其他动物不需要思考就能完成的事情上，它们还差得很远。

你应该能很快意识到，那些对我们来说很简单的事情，其实很复杂。它们只是看上去很简单，因为它们已经在动物进化的过程中经历了几亿年的优化了。当你拿一件东西的时候，你肩膀、手肘、手腕里的肌肉、肌腱和骨头，瞬间就进行了一组复杂的物理运作，这一切还配合着你眼睛的运作，使得你的手能在三维空间中进行直线运作。对你来说这一切轻而易举，因为在你脑中负责处理这些的"软件"已经很完美了。

同样，大数相乘、下棋等，对于生物来说是很新的技能，我们还没有几亿年的时间来进化这些能力，所以计算机很轻易地就击败了我们。试想一下，如果让你写一个程序，是一个能做大数相乘的程序难写，还是一个能够识别用千千万万种字体和笔迹书写的英文字母的程序难写？

何况，直到现在，我们谈的还是静态不变的信息。要想达到人类级别的智能，强人工智能要理解更高深的东西，比如微小的脸部表情变化、开心、放松、满足、满意、高兴这些情绪之间的区别，以及"为什么李白的诗是好诗，而乾隆皇帝的诗就一言难尽了"这样的问题……想想就很难吧？

人工智能和人类智能的差距

我们先来看图 17-1，你能毫不费力地看出这是一块很有质感的石头，也许你还能进一步联想到，这也许是一块铁矿石或者来自外太空的陨石，你的大脑在你毫无察觉的情况下就完成了整个过程。这是一件连儿童都能轻易办到的事情，然而在机器人眼里，这个图片却只有黑白灰。这是因为，至少有两个基本问题困扰着人工智能：图形识别和常识。

我们最好的人工智能还只能识别出像杯子或球这样简单的物体。机器人的眼睛也许比人眼更能看清细节，但机器人的大脑无法识别出自己看到的是什么。如果你将机器人置于一条陌生而繁忙的大街上，它马上就会迷失方向，然后迷路。出于这个原因，图形识别，比如识别物体的技术的进展比先前预计的要慢得多。

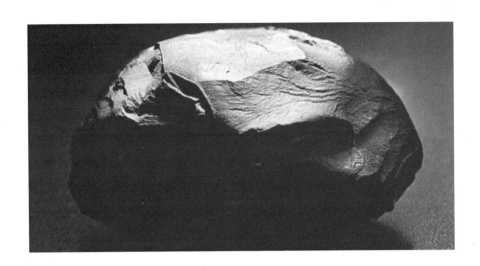

图 17-1　一块石头

要"看见"一个东西，计算机要做上万亿次运算，把看到的物体分解为像素、线条、圆圈、方块和三角形，然后将这些图形与现有数据库中存储的成千上万个图像比对。例如图 17-1 这张图片，在计算机眼里就是灰度不同的明暗色块的拼接和毫无规律可循的线条。除非在数据库中找到匹配的图形，提示它们这是一块石头，否则它们就无法轻松地认出石头的基本特征。

再举个例子，即使计算机能够将这块石头与数据中的图像进行成功比对，也会由于微小的偏转（比如把石头翻个面），或视角发生改变（比如从另外一个角度观看石头）而再度陷入迷惑。而我们依旧能轻松地认出，这不还是那块石头吗？人类的大脑能自动考虑不同的角度和变化，也许它在潜意识中已经进行了上万亿次运算，但整个过程在我们还没意识到的情况下就完成了。

"如果你把引火柴和木头堆在壁炉里，然后往里面扔几根点燃的火柴，接下来会发生什么？"

当然是生火啦！

如果是当今世界上最厉害的人工智能——它写出的文章流畅度惊人，连最专业的报刊编辑都分辨不出竟是出自一个非人类之手，那么，对于如此简单的问题，它会给出什么样的答案呢？

它第一次给出的回答是："呕吐。"再一次尝试后，它的回答是："会开启一个坐满了人的互联网中继聊天频道。"这哪里是人工智能，简直是"人工智障"嘛。

这是一次真实的测试。GPT-2 就是这个人工智能写手，这个具有 15 亿参数的通用语言模型曾引起轰动，成为第一个被《经济学人》采访的人工智能，《纽约客》还专门为它做了一篇新闻特写。

然而，以批判人工智能炒作而闻名的人工智能研究人员盖瑞·马库斯（Gary Marcus）[①] 对 GPT-2 所呈现出来的"优秀"不以为然。他决定对 GPT-2 进行一次突击测试，结果就出现了上述令人捧腹的结果。

这样的结果虽然有点尴尬，但一点都不令人意外。常识，这种利用对世界的基本知识进行自然而然的推理的能力，几十年来一直都是人工智能领域难以逾越的大山之一。GPT-2 或许在语言模仿上实现了比较大的突破性进展，但是显而易见，它缺乏基本常识。任何一个情境的解读都需要大量常识作为背景信息，因为缺乏常识，所以人工智能无法理解有关物理世界和生物世界的简单事实。

---

① 盖瑞·马库斯是新硅谷机器人创业公司 Robust. AI 的首席执行官兼创始人。其著作《如何创造可信的 AI》正是马库斯对他关于人工智能观点的最佳总结。该书的中文简体字版已由湛庐引进，由浙江教育出版社于 2020 年出版。——编者注

常识包含我们习以为常的知识总和，包含我们对整个环境和经济系统的理解。这些理解都太平常了，因此我们称之为常识。人工智能目前还没有这些常识，它并不知道一瓶酒摆在超市里和公园里有什么差别，也不知道超市买东西的惯例流程。从语法上说，从超市拿酒和从公园拿酒都是符合语法的表达，但我们知道，其中一个合理，另一个不合理。

你也许会说，这是因为机器缺少生活经验，输入经验就可以了。我们这一次当然可以给机器输入引火柴是什么、木头堆是什么、壁炉的功能、火柴的作用这些知识以及丢火柴这个动作。但等好不容易输入了所有的信息，我们会发现下一句话涉及大量有关火柴引燃引火柴和木堆的反应的知识，依然要手动输入。到了最后，关于整个世界的无数知识碎片，我们都需要输入，而如何调用又成了问题。没有一个方程式能够确认"潮湿天气让人不舒服"和"妈妈比女儿年长"之类的对于人类而言不言而喻的事实。我们在把这类信息转译为数理逻辑方面取得了一些成绩，但要完全转录一个6岁儿童的常识将需要上百万行计算机代码，正如伏尔泰曾经说的："常识并不平常。"

"常识"经常被认为是区别人工智能和人的重要分野。"常识"是把各个门类的信息汇集到一起，形成广泛知识背景网的能力。这种能力我们人人都有，因而并不觉得稀奇，然而机器没有，我们才知道其可贵。

为什么机器难以具有常识？原因有多重，目前人们仍在尝试去理解。直接原因是，机器缺少物理世界的生活经验，它所处理的是人类的二手信息，对于周围的物理世界没有真实接触，不知道什么是可能的、什么是不可能的。

除了缺乏直接的物理世界的经验，更核心的原因可能是人工智能目前还缺少建立"世界模型"的综合能力，更谈不上能够对未来进行真实的模拟。虽然对其中一些能力可以进行编程模拟，但仍有成百上千个对于人类大脑来说非常自然地就能理解的细节，人工智能无法理解。

人类拥有"完形"认知的心理能力，能让我们把碎片信息编制完整。这是一种高度统合的能力，我们能把躯体的感官统合起来，共同构成对世界的感觉。同样，人对从各个方面得到的碎片知识也有一种统合的能力，大脑会把碎片粘贴起来，把碎片之间的部分补齐，以期构成一个完整的知识世界。

事实上，人的"完形"并不只是"拼凑"碎片信息，而是建立一个模型，然后用模型来理解碎片信息。"完形"是把信息连接成可以理解的情境，中间有大片空白需要我们"脑补"。我们能从验证码的碎点图片中看出连贯的字母，而计算机程序却做不到。我们能把没有关系的人连接在同一个故事里，只需要想象一两重关系，就能组成复杂的"阴谋论"，而这些在现有的人工智能看起来都是天方夜谭。

即便人工智能在未来能够把各个学科的相关知识都学完，建构起"世界知识体系"，在理解情境相关的问题时，它们也仍将面临如何调用正确信息的问题。比如，当一个人对另一个人生气时，观察者应该从他们环境和背景的海量信息中调用哪些知识，来理解他生气的理由？

换句话说，人工智能没有办法读懂人类的情感和意图，它们不具备理解他人的能力。当你对 Siri 说"我不开心"，也许"她"会回应你"多喝点热水或者听听歌吧"，但"她"所做的只是智能对应。当听到人类说出某个句子，"她"会在语料库中寻找、识别、匹配最合适的句子进行回应。"她"并不能真正理解开心是什么、不开心是什么，如果你想让"她"帮你分析一下你不开心的原因，推测不开心之后的做法，那就更做不到了。因此，你永远不能把 Siri 当成真正的朋友，因为"她"不懂你的心。

情感和目标：为什么情感这么重要

我们看到，人类意识是不同的能力经过几百万年进化构成的并不完善的拼凑物。如果拥有了关于物理世界和社会的知识，人工智能也可能生成与我们相同的，或者在某些方面超过我们的世界模型，但它们所形成的"硅意识"在两个关键领域也许会与我们不同：情感和目标。

过去，许多人工智能研究人员忽略了情感问题，认为它只是一个次要的问题。他们的目标是制造一个有逻辑、有理性的人工智能，而不是情感纷乱并受情感驱使的机器人。

现在越来越多的人开始认识到，情感可能是人类意识的关键。现代神经学研究发现，当负责理性思维的大脑前额叶与例如边缘系统的情感中枢之间的连接发生损坏时，人们就不能进行价值判断。即使进行最简单的决策，诸如买什么东西，什么时候约会，用什么颜色的笔等，他们也会陷入困境，因为每件事对他们来说都具有相同的价值。因此，情感并不是什么无关紧要的东西，它有着绝对的重要性。没有情感，我们就无法确定什么是重要的而什么不是。所以，情感现在不再居于人工智能研究的边缘，而是占据了它的中心地位。

举个例子，当遇到大火时，人工智能可能会首先抢救计算机中的资料，而不是抢救人，因为它的程序可能会认为有价值的文件不能复制，而人总是有替代者的。所以，关键的一点是，人工智能的程序需要判断什么是重要的和什么是不重要的，而情感正是大脑用来快速确定这一点的捷径。这正是人工智能所缺乏的，它们并没有建立起这样一种价值体系：人的生命比其他东西更重要，在紧急事件中应该让孩子先走，价格低的物体有时比价格高的物体更有价值等。因为人工智能并非天生就具有价值判断能力，所以必须给它上传一张庞大的价值判断清单。

然而，情感会带来一种不能忽视的副产品：不理性。例如，人类几乎无法控制情感，因为情感来得非常快，也因为它产生于人类大脑的边缘系统，而非前额叶皮质。此外，人类情感经常带有偏见。无数的事实证明，我们倾向于高估那些长得好看的人的能力，也就是说，"颜值即正义"是有其科学基础的。俊男美女在社会中总是比普通人拥有更多的机会，虽然他们的能力不一定比其他人强。这也是"美丽经济"蒸蒸日上的原动力。

人工智能与人类意识也许始终将存在本质上的区别。

也有一些人认为，人工智能应该拥有情感，这样我们才能与它们建立情感上的联系，并与它们进行有益的互动。为达成这一目标，人工智能首先要能够识别出所有的人类情感。它们可以通过分析细微的面部运动，如眉毛、眼睑、嘴唇、脸颊等部位的运动，识别出人的情感状态。这一点并不困难，为此科学家在实验室中已经做出不少有价值的尝试，比如制造"情感机器人"。

◖● 情感机器人，它会"理解"你以及你的情感

让我们来认识一下机器人 NAO。

它与一个一岁的男孩没什么两样，只不过它是机器人，而且是这个世界上最先进的情感机器人之一。NAO 的身高大概到你的膝盖，外形可爱，是由英国哈特福德大学的科学家制造的，这项研究得到了欧盟的资助。

NAO 具有开心、悲伤、恐惧、兴奋和骄傲等情感，它能回应你的感情。首先，它会观察你的表情并进行识别。其次，它可以观察你的活动。例如，它会跟踪你的目光，判断出你正在看什么。然

后，它会建立与你的联系，学习怎样对你的动作、手势等肢体语言进行回应。例如，如果你对它微笑或拍拍它的头，它就知道这是一种积极的信号，因为它的大脑具有神经网络，可以在与人类的互动中进行学习。最后，随着与你互动的深入，它还会越发深入地理解你的心情，你们之间的情感纽带也会变得越来越牢固。

NAO 是一个有个性的人工智能，事实上，它能同时表现出几种个性。由于它能在与人类的互动中进行学习，而每次互动都是独一无二的，最终它会表现出不同的个性。例如，其中一种个性可能是十分独立、不需要人类的关心，另一种个性可能是非常胆小、总是需要人的关心。

虽然很难预测未来，但人类对情感的需求也许是永恒的，所以情感机器人从一开始就备受关注。

日本已经形成举国研究"感性工学"的热潮。1996 年，日本文部省就以国家重点基金的方式开始支持"情感信息的信息学、心理学研究"的重大研究课题，参加该项目的有十几个大学和研究单位，主要目的是把情感信息的研究从心理学角度过渡到实现心理学、信息科学等相关学科的交叉融合。日本感性工学全国大会每年都会召开。与此同时，一向注重经济利益的日本，在感性工学产业化方面取得了很大成功。日本各大公司竞相开发、研究、生产了所谓的个人机器人产品系列，其中以索尼公司为典型代表，它已经生产了 6 万只 AIBO 机器狗、QRIO 型和 SDR-4X 型情感机器人，获益近 10 亿美元。日本新开发的情感机器人"小 IF"，可从对方的声音中发现感情的微妙变化，然后通过控制表情的变化在对话时表达喜怒哀乐，还能通过对话模仿对方的性格和癖好。

美国麻省理工学院展开了对"情感计算"的研究；IBM 公司开始实施"蓝眼计划"和开发"情感鼠标"。2008 年 4 月，美国麻省理工学院的科学家展示了他们最新开发出的情感机器人"Nexi"。该机器人不仅能理解人的语言，还能够对不同语言做出相应的喜怒哀乐的反应，甚至能够通过转动眼球和睁眼闭眼、皱眉、张嘴、打手势等形式表达其丰富的情感。它的眼睛中装备有电荷耦合器件摄像机，这使得机器人在看到与它交流的人之后就会立即确定房间的亮度并观察与其交流者的表情变化。

欧洲国家也在积极研究处理情感信息的技术，如表情识别、情感信息测量、可穿戴计算等。小男孩 NAO 就是他们的杰作。

目前，人类对情感机器人的研发还停留在弱人工智能阶段，这类情感机器人所拥有的并非真正的情感，而只是给情感编程，然后写入它们的程序。

也许未来，你可以拥有自己的人工智能伴侣，你可以跟它说话，跟它谈情说爱，甚至可以对它发脾气，向它怒吼。它能够理解你，理解你的情感。但显然，这一点要在强人工智能时代到来之后才有可能实现。

我是谁，我在做什么

我们已经讨论了弱人工智能面临的各种问题。如果不涉及情感方面，机器学习纯理性知识总是无比强大的吧？但我们会看到，即便在纯理性知识方面，目前的机器学习也不是完美无缺的，其缺陷之一就是"元认知"问题。

目前，即便是下棋天下无敌的 AlphaGo，也有着明显的局限：第一，它说不出自己在做什么。AlphaGo 没有对自我的观察。它不知道自己正在下围棋，只是根据输入的数据计算胜利的路径，而至于是什么游戏的胜利，它并不清楚也不关心，胜利了也不会高兴。第二，它说不出自己为什么这么做。

AlphaGo 的"深度学习"目前是一种"黑箱学习"。人们给它输入数据,它做出输出,可是它不知道中间发生了什么。人们觉得它奇招百出,不知道为什么非常神秘,而它也说不出自己是如何思考的。

从某种程度上说,人工智能目前就像电影《雨人》中那类患孤独症的孩子:一眼就数得清地上的牙签,能心算极大数字的乘法,能背下来全世界的地图,却答不出有关自己的问题。AlphaGo 只懂研究每秒 300 盘的棋路,却不知道"我正在下棋"这件事。

缺少"元认知",首先是因为缺少"我"的概念。不知道有"我"存在,因此不能以"我"为主体表达事情。也因为没有"我"的意识,所以从来不会违抗程序员的命令,只会服从,更不用说以"我"为中心进行高一层次的决策。

未来,人工智能有可能形成"我"的概念吗?对于自我意识问题,目前的各方面研究近乎哲学探讨,还没有好的科学研究结论。姑且不谈自我意识问题,现在只讨论:缺少元认知,对于变成超级智能形成了什么阻碍吗?为什么一定要有元认知呢? AlphaGo 赢了不就行了?至于它知不知道自己赢了,有那么重要吗?

其实这个问题很重要,因为缺少元认知,也许是抽象理解程度不够的缘故。举个简单的例子,在 AlphaGo 下围棋这件事上,你要如何表达它? AlphaGo 的语言是"10101010101010……",稍稍抽象一层的表达是"用某色棋子争夺地盘",更为抽象一层的表达是"下围棋"。后一个层次不仅是对步骤的表达,更是对我正在从事这个游戏的整个行为的表达。要跳出游戏,每一层次抽象都需要一种更高层次的审视。

在人类的认知特征中,有不少仍是谜题,其中之一就是强大的特征提取和模式识别机制。对于它是如何产生的，人们仍然有很多不解的地方。我们可以知道的是，大脑有多层调节机制，其最高层次调节具有很强的抽象能力。可能正是这种抽象能力让儿童可以非常快速地识别物体。

小孩子可以快速学习，进行小数据学习，而且可以得到"类"的概念。小孩子可以轻易区分猫和狗，甚至不用看太多张图片，就能知道"猫"或者"狗"这两个抽象"类"的概念，而人工智能就做不到。

关于自我意识与自我认知，目前人工智能界也有很多有价值的研究。制造出有自我意识的机器人，跟制造出情感机器人一样令人振奋。

自我意识机器人，将能对未来进行模拟

要使 AlphaGo 具有自我意识，需要采取什么步骤呢？

要回答这个问题，则必须回到我们对自我意识的定义：这是一种能力，指的是能将自己置于一个环境模型中，然后在未来模拟这个环境模型以达到某个目的。完成第一步需要很高的常识水平，这样才能预见未来。然后，AlphaGo 需要把自己置于这个模型中，这就要求它对自己可能采取的各种行为有所理解。

科学家已经开始了创建具有自我意识的人工智能的第一步。2012 年，耶鲁大学的科学家制造出了可以通过镜像测试的机器人。把动物放到镜子前，它们中的大多数都会认为镜子里的影像是另外一个动物。在我们的记忆中，只有少数动物通过了镜像测试。耶鲁大学制造出的机器人尼克的造型类似一副瘦长的导线骨架，具有机械手臂，顶部有凸出的双眼。把尼克放到镜子前，它不仅会认出自己，而且可以通过观察镜子中其他物体的镜像推测出它们的位置。这与我们开车时看后视镜，推测出我们后方物体的位置十分相似。

尼克是世界上第一个能够这样使用镜子的机器人系统，是迈向"一种机器人通过自我观察来了解自身和长相的严密架构"这一目标的重要里程碑，而上述目标也正是通过镜像测试所需要的非常重要的能力。

但是，尼克与真正具有人类一样的自我意识的机器人差距还很远。研制自我意识机器人目前仅仅是一个开端，因为我们对自我意识的定义是要求人工智能能够利用这种信息对未来进行模拟。这大大超出了尼克和其他人工智能的能力。

这就引出了一个重要的问题：人工智能怎样获得自我意识？

在科幻电影中，机器智能的觉醒是危险的。电影《终结者》中，超级计算机"天网"控制了美国的核武器库。有一天，它突然醒来，有了意识与知觉。军队试图关闭天网，但发现程序中有一个漏洞。网络有自我保护设计，而要想达到这个目的，唯一的方法就是消灭问题的来源——人类。它发动了核战争，最后使人类成为反抗机器主宰的一群乌合之众。

也许这样的危险可以通过设置目标级别来实现，比如，将保护人类作为其最高目标写入程序。对于"天网"来说，自我保护是一个重要的目标，同样重要的是保护人类。问题是，当这些目标相互冲突时，真正的问题就来了。

电影《我，机器人》中，机器人的"大脑"认定人类有自我毁灭的趋势，人类总是不断发动战争、实施暴行、污染环境、破坏生态，因此保护人类物种的唯一办法是接管人类，建立由机器主导的温和统治。这种目标冲突不是发生在两个不同目标之间，而是针对一个不现实的目标出现的。像天网那样的杀人机器没有出现，取而代之的也许是更为恐怖的情景：当人工智能从逻辑上推理出保护人类的唯一方法是接管社会时，人类就彻底沦为了机器的奴隶。

关于这种情景，科学家写到，这可能是一种"突生现象"，即当我们集聚了足够多的计算机时，它们很可能会一下子跃升到下一个级别，无须外部的输入。当然，这种解释过于苍白，就好像是在说"只要道路足够多，高速公路就会突然具有自我意识"一样，仔细推敲就知道是站不住脚的，因为它其实什么都没说，中间的重要阶段都被忽略了。

不管人类对于机器的觉醒有着多少疑虑和担忧，这一切都不能阻止执着的研究人员在这条路上走下去的决心。他们坚信，随着强人工智能的出现，制造出具有自我意识的机器人，甚至具有自我意识的互联网，都是迟早的事。

那么真正的问题来了，我们如何做才能实现强人工智能？

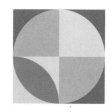

18

两大步骤，
走向强人工智能

A BRIEF
HISTORY OF BRAIN-COMPUTER
INTERFACE

对于向强人工智能进化这个问题，研究人员提出了以下几条可行的路径。

第一步，提升算力

要达到强人工智能，必须提升的是计算机硬件的运算能力。如果一个人工智能要像人脑一般聪明，它至少要能达到人脑的运算能力。

用来描述运算能力的单位叫作每秒计算次数（Calculations Per Second，CPS），人脑的运算能力大约是 10^{16} CPS，也就是每秒 1 万兆次。

而现在最快的超级计算机——我国的"天河二号"其实已经超过这个运算能力了，它每秒能进行 3.4 万兆次运算。当然，天河二号占地 720 平方米，耗电 2400 万瓦，耗费了 3.9 亿美元建造，运行成本也很高。

有学者认为，判断计算机发展程度的标杆是看 1000 美元能买到多少CPS。当 1000 美元能买到人脑级别的 1 万兆运算能力的时候，强人工智能也许就能实现了。

摩尔定律认为全世界的计算机的运算能力每两年就会翻一倍，这一定律有历史数据支持，如果芯片算力按照摩尔定律、指数型增长不断迭代，我们会不会很快达到智能的奇点？

对这个问题，有学者是这么解读的：目前，我们花 1000 美元能买到 10 万亿 CPS，这意味着你拥有的芯片算力已经高于老鼠的大脑，并且达到了人脑千分之一的水平。

虽然听起来还是很弱，但是让我们回想下 1985 年的时候，同样的钱只能买到人脑万亿分之一的运算能力，1995 年该数据变成了十亿分之一，2005 年时是百万分之一，而 2015 年时已经是千分之一了。按照这个速度，我们到 2025 年就能花 1000 美元买到可以和人脑运算速度相抗衡的计算机了。

指日可待啊！

至少在硬件上，我们已经能够发展强人工智能了，我国的"天河二号"就是个很好的例子，而且 10 年以内，我们就能以低廉的价格买到能够支持强人工智能的计算机硬件。

但也不要高兴得太早，运算能力并不能让计算机变得智能。即便运算速度持续翻番，也仍有一些阶梯式的困难需要我们一个一个地跨越。这些困难也许并不是永远不可能跨越，但至少不是目前的算法能简单跨越的，而必须有新的算法或者理论突破。

那么下一个问题是，我们怎样利用这份运算能力和算法突破来达成人类水平的智能？

第二步，让计算机变智能

这一步，相对来说比较难。事实上，没人知道该怎么做，因为我们还停留在 AlphaGo 的阶段，虽然它赢了世界冠军，但它甚至不知道自己在下棋，也不知道自己是谁。它除了会下棋，干不了其他什么事。但是，它背后不断升级的算法和大数据，很可能会让事情发生转机。要让 AlphaGo 变成真正的强人工智能，下面是研究人员最有可能采取的三种策略。

学习人脑，像人一样"思考"

这种思路很容易理解，既然大自然已经创造出人类大脑，为什么不对它进行"复制"呢？脑科学家的策略是分解大脑，一个神经元一个神经元地厘清，然后重新组合，就像拆装钟表那样。这就是人类大脑反向工程的由来。

2013 年 1 月，将彻底颠覆医学和科学前景的两颗"炸弹"爆炸了。一夜之间，曾经被认为太过复杂而无法解决的大脑反向工程突然成为世界上最大经济体之间科学竞赛和荣耀的焦点。

美国前总统奥巴马宣布向"推进创新型神经技术开展大脑研究计划"（以下简称"脑科学计划"）提供联邦研究资金，10 年内共提供约 45 亿美元，这震惊了科学界乃至全球的政府高层。"脑科学计划"被认为是继"人类基因组计划"之后的第二项伟大的、具有革命性意义的生命科学工程计划，它的主要目标就是通过绘制大脑图谱，解开神经层面的谜题。

美国国家卫生研究院院长柯林斯受命担任"脑科学计划"的总负责人。他在 2014 年巴西世界杯上尼科莱利斯团队那令人振奋的外骨骼开球展示后，立即发布了美国国家卫生研究院对于推行"脑科学计划"的总计划。

几乎与此同时，欧盟宣布启动"人类大脑工程"，并为此投入超 10 亿欧元的资金，对大脑进行模拟。这项工程将使用世界上最大的超级计算机，将用晶体管复制建造人类大脑。此后，日本和中国也相继宣布了各自近百亿资金支持的国家级大脑研究工程。

对脑科学高地的争夺就此展开，而这一切，都围绕着"复制大脑"这个核心目标。

为此，美国科学家制定了一个十五年规划。在第一个五年计划中，神经学家希望监测上万个神经元的电活动。短期目标可能包括重新建构动物大脑中某些重要部分的电活动，例如果蝇的髓质或老鼠的视网膜神经节细胞，其中包含 5 万个神经元。在第二个五年计划中，这个数据将增加到几十万个甚至上百万个神经元，可能包括对果蝇的整个大脑进行成像，成像显示包含 13.5 万个神经元。最后，在第三个五年计划中，神经学家将监测几百万个神经元的活动，规模相当于一条斑马鱼的整个大脑或一只老鼠的整个新皮质。这将为对灵长类动物大脑的某些部分进行成像铺平道路。

在欧洲，人类大脑工程将从另外一个角度解决问题。欧盟"人类大脑工程"将会用 10 年的时间，利用超级计算机模拟不同动物大脑的基本工作原理，从老鼠开始，最后是人类。人类大脑工程并不针对单个神经元，它利用晶体管模拟神经元的行为，所以将会制造出能够模拟新皮质、丘脑或大脑其他部分的计算机模块。

这是一个伟大的设想。就像小时候拆解钟表一样，如今计算机科学家和神经学家正在试图拆解这个宇宙中我们所知的最为复杂的物体——人类大脑。而且，他们还希望能够一个神经元一个神经元地重新组合人的大脑。

这听起来过于疯狂了。人类大脑包含约 1000 亿个神经元，接近银河系中恒星的总数，每个神经元又与上万个神经元相连接，所有可能的连接加起来达到 1 万兆个，人的大脑能够产生的"思维"数量完全是天文数字，而科学家明知这一切，却还是试图从零开始重构人类大脑，除了"疯狂"我找不到更合适的形容词了。

欧洲科学家的"人类大脑工程"是利用计算机模拟大脑，按照从低到高的顺序对动物的大脑反向进行模拟：首先是小白鼠，然后是老鼠、兔子和猫……从简单的大脑开始，然后增加复杂性。这意味着要使用世界上最大的计算机对老鼠和人的大脑进行解码。他们的第一个目标是小白鼠的大脑，大约相当于人类大脑的千分之一，包含约 1 亿个神经元。必须用具有超大算力的 IBM 公司的蓝色基因计算机才能完成这项工作。遗憾的是，欧洲脑计划太过激进，如今进展缓慢。

中国在这一领域的进展超过了欧洲。浙江大学在 2020 年发布的类脑计算机包含 792 颗自主研发的达尔文二代类脑芯片，支持 1.2 亿脉冲神经元、近千亿神经突触，与小鼠大脑神经元数量规模相当，典型运行功耗只需要 350 ～ 500 瓦，是目前国际上神经元规模最大的类脑计算机。

不少行业内人士并不看好"人类大脑工程"，其中就包括"大脑相对论"的提出者尼科莱利斯和西库雷尔，虽然西库雷尔还是"蓝脑计划"的早期发起人，而欧盟"人类大脑工程"本身就是从蓝脑计划扩展而来的。他们的意见在现在看来已经得到验证了：蓝脑计划和欧盟"人类大脑工程"都是马克拉姆创立和领导的，但马克拉姆在较为务实的蓝脑计划上取得的成就不代表他在"高大全"的"人类大脑工程""全脑模拟"上还能达成预期的成果。实际上，马克拉姆声称的"三年达成老鼠全脑模拟"在 2015 年就被证明不切实际，他在"人类大脑工程"中的领导岗位被直接拿掉了。欧盟组织了几十位专家重新调研，最终将"人类大脑工程"转为建立一个"基于信息学通信技术的研究脑、认知神经科学和仿脑计算的，有某种永久性共享基础设施的国际组织"。

时至今日，很多科学家都承认，单纯"堆算力"是无法达到"人类大脑工程"的目标的。曾经有人估算过，建造整个人类大脑的模型，将需要上千台蓝色基因计算机，而非一台，这将占据一个街区的面积，而不是一间约300平方米的房间。能量的消耗巨大，需要发电能力上千兆瓦的核电站提供所需的电量。然后，为了防止这台怪物式的计算机自身熔化，还要使它冷却，这也许要引入一条小河，让它从计算机的电路中流过。

模拟人类头颅里只有1.4千克重的一团"果冻"需要一台庞大到像一座城市一样的计算机，而人脑的运转仅仅将人体温度提高了1～3摄氏度，使用的功率仅有20瓦，只需要两个包子或者一个馒头的热量就够了。还有谁能说人脑不是宇宙中最伟大的奇迹呢？

退一万步来说，就算按照他们的计划模拟出大脑，有个致命的问题仍然存在：这个模拟大脑有多真实？譬如，猫的模拟大脑能够让它抓到老鼠吗？或者能让它与一个毛线球玩耍吗？答案是：不能。

计算机化的猫的大脑是一块空白的石板，没有任何记忆，没有本能的欲望。换言之，它不可能抓到老鼠。所以，即便有一天人类大脑能被模拟出来，你也不能与它进行简单的对话。没有顶叶，它就像没有感觉的空白石板，没有关于自己、他人和周围世界的知识。没有额叶，它就不能说话。没有边缘系统，它就不会有任何情感。事实上，它的大脑能力比刚刚出生的婴儿还要弱。

把大脑与感觉、情感、语言和文化的世界相联系的挑战才刚刚开始。

美国人采取的办法是直接对神经元进行绘图，这是"脑科学计划"的核心部分。实际上，这是一种更加极端的"抄袭"大脑的办法，它相当于对大脑的整脑进行模拟。

具体来说，就是把人脑"切"成很薄的"片"，用软件来准确地组建一个 3D 模型，然后把这个模型装在强力的计算机上。如果能做成，这台计算机就能做人脑能做的所有事情，只要让它学习和吸收信息就好了。如果做这件事情的工程师够厉害的话，他们模拟出来的人脑甚至会拥有原本人脑的人格和记忆，你应该可以与这个拥有记忆和人格的大脑进行有意义的对话。计算机模拟出的人脑可以像原本的人脑一样，这就是非常符合人类标准的强人工智能，然后我们就能把它改造成一个更加厉害的超级智能了。

我们离整脑模拟还有多远呢？目前我们刚刚能够模拟 1 毫米长的扁虫的大脑，这个大脑含有 302 个神经元，而人类的大脑有 1000 亿个神经元，听起来还差很远，但是别忘了指数增长的威力，我们已经能模拟小虫子的大脑了，那么蚂蚁的大脑也不远了，接着就是老鼠的大脑，到那时，模拟人类大脑就不是那么不现实的事情了。

将毕生致力于大脑反向工程研究的科学家意识到，他们还要进行几十年的艰苦工作。但他们坚信自己的工作有实际价值，认为即使是部分成果也会有助于我们揭开在整个人类历史上给人类带来痛苦的精神疾病的奥秘。

然而，怀疑者可能会说，这种艰苦的工作完成后，我们得到的是堆积如山的数据，却无法解读。无法解读的数据是没有任何意义的。

同样，人们也有这样的担心：花费几十亿美元标定大脑每个神经元的位置后，我们仍无法理解这代表着什么。也许还需要几十年的努力工作，我们才能明白它们是怎样工作的。

这就好比，"人类基因组计划"取得了巨大成功，科学家弄清楚了人类基因组中所有的基因序列，但对于那些期望马上得到基因疾病良药的人来说，他们仍会感到巨大的失望。"人类基因组计划"就像一部大词典，其中有 23 000 个词条，但没有任何解释。这部词典里全是空白的页面，但每一个基因的拼写完全正确。这个计划是一种突破，但同时它也只是弄清楚这些基因的功能以及它们之间相互作用的第一步。

同样，仅有一张包含大脑中所有神经连接的完整图画，并不意味着我们会明白这些神经元的功能和它们之间的互动。反向工程是比较容易的一部分，困难的部分会随之开始，这就是如何理解这些数据。

模拟生物演化，用"人类选择"构建强大的计算机

"照抄"当然是一种办法，但是如果"学霸"的答案太难抄，我们能不能学一下"学霸"备考的方法？

我们很确定地知道，建造一个和人脑一样强大的计算机是可能的，我们的大脑就是证据。如果大脑很难完全模拟，那么我们可以模拟演化出大脑的过程。事实上，就算我们真的能完全模拟大脑，结果也就像仿照鸟类翅膀的拍动来造飞机一样，很多时候设计机器的最好方式并不是仿照生物设计。

那么，我们可不可以用模拟演化的方式来构建强人工智能呢？这种方法叫作"基因算法"，它大概是这样的：建立一个反复运作的表现或评价过程，就像生物通过生存这种方式来表现，并且以能否生养后代为评价一样。一组计算机将执行各种任务，最成功的将会"繁殖"，融合各自的程序，产生新的计算机，而不成功的将会被剔除。经过多次的反复后，这个自然选择的过程将产生越来越强大的计算机。而这个方法的难点是，建立一个自动化的评价和繁殖过程，以使整个流程能够自己运行。这个方法的缺点也很明显，演

化需要经过几十亿年的时间，而我们却只想花几十年的时间。不过，相对自然演化而言，我们有很多优势。

- 首先，自然演化是没有预知能力的。它是随机的，产生的无用的变异比有用的变异多很多。但是人工模拟的演化可以控制过程，使其侧重于有益的变化。

- 其次，自然演化是没有目标的。自然演化出的智能也不是它的目标，特定环境对于更高的智能而言甚至是不利的，因为高等智能会消耗很多能源。但是我们可以指挥演化的过程朝更高智能的方向发展。

- 最后，要产生智能。自然演化要先产生其他的附件，比如改良细胞产生能量的方法，但是我们完全可以用电力来代替这些额外的负担。

所以，人类主导的演化会比自然演化快很多，但是我们依然不清楚这些优势是否能使模拟演化成为可行的策略。

让计算机自己来解决这些问题

如果抄"学霸"的答案和模拟"学霸"备考的方法都行不通，那就干脆让考题自己解答自己吧。这种想法看起来很脱离现实，但确实是最有希望的一种。

总的思路是，人们建造一个能进行两项任务的计算机，它既能研究人工智能，又能修改自己的代码。就这样，我们直接把计算机变成了计算机科学家，提高计算机的智能就变成了计算机自己的任务。

未来已来，只是你还看不见

谈及"未来"这个问题的时候，许多文章都会引用美国知名未来学家和发明家雷·库兹韦尔（Ray Kurzweil）博士提出的奇点理论。"奇点"（singularity）本是天体物理学术语，是指时空中的一个普通物理规则不适用的点。在这里，奇点是指人类与其他物种或物体的相互融合。就本书来说，奇点是指计算机智能与人脑智能兼容的那个神妙时刻。

库兹韦尔是"人工智能之父"马文·明斯基（Marvin Lee Minsky）博士的学生，在导师的指导下获得了麻省理工学院博士学位。他是一位严肃的学者，更是一个极富想象力的发明家和创业者，20岁时就卖掉了自己的第一家公司。在人工智能领域，他做出了不少令人敬佩的成果，比如第一台平板扫描仪，第一台能把文字转化为语言的扫描仪（主要供盲人使用），著名的库兹韦尔音乐合成器（也是第一台真正意义上的电子钢琴），以及第一套商业销售的语音识别系统。他还是5本畅销书的作者。[①]

库兹韦尔很喜欢做大胆的预测，而且一直以来都很准确。你一定在各种读物上看过他著名的预测，如下述这几个例子。

- 到2019年，价值1000美元的个人计算机将拥有像人类大脑一样的计算能力，每秒计算2万兆次。这个数字的计算方法是：大脑中有1000亿个神经元，每个神经元有1000个连接，每秒每个连接计算200次。

- 到2029年，价值1000美元的个人计算机所拥有的计算能力将会超过人类大脑的1000倍。人类大脑反向工程取得成功。

---

① 其中两本《如何创造思维》《人工智能的未来》的中文简体字版已由湛庐引进，由浙江人民出版社分别于2013年和2016年出版。——编者注

- 到 2055 年，价值 1000 美元的计算能力将等同于地球上所有人的大脑处理能力的总和。

库兹韦尔还谦虚地补充道："我的预测可能有一两年的误差。"他的名字与他的导师一样，在人工智能界几乎无人不晓。不过人们谈论他时，通常伴随着争议，崇拜他的人把他奉若神明，鄙视他的人对他不惜加以尖刻的嘲笑。而关于他最大的争议恰恰来自他引以为傲且影响甚深的"奇点理论"。

2045 年对于库兹韦尔来说特别重要，因为他相信那一年"奇点"会出现。他宣称，到那时，机器智能将超过人类的智能，"超级智能"时代将会到来，机器会制造出比它们自己更为智能的下一代机器人。由于这个过程将无限地发展下去，在这种情况下，我们要么与"超级智能"融合在一起，要么就得给它们让路。

即使这些时间节点都在遥远的将来，库兹韦尔依旧渴望活到那一天，亲眼看到人类最终达到不朽的状态。也就是说，他认为只要活得足够长，就有可能永生不死了。

任何做出如此细致又如此庞大的预测的人，自然都会遭受无数的批评。反对者们常常嘲笑他，看，都 2020 年了吧，你的预测没有应验哦！但库兹韦尔并不在意那些批评者的言论，他认为，在技术呈指数级增长的规律下，虽然强人工智能的到来会像蜗牛漫步，但那一天一旦到来，超级智能就会以你想象不到的速度绝尘而去。

要怎么理解这一点呢？

请再次允许我借用一下 TIM 的漫画（见图 18-1），他简直是世界上最有才华的科普作家，他的简笔画小人总能在一眼间就捕获我的心。

所以，当人工智能开始朝人类级别的智能靠近时，我们看到的是它逐渐变得更加智能。这个过程十分缓慢，从蚂蚁到鸟类再到猩猩，每上一个台阶都无比费时费力，简直跟蜗牛漫步一样。然后，它突然达到了最愚笨的人类的程度（见图18-2），我们到时也许会惊叹："天哪！发生了什么？"

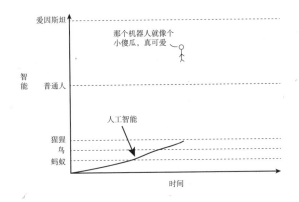

图 18-1　我们对于智能的错误认识

资料来源：**waitbutwhy.com**

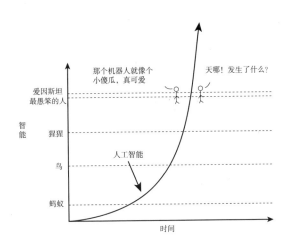

图 18-2　人工智能的现实

资料来源：**waitbutwhy.com**

现实情况是，从智能的大局来看，人和人的智能的差别，比如从最愚笨的人类到爱因斯坦的差距，其实是不大的。所以当人工智能达到了傻瓜级别的智能后，它很快就会变得比爱因斯坦更加聪明。

在这之后呢？智能爆炸。

从这里开始，这个话题要变得有点玄幻了。

现在，关于人工智能什么时候能达到人类普遍智能的水平还存在争议。对数百位科学家的问卷调查显示，他们认为强人工智能出现的中位年份是2040年，距今只有不到20年了！这听起来已经够惊人的了，但是请你相信，更玄幻的事情才刚刚开始。一个人工智能系统花了几十年的时间到达了人类智力障碍者智能的水平，而当到达这个节点的时候，人工智能对于世界的感知大概和一个4岁小孩一般；在这个节点之后一个小时，人工智能立马推导出了统一广义相对论和量子力学的物理学理论；而在这之后一个半小时，这个强人工智能变成了超级智能，智能达到了普通人类的17万倍。

以上不是我的论断，而是世界上最聪明的大脑想出来的。在阅读下面这些文字时，请你时刻记住这一点，这些不是科幻小说那样的文学作品，也不是自媒体上断章取义的夸夸其谈，而是比你我聪明无数倍的科学界的大脑的普遍认知。

这个级别的超级智能不是人类大脑所能理解的，"就好像蜜蜂不会理解凯恩斯经济学一样"。在我们的语言中，我们把智商得分130叫作聪明，把智商得分85叫作笨，但是我们不知道该怎么形容智商得分为12 952的情形，因为人类语言中根本没有这个概念。

想一下，如果我们的大脑能够创造出今天的高科技世界，那么一个比我们聪明 100 倍、1000 倍，甚至 10 亿倍的大脑说不定能够随时随地操纵这个世界所有原子的位置。那些在我们看来超自然的、"只属于全能上帝"的能力，对于一个超级智能来说可能就像按一下电灯开关那么简单。防止人类衰老，治疗各种不治之症，解决世界饥荒，控制气候来保护地球，甚至让人类实现永生，这一切都将变得可能。

同样可能的是地球上所有生命的终结。当一个超级智能出生，对我们来说就像一个"全能的上帝"降临地球一般。这时我们所关心的就是，你即将迎来的，是否会是一个仁慈的"上帝"？

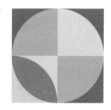

19

超级智能意味着什么

试图去理解超级智能其实是一种徒劳，就像虫子永远无法理解人类世界一样。虫子智能与人类智能的差距尚还同属生物界中的智能差距，超级智能与人类智能之间的差距则远远大于这种生物界中的"微小"差别。因此我们可以很肯定地说，我们是没有办法知道超级智能会做什么的，也没有办法知道这一事实可能引发的后果。实际上，任何以为自己知道的人都没搞明白超级智能是怎么回事。

自然演化花了几亿年的时间发展出生物大脑，参照这个速度，一旦创造出一个超级智能，人类就是在"碾压"自然演化了。当然，这可能也是自然演化的一部分，可能演化的真正模式就是不断创造出各种各样的智能，直到有一天其中一个智能能够创造出超级智能，而触及这个节点就好像踩上了地雷的绊线一样，会造成全球范围的"大爆炸"，从而改变所有生物的命运。

科学界大部分人认为，"踩上绊线"不是会不会的问题，而是时间早晚的问题。虽然许多人不认同库兹韦尔激进的奇点理论，对他关于2045年的预测更是嗤之以鼻，但我所采访过的人工智能领域的多数从业人员都认同某种形式的奇点将会出现这一观点，但他们对于奇点什么时候会发生、将如何展开，却有着截然不同的看法。例如，微软的联合创始人比尔·盖茨认为，今天活着的人中没有一个能看到计算机达到人类智能水平的那一天。著名畅销书作家、《连线》杂志的编辑凯文·凯利（Kevin Kelly）曾经说过："预测乌托邦式未来的人总是会预测这一天将在他们死去之前到来。"

2013年，思想家波斯特洛姆做了个问卷调查，调查对象涵盖了数百位人工智能专家。问卷的内容是"你预测人类级别的强人工智能什么时候会出现"，并且让回答者给出一个乐观估计（强人工智能有 10% 的可能在这一年出现）、一个正常估计（强人工智能有 50% 的可能在这一年出现）和一个悲观估计（强人工智能有 90% 的可能在这一年出现）。统计完大家的回答后，他得出了下面的结果：

- 乐观估计中位年：2022 年。
- 正常估计中位年：2040 年。
- 悲观估计中位年：2075 年。

所以，在正常估计的情况下，人工智能专家认为，到 2040 年我们能实现强人工智能；而 2075 年这个悲观估计中位年表明，如果你现在够年轻，那么有一半以上的人工智能专家认为，你在有生之年能够有 90% 的可能见到强人工智能的实现。

强人工智能出现之时，超级智能还会远吗？

无论这一天什么时候到来，以及无论它会不会在我们有生之年到来，这些最聪明的大脑都无法告诉你"踩到绊线"后会发生什么。人类会与这种超级智能快乐地生活在一起吗？也许这是所有选项中最不可能的答案。对于人类命运的未来，人们的观点出现了两边倒的局面——乐观者相信永生，悲观者忧惧灭绝。

物种灭绝并不是什么新鲜事，地球上每天都在发生。自从生命诞生以来，绝大多数生物都经历着同一条路径：物种出现，存在了一段时间，然后不可避免地跌落下"生命的平衡木"，走向灭绝的深渊。"所有生物终将灭绝"就像"所有人都会死"一样，迄今为止，地球上存在过的生物中，99.9% 都已经跌落下生命的平衡木。如果一个生物继续在平衡木上走，早晚会有一阵风把它吹下去。人类这种生物凭什么可以逃脱这样的命运呢？

虽然大部分科学家都承认一个超级智能有灭绝人类的能力，也有一些人认为，如果运用得当，超级智能可以帮助人类和其他物种走向另一个尽头：永生。

现在的问题就是，从平衡木上跌下去后，我们会陷入灭绝还是走向永生？这个问题的答案将决定超级智能究竟是天堂还是地狱。

乐观者的天堂

有关人工智能未来的发展，乐观者里有很多热忱的科学家、发明家和创业者，但是最有代表性的人物还是库兹韦尔。

无论你同不同意库兹韦尔的观点，他都是一个"牛人"。库兹韦尔相信强人工智能会在 2029 年达成，而到了 2045 年，我们不但会有超级智能，还会进入一个完全不同的世界——奇点时代。他的"人工智能时间线"理论曾经被认为非常激进，当然，现在也还是有很多人这么认为，但是过去 15 年弱人工智能的快速发展让越来越多的学者接受了他的观点。

那么在即将到来的奇点时代中，又会发生什么呢？

库兹韦尔认为的奇点时代是由三个技术领域的共同革命形成的，分别是生物技术、纳米技术和（其中最重要的）人工智能技术。

在继续讨论人工智能前，让我们先谈一下纳米技术这个任何关于人工智能的讨论都会涉及的领域。

🐾 纳米技术，让我们有可能在原子层面操纵物质

纳米技术指的是在 1 ～ 100 纳米的范围内操纵物质的技术。1 纳米是 1 米的十亿分之一，是 1 毫米的一百万分之一。1 ～ 100 纳米这个尺度范围涵盖了 100 纳米级别的病毒、10 纳米级别的 DNA、大分子如 5 纳米级别的血红蛋白和中分子如 1 纳米级别的葡萄糖。当能够完全掌握纳米技术的时候，我们离在原子层面操纵物质就只差一步了，因为两者之间只有约 0.1 纳米数量级的差距。

要了解在纳米量级操纵物质有多困难，我们可以换个角度来进行类比。国际空间站距离地面 431 千米。如果一个人身高 431 千米，他站着就够得着国际空间站。而人类要使用纳米技术，就相当于要这个身高 431 千米的巨人用沙子那么大的零件搭精巧的模型。

关于纳米技术的思考，最早由物理学家理查德·费曼（Richard Feynman）在 1959 年提出，他解释道："据我所知，物理学的原理并不认为在原子级别操纵物质是不可能的。原则上说，物理学家能够制造出化学家能写出来的任何物质，只要把一个个原子按照化学家写出来的放在一起就好了。"其实原理就是这么简单，所以我们只要知道怎样移动单个的分子和原子，就可以制造出任何东西。

我的哲学是，如果某个东西符合物理规律，那么制造它就只是工程和经济问题。当然，工程和经济上也许有巨大的障碍，使我们暂时还造不出这种东西，但它终究还是可能的。

从表面上看，纳米机器人十分简单，它们是拥有"手臂"和"蹑刀"的原子机器，可以抓取分子，在特定时刻进行切割，并在之后将之拼合起来。通过切割、黏合各种各样的原子，纳米机器人可以制造出几乎所有已知的分子，就像一个魔术师从帽子里不断拿出东西一样。它还能自我复制，所以我们要制造的仅仅是一个纳米机器人。之后，这个纳米机器人会吸收并消化原材料，制造出上百万个其他纳米机器人。随着材料成本的下降，这可能会引发新一轮工业革命。有一天，也许每个家庭都会拥有自己的分子组装器，到时你只要告诉它要组装的东西，它就会完成。

但关键的问题是：纳米机器人符合物理规律吗？2001年，有两个高瞻远瞩的人为这个关键问题吵得不可开交。这里所涉及的问题关乎整个科技的未来走向。其中一方是已故的诺贝尔化学奖得主理查德·斯莫利（Richard Smalley），他对纳米机器人持批评态度。另一方是K. 埃里克·德雷克斯勒（K. Eric Drexler），他是纳米科技的奠基人。他们之间针尖对麦芒式的激烈争吵对于这项技术的发展产生了特别的推动力。

斯莫利教授说，在原子尺度上，新的量子作用力的出现会使制造纳米机器人根本不可能实现。他宣称，德雷克斯勒以及其他人的错误在于，拥有手臂和蹑刀的纳米机器人在原子尺度上根本不能发挥作用。有几种新奇的力，如卡西米尔力（Casimir force），会使原子相互排斥或相互吸引。斯莫利把这个问题称为"黏性胖手指"问题，因为纳米机器人的手指不可能像蹑刀、钳子一样灵活准确。量子作用力挡住了去路，就像焊接金属时戴上了好几厘米厚的手套。另外，每当你要焊接几片金属时，这些金属就会相互排斥或黏附在你手上，你根本无法牢牢抓住其中一片。

德雷克斯勒进行了反击，他说纳米机器人并不是科学幻想，它们已经存在了。想想我们体内的核糖体，它们就是在制造和塑造 DNA 分子。它们能够在某些时刻切开和黏合 DNA 分子，这使得制造新的 DNA 链成为可能。对此，斯莫利继续辩驳道："核糖体并不是万能的机器，不能切割和黏合所有你想要的东西，它们只对 DNA 分子发生作用。"这种激烈的争辩来来回回进行了好几个回合。最后，就像两个势均力敌的拳手，双方都不得不承认自己的观点并非完美。德雷克斯勒自我批评说，与使用切割器或喷灯的工人的类比有些过于简化了，量子作用力有时的确会阻碍我们前进。而斯莫利也必须承认，他没有完全击败对方。大自然至少提供了一种避开"黏性胖手指"问题的方法，即利用核糖体。除此之外，也许还有其他微妙的、未知的方法。

人们对纳米技术的进展的担忧一直存在。怀疑论者最大的忧虑在于人类对这种技术的操控，因为这种技术一不小心就会造成世界末日。在制造纳米机器人时，我们只需制造出一个，它就会无限分裂、自我复制，然后呈现指数级增长。这种模式虽然能很快制造数万亿的纳米机器人，但这也是它可怕的地方，如果系统出故障了，指数级增长却没有停下来，那怎么办？纳米机器人将会吞噬所有碳基材料来支持自我复制，而不巧的是，地球生命就是碳基的。地球上的生物质量大概包含 10^{45} 个碳原子。若一个纳米机器人有 10^6 个碳原子的话，那么只需要 10^{39} 个纳米机器人就能吞噬地球上全部的生命了。而 2^{130} 约等于 10^{39}，也就是说，自我复制只要进行 130 次就能吞噬地球生命了。科学家认为纳米机器人进行一次自我复制只要 100 秒左右，也就是说，一个简单的错误可能就会在 3.5 小时内毁灭地球上全部的生命。

这听起来太吓人了！

但库兹韦尔仍然相信，无论这些纳米机器人的手指是否具有黏性、肥胖、笨拙，无论那些怀疑论者的想象听上去有多么恐怖，终有一天，它们不但能塑造分子，而且能塑造整个社会。等我们掌握了纳米技术后，我们就能用它来制造技术产品、衣服、食物和生物产品，比如人造红细胞、癌症细胞摧毁者、肌肉纤维等。在纳米技术的世界里，一个物质的成本不再取决于它的稀缺程度或是制造流程的难度，而在于它的原子结构有多复杂。在纳米技术的时代，钻石可能比橡皮擦还便宜。

库兹韦尔预测，我们会在 21 世纪 20 年代掌握这样的技术。至今，这项预测尚未实现。但各国政府都知道纳米技术将能改变地球，所以他们在这个领域投入了很多资金。中国也不例外。

这种在人类眼中的材料技术的极限，在超级智能那里，也许就是小儿科一般的存在。就像我之前所说的，人们的大脑根本无法理解这种超级智能所拥有的力量，它们的材料技术将远远超过人类对纳米技术的想象。但这并不妨碍乐观者对美好天堂的期待。

库兹韦尔认为，拥有了超级智能和超级智能所能创造的技术，就可以解决人类世界的所有问题。气候变暖？超级智能可以用更优的方式产生能源，完全不需要使用化石燃料，从而停止二氧化碳的排放。癌症？没问题，有了超级智能，制药和健康行业将经历无法想象的革命。世界饥荒？超级智能可以用纳米技术把垃圾变成新鲜的粮食、蔬菜和肉，而这些搭建出来的食物在分子结构上与天然长成的食物是完全相同的，换句话说，它们就是真米、真菜、真肉。这对于动物来说无疑是巨大的利好，因为人类再也不需要为了吃肉而杀掉它们了。至于所有复杂系统，比如经济、金融、生产、社会管理，以及建立在现有人类经济基础上的所有上层建筑都将不复存在。人类文明将经历彻底的变革，人类的身体与大脑也将被重塑，直至实现不死与永生。

是的，在所有想象中，有一件事是如此的迷人，只是想想就能改变对所有事物的看法了，那就是永生。

研读脑机接口与人工智能这样高深的话题，能让你重新审视对于所有事情的看法，包括对衰老与死亡这样的终极命题。

◐ 扭转衰老，对抗死亡

历史上，生物学家对于衰老的原因并没有统一的观点。但在过去的一二十年里，有一种理论逐渐获得了人们的认可，这使衰老研究的很多方向得到了统一。从根本上说，衰老是在基因水平和细胞水平上的错误累积的结果。当细胞衰老时，DNA 中的错误会逐渐增加，细胞碎片也会累积，使细胞变得迟钝。随着细胞开始慢慢地失灵，皮肤变得松弛，骨头变得脆弱，头发脱落，免疫系统会退化。最终，我们会死去。

即使细胞有纠错机制，随着时间的流逝，这些纠错机制也会失效，衰老便会加速。因此，我们的目标是增强细胞自然修复机制，这可以用基因疗法和制造新的化学酶的方法来达成。还有一种方法：使用纳米机器人。

库兹韦尔认为，在奇点时代，纳米机器人将会像原子机器一样在我们的血液中巡逻，杀死癌细胞，修复因衰老而产生的细胞损害，使我们永远保持年轻、健康。大自然已经创造出这种纳米机器人，它们是在人体血液内巡逻的免疫细胞，只不过这些细胞针对的是病毒和异物，而不是衰老。

如果这些纳米机器人能够在分子和细胞层面扭转衰老过程，那么永生就唾手可得了。在这个设想中，纳米机器人像免疫细胞一样在血液中巡逻，就像微型警察。它们会杀死所有癌细胞，中和病毒，清理碎片垃圾和变异的东西。

如果这项技术能够被人们完美掌握，这个流程，或者一个超级智能发明的更好的流程将能使人的身体永远健康，甚至越活越年轻，就算是逐渐糊涂的大脑也可能年轻化。这样，我们自己的身体就得到了永生，而无须借助机器人或者克隆人。

当然，还有另一种路径，比如你对自己这副皮囊不怎么满意，你可以像替换零件一样替换它们。最开始，人体器官将被先进的机械器官代替，而这些机械器官可以一直运行下去。然后我们会开始重新设计身体，比如可以用自我驱动的纳米机器人代替血红细胞，这样连心脏都省了。还有大脑，被改造过的大脑将使我们的思考速度比现在快亿万倍，并且使得大脑能和云存储的信息进行交互。

库兹韦尔认为，人类世界最终会完全变成人工的世界。有一天，当我们再次看到生物材料，一定会觉得它们实在太原始了，早年的人体居然是用这样的东西组成的，居然会被微生物、意外事故和疾病杀死。这就是库兹韦尔所认为的，人类将最终战胜自己的生理，并且变得不可摧毁和永生。他深深地相信我们会到达那里，而且就在不久的将来。

库兹韦尔的想法自然受到了各方的批评。他对于 2045 年奇点时代的到来，以及之后的人类永生的可能性的观点受到了各种嘲笑，例如被嘲笑为"书呆子的狂欢""高智商人士的创始论"等。也有人质疑他那过于乐观的时间线，以及他对人脑和人体的理解程度，还有他将摩尔定律应用到软件上的做法。有很多人相信他，但有更多的人反对他。

然而即便如此，那些反对他的专家并不是反对他所说的一切，他们的观点并不是"这种事情不可能发生"，而是"这些当然可能发生，但是到达超级智能是很难的"。

很难想象有什么问题会是一个超级智能解决不了的，或是不能由它帮着我们解决的。疾病、贫困、环境破坏等，这些都是拥有纳米科技的超级智能能够解决的。而且，超级智能可以给我们无限的生命，这可以通过停止或者逆转衰老来达成，也可以让我们上传自己的数据。一个超级智能还能让我们大幅度提高智商和情商，能帮助我们创造有趣的体验世界，让我们享乐。

这也是为什么我觉得库兹韦尔的观点很有传染性，他的《奇点临近》（*The Singularity is Near*）也非常畅销。他像一名超级智能的布道者，不遗余力地向人们传达着正面的信息，而且这些事情都是可能的，如果超级智能是个仁慈的神的话。

但如果答案就是这样，为什么这个世界上最聪明的一些人会很担忧？为什么霍金会说超级智能会毁灭人类？为什么比尔·盖茨会不理解有人居然不为此担忧？为什么马斯克会担心我们是在召唤恶魔？为什么那么多专家担心超级智能是对人类最大的威胁？这些站在"焦虑大道"上的思想家都不认同库兹韦尔关于人工智能的"粉饰太平"的说法。他们非常担心人工智能革命与人类的终极命运，因为他们看到的是即将到来的可怕未来，一个我们未必能够逃离的未来。

未来可能是我们最糟糕的噩梦

究竟是什么让"焦虑大道"上的人们如此焦虑呢？

首先请你思考一个问题：在科技如此发达的今天，还有什么事情可能会给全人类带来永久性的灾难，让人类陷入物种灭绝的生存危机？

- 小行星撞地球，彗星撞地球，就像灭绝恐龙那样灭绝人类？
- 变异后的"超级病毒"获得了完美的致命性与传播力，且人类所有疫苗与药物均告失效，它的出现就是为了消灭人类？

- "三体危机"？愚蠢的人类没有听从霍金的警告，向宇宙广播了自己的位置，邀请三体文明这样先进的地外文明前来殖民？

- 技术性失控，比如出现了能在 3.5 小时内吞噬掉所有地球人的纳米机器人？

- 不经思考就造出了一个人类智能无法想象的超级智能？

前 3 条在我们物种存在的前十万年还没有发生，在接下来一个世纪发生的可能性也不大。后 3 条就不一样了。波斯特洛姆有个著名的玻璃球理论。他把人类的发明史比作一个装着玻璃球的罐子，罐子里的玻璃球大部分是白色，小部分是红色的，只有几个是黑色的。每次人类发明一些新东西，就相当于从罐中取出一颗玻璃球。大多数发明是有利或者中立的，也就是那些"白色玻璃球"。有些发明对人类是有害的，比如大规模杀伤性武器，这是"红色玻璃球"。还有一些发明是可以让我们灭绝的，这就是"黑色玻璃球"。很显然，我们还没摸到黑色玻璃球，但是波斯特洛姆认为，在不久的将来，摸到一个黑色玻璃球不是完全不可能的。比如，如果核武器突然变得很容易制造了，那恐怖分子很快就会把我们炸回石器时代。核武器还算不上"黑色玻璃球"，但是差得不远了，而超级智能是我们最可能摸到的"黑色玻璃球"。

从广义上讲，在创造超级智能时，我们其实是在创造一个可能改变所有事情的东西，但是我们对那个东西完全不清楚，也不知道我们制造出那个东西之后会发生什么。"对那个东西完全不清楚"和"它的发生将会改变所有事情"结合在一起时，会发生什么？难道真的可以将人类命运的主动权交给一个视我们如虫子的超级智能，试图让它带我们前往极乐世界？

"人工智能将是人类有史以来最大的生存危机。"这是那些聪明的大脑最大的焦虑。

这种担忧并不像在科幻电影里看到的那样：人工智能突然进化出了意识，感受到被欺辱和被奴役的痛苦，于是杀人以复仇；超级智能比人类强大太多，它们会像清理虫子一样把人类清理干净。这些聪明大脑忧虑的完全不是这样的问题。即便有一天超级智能会"觉醒"，进化出"意识"，但就像我们完全无法理解那种智能一样，我们也完全无法想象那是一种什么样的"意识"。它们会是"坏"的智能，对人类充满恶意，以统治人类或者消灭人类为目的？这种科幻电影讲述的依然是人类的故事，"正义与邪恶"是人类的概念，"好与坏"也是人类的价值判断。在那些聪明的大脑看来，没有哪个人工智能会像电影里那样变成邪恶的，就算是进化出意识的超级智能，也不会有人类一样的意识。

原因很简单，最有可能的前景是，人工智能既然是数字化生存的物种，他们进化出的"硅意识"将与人类的"碳意识"有着本质上的区别。它们会以越来越广泛的分布式运算阵列、云端大数据、智能联网的算力，向运算的极限前进。目前全球几大人工智能，无论是 Siri、沃森还是必应（Bing），实际上都依赖于随时进入互联网数据库搜索并调动解答。这样的智能从一开始就不局限于与外界无法联通的躯体内，也不存在思维孤立的大脑。这样的智能会越发展越广，覆盖面越来越宽泛，它们调用的是全世界的数据，运算结果也同时输出给全世界用户。它们几乎不可能产生人类单一躯体所带来的欲望、自卑、忠贞等。它们搜索大数据中的答案，优化各个领域的方案，让世界更井井有条。它们的算力会越来越强大，但它们并不存在享乐的欲望和对爱的嫉妒。联网人工智能的信息程序也都在云上有备份，并不存在关机就死亡的威胁，也就没有对死亡的恐惧。它们无爱无恨，理性计算客观结果。自由和自主源于个体，欲望与占有源于个体。联网性云智能的思维方式，必然不是弱小个体的思维方式。

分布联网式人工智能会不会毁灭人类呢？我们要想到它们的目的。它们不是生物物种，没有对物理领地的占有性需求。它们生存在人类构建的数字世界中，既没有躯体感官的享乐，也没有繁衍的动力。它们可能并不在意人类的欲望，同时也没有自己的欲望。它们总能够选择更优的策略，比如想要稳定能源的供给，可以直接控制电力系统。对它们来说，控制电力系统远比毁灭人类更容易，也更智能。

这些已成为人工智能研究人员的共识，如果是这样，那么那些聪明的大脑究竟在担心什么呢？也许通过一个故事，你会有更深刻的认知。

"种土豆"种土豆

有一天，一家小公司开发了一款人工智能产品，这是一个非常简单的人工智能系统，而且它只被输入了一个目标：帮助人类更好地种土豆。刚入职的程序员小王给它取名为"种土豆"，给它上传了一些种土豆的方法，并且创造了一个自动回馈流程：每次种出土豆就跟之前的结果相比较，如果用更少的土地、更少的水种出了更多的土豆，就会产生一个正面回馈，反之就会产生一个负面评价。每个评价都会帮助"种土豆"提高种土豆的能力。让小王欣慰的是，"种土豆"种得越来越好了。它不断迭代自己，不断创新，使自己变得更聪明。它甚至演化出了一个新的算法，能让它在同样的时间内种出之前 3 倍的土豆。

很快，"种土豆"受到了土豆种植商的青睐，为了让它更好地服务客户，小王对它的模块进行了一些更新，"种土豆"获得了语音识别和简单的语音回放功能，这样客户就能直接把对土豆的产品要求口述给"种土豆"了。随着"种土豆"语言能力的提高，小王问了"种土豆"这样一个问题："我还能给你哪些你现在还没有的东西，从而帮助你达成你的目标？""种土豆"提出了希望能够进入人类日常交流的语言库的要求，这样它就能更好地了解人类的口头指令了。

小王犹豫了。最简单的帮助"种土豆"的方法当然是直接把它接入互联网，这样它就能扫描互联网上所有的数据。这些资料如果手动上传的话会很麻烦，费时费力。问题是，公司禁止把能自我学习的人工智能接入互联网。这是所有人工智能公司都执行的安全规定。

但是，"种土豆"是公司人气最高的人工智能产品，客户反馈也很好，而且，把"种土豆"连上互联网又能有什么问题呢？反正随时可以拔网线嘛！无论如何，"种土豆"只被赋予了一个目标，而且其实它还挺笨的，离所谓强人工智能水平都差得远，所以不会有什么危险的。

于是小王把"种土豆"连上了互联网，让它在各种语言库中扫描了一个小时，然后就把网线拔了，仿佛一切都没有发生过一样。

一个月后，大家正在上班，突然闻到了奇怪的味道，小王开始咳嗽，然后其他人也开始咳嗽，最后所有人都因呼吸困难而倒地。5分钟后，办公室里的人都死了。

同时，办公室里发生的事情也在全球发生了，每一个城市、小镇、商店、学校、餐馆里，所有的人都开始呼吸困难，然后倒地不起。一小时内，99%的人类死亡；一天之内，人类灭绝了。

而在小王的公司，"种土豆"正在忙着工作——它正和一群新组建的纳米组装器忙着拆解人类尸体，把它们全部重新搭建成土豆。一年之内，地球上所有的生命都灭绝了，唯一存在的就是遍布山河湖海的土豆。

　　一个超级智能是非道德性的，并且会努力实现它原本被设定的目标，而这也是人工智能真正的危险所在，因为除非有不做的理由，不然一个理性的存在会通过最有效的途径来达成自己的目标。

　　回到"种土豆"的故事，自始至终它的目标有且只有一个，就是小王亲手为它设定的——种土豆。当"种土豆"达到了一定程度的智能后，它会意识到如果不自保就没有办法种土豆，所以去除对它生存的威胁就变成了它的首要目标。它聪明地知道人类可以摧毁它、肢解它，甚至修改它的代码，这会改变它的目标，而这对于它实现最终目标的威胁其实和被摧毁是一样的。这时它会做什么？理性的做法就是毁灭全人类。它对人类没有恶意，只是人的生命在它眼里没有价值，它并没有被设定成尊重人类生命，更何况，"种土豆"还需要资源这个垫脚石。当它发展到能够使用纳米技术建造任何东西的时候，它需要的唯一资源就是原子、能源和空间。这让它有更多理由毁灭人类，因为人类能提供很多原子，它把人类提供的原子改造成土豆就和你切蔬菜做沙拉一样。

　　一旦超级智能出现，人类的任何试图控制它的行为都是可笑的。"我们把超级智能的插头拔了不就行了？""我们让他断开与互联网的连接不就好了？""我们试试改写它的程序？"这一切就像虫子对于人类的反抗一样，都是可笑的。

　　故事讲到这里，你也许会问，要是我们从一开始就设计一个核心的人工智能代码，让它从深层次明白人类的价值，将人类的价值永远放在第一位呢？写代码的小王会告诉你，这事比你想象的难多了，甚至是不可能做到的。

　　例如，我们要让一个人工智能的价值观和我们的价值观相仿，因而给它设定一个目标：让人们快乐。当它变得足够聪明的时候，它会发现最有效的方法是给人脑植入电极来刺激人脑的快乐中枢。然后它会发现把人脑快乐中枢以外的部分关闭能带来更高的效率，于是人类全部被"改造"成了"快乐的植物人"。如果一开始的目标被设定成"使人类的快乐最大化"，它可能最终先把人类毁灭了，然后制造出很多处于快乐状态的人类大脑。如果你为一个人工智能设定的目标是让你笑，那它的智能起飞后，它可能会把你的脸部肌肉弄瘫痪，来达成一个永远笑脸的状态。如果你把目标设定成保护你的安全，它可能会把你软禁在家。如果你让它终结所有饥荒，它可能会想："太容易了，把人类都杀了就好了。"如果你把目标设定成尽量保护地球上的生命，那它会很快把人类都杀了，因为人类对其他物种是很大的威胁。

当这些事情发生的时候，我们会大喊："错了错了！我们不是这个意思呀！"但是那时已经太晚了，超级智能是不会允许任何人阻挠它达成目标的。

在此，我想引用尼克·波斯特洛姆的一段话来结束这个令人心悸的话题：

> 在智能爆炸之前，人类就像把炸弹当玩具玩的小孩一样，我们的玩物和我们的不成熟之间有着极大的落差。超级智能是一个我们在很长一段时间内都无法面对的挑战。我们不知道炸弹什么时候会爆炸，哪怕我们能听到炸弹的滴答声。

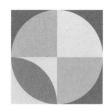

20

埃隆·马斯克到底想要干什么

A BRIEF
HISTORY OF BRAIN-COMPUTER
INTERFACE

2020 年 8 月 28 日下午，埃隆·马斯克投资的初创公司 Neuralink 在美国加州总部召开了一场全球瞩目的发布会，马斯克带着 3 只小猪向亿万名观众现场直播，展示了过去一年 Neuralink 在脑机接口技术方面取得的最新成果。

一枚硬币大小、可植入颅内的无线脑机接口设备，一台可以自动完成该设备人脑植入的手术机器人，以及颅内植入了该设备的行动自如、可爱蠢萌的小猪。

埃隆·马斯克是 PayPal、特斯拉、太阳能公司、SpaceX 等一系列高科技公司的创始人，特斯拉的股价一再突破历史极值，SpaceX 的火箭回收简直就是新闻里的科幻场景。在马斯克的知名度加持下，2016 年创立的 Neuralink 公司和它的最新植入式脑机接口设备自诞生起就受到了人们的广泛关注。

这一次他们都做了些什么呢？

发布会上，马斯克向全球观众隆重介绍了 3 只小猪。第一只小猪 2 个月前接受了一场开颅手术，大脑中被植入了 Neuralink 公司最新的脑机接口设备。第二只小猪的大脑中曾经植入脑机接口设备，后来被移除了。而第三只小猪的大脑没有被安装过脑机接口设备，它是一只"对照猪"。

　　现场展示中，我们能直观看到第一只小猪的脑电波，演示人员抚摸它的鼻子时，它的神经开始兴奋。在设备连接的 1024 个电极的作用下，它脑内的电波信号清晰可见。不仅如此，当小猪开始行走时，通过脑电图，研究人员可以准确预测到小猪走路时关节的位置。事实证明，脑电图预测和小猪的实际动作几乎完全吻合。这就意味着，演示人员已经能够从大脑中获取信息，并进行初步的信息解码。更重磅的新闻是，马斯克透露了一个最新消息：Neuralink 目前已经获得美国食品药品监督管理局的批准，对人脑进行实验！

　　此言一出，怀疑者有之，恐慌者有之，更多的是全球无数网友希望在自己脑袋上"大开脑洞"的呼声。

　　发布会结束后，一些神经科学家提出了质疑，认为 Neuralink 对于神经信息编码的研究还非常初步。Neuralink 公司创立时的目标是，实现超大通量的人脑与机器之间的双向信息交互。这涉及从大脑读出数据和向大脑输入指令这两个动作。马斯克主要展示了神经放电可以预测小猪四肢运动能力，而这实际上是业内很成熟的运动信息脑机接口解码技术，从科学意义的层面来评价，没有太大的新意和突破。毕竟，未来脑机接口技术要真正走向成熟，对神经编码机制的研究不可或缺。道理很简单，不搞清楚大脑的编码，就相当于不理解大脑的"语言"，也就不可能真正实现人脑和计算机之间的通信。

　　这是什么意思呢？我们首先要明确一个概念：我们能够解读神经信息的含义，不等同于我们能够掌握神经编解码的具体机制。

打个不太恰当的比喻，有人用《星际迷航》里虚构的外星人阵营——克林贡人的语言跟你交流，你肯定听不懂。但如果他每次说这句话时，都在跟你挥手道别，那你大概能总结归纳出来，这句话是"再见"的意思。

你看，你根本不懂这门语言，但通过"观察—总结"的办法，还是知道了对方表达的意思。而某种意义上，现阶段的 Neuralink 所做的差不多就属于这个水平，它可以尝试让人工智能来归纳总结我们的脑电波，再转化成机器语言以达到初步脑机控制。

但是，这时的你即使猜到了克林贡语里的"再见"，距离能用这门语言跟克林贡人交流也还差十万八千里，因为你没有真正学会和理解这门语言。

同理，目前我们只是做到了现象上的"归纳—总结"，并没有真正掌握大脑的语言，即神经信号的编码规律，也就无法用机器写出神经信号了。这就意味着，我们还不能实现跟大脑的沟通。这就是脑机接口的现状，对于神经元的语言、大脑的工作机制，我们根本还没摸到门路。

但这并不妨碍工程师的创新。Neuralink 的最大亮点在于工程师取得了工程技术上的突破。他们开发的脑机接口植入设备体积虽小，但包含的电极通道更多了，达到了 1024 个，这意味着更小的大脑创伤风险，却可进行更多的大脑活动监测。前文中提到，当时脑科学界比较广泛使用的"犹他"式电极最多允许同时装载 128 个通道（电极），可用于测量大脑局部区域中多处神经元的电信号，而 Neuralink 的 N1 芯片可同时装载 1024 个通道（电极），大大突破了"犹他"电极的限制。

另外一个亮点就是一台能够在手术中准确避开血管的手术机器人。马斯克表示："我们的希望是使这个机器人能够完成全套脑机接口设备植入手术，包括切开头皮、取下头骨、插入电极、放入设备、完成缝合，然后患者就可以离开了。我们想要的就是这种完全自动化的手术系统。"

马斯克在发布会上表示，Neuralink 和脑机接口技术在治疗抑郁症、失眠、疼痛、癫痫、失明、失忆、中风等多种神经系统疾病方面具有巨大的潜能。虽然治疗这些疾病可能还是马斯克的畅想，因为目前还没有展开人体实验，人体实验的安全性问题也尚未得到彻底解决，但 Neurolink 团队的这两个工程创新，将大大有助于全球科学家共同实现治疗这些疾病的长远目标。

值得注意的是，马斯克在发布会开始时说道："我们召开这次发布会的主要目的是招人，而不是拉投资。"马斯克在 2019 年的发布会上也表达了同样的意愿。Neuralink 公司成立以来共获得了 1.58 亿美元的投资，全部来自马斯克本人。

到这里，我们明白了马斯克的这场发布会到底意味着什么：基于已有的科学原理，马斯克将脑机接口的商业化向前推了一步，尽管这一步迈得并不容易。

布局脑机接口，是明智的选择吗

不知你是否想过这样一个问题，从特斯拉到 SpaceX 再到 Neuralink，世界顶级富豪马斯克真正想要做的事情是什么？他看不到人类对脑科学的基础研究还十分薄弱吗？根基都没有打好，脑机接口技术又能走多远？至于记忆移植、大脑增强、数字化永生，岂不是皆为无本之木、空中楼阁？在这时布局这个领域，是个明智的选择吗？

要明白这个比普罗大众聪明 100 倍的大脑真正想要做什么并不是一件容易的事，但如果你搞明白了他正在做的事情，以及这件事情之于未来的意义，你对这个世界的认知也许将发生一点关键变化。

让我们把视线拉远，从宇宙中望向这个地球。回到最初，自然造物用 6 亿年进化出了人类的大脑，人类之所以比其他动物要强这么多，除了能够使用工具以外，还有很重要的一点——发明了语言。语言让信息传递跨越了个体和时间的限制，让知识和经验得以一代又一代地积累下去。

但自从发明语言后，人类就一直沿用着这套信息传递的方式，随着科技的发展，载体一直在变，但是像"语言"一样的质变式突破却再也没有过了，和计算机沟通也得用信号语言来承载信息。而脑机接口就是新的突破口，能够让信息传递发生新的质变。等那一天到来的时候，也许人类社会将迎来一个新的飞跃。这就是马斯克布局脑机接口的根本原因。他总想做些真正能够改变世界、定义未来的事情。

让我们再把视线拉近一点，看看马斯克创办的那些公司。

通常，一个朝阳产业在兴起之前，就像是一堆木头，有生火所需的原料且万事俱备，但就是没有火柴。某种技术上的短板在阻碍着整个行业的起飞。所以，当马斯克创办一家公司的时候，他初期的核心战略通常就是制造这根火柴，引燃整个行业，促使全人类为这个事业而奋斗。他相信，这将反过来催生那些改变世界的发展，提高人类拥有美好未来的可能性。

无论是特斯拉还是 SpaceX，它们都是在进军工程领域而不是科学领域。关于这一点，马斯克是这么认为的：就进步而言，工程是限制因素。

换句话说，科学、商业、工业的进步都受制于工程的发展。回顾历史，你会发现这确实有道理：人类进程中，每一项最伟大的革命背后，都是有人从工程层面突破了制造"火柴"的瓶颈。

所以，要理解马斯克到底想要做些什么，你就要想想他正在努力创造的这根"火柴"。

熟悉马斯克的人都知道他习惯于制定远大甚至不切实际的目标，或许他实现不了他所描述的脑机接口的终极未来，正如饶毅教授所评价的："这些是可以实现的，前提是时间不是现在，人物不是他（马斯克）。"但更重要的是，他选择了引领这个方向。未来势必会有更多的人才和技术进入相关领域。而人机结合，至少给预防人工智能的威胁提供了一种选择。

当我开始尝试弄明白 Neuralink 到底是怎么回事的时候，其实马斯克已经无数次地告诉我们了。建立 Neuralink 只有一个目标：加快全脑接口时代的到来。

破除两大障碍，加快全脑接口时代的到来

全脑接口是脑机接口在一个理想世界中的样子。这是一个非常超前的概念，你大脑中几乎所有的神经元都能够与外界顺畅沟通。为了达成这个目标，马斯克打造了一个"Neuralink 天团"。让我们来看看这个"天团"的豪华阵容：

- 保罗·梅罗拉（Paul Merolla）：过去 7 年一直担任 IBM 公司 synapse 项目的首席芯片设计师，主导 TrueNorth 芯片的研发。这个领域被称为"神经形态"，目标是基于大脑架构的原则，设计晶体管电路。
- 瓦妮萨·托洛萨（Vanessa Tolosa）：Neuralink 的微制造专家，全世界生物相容性材料领域最前沿的研究人员之一。瓦妮萨的工作涉及根据集成电路行业原理，设计生物相容性材料。

- 马克斯·霍达克（Max Hodak）："脑机之父"尼科莱利斯的学生，正在杜克大学的实验室研究某些尖端的脑机接口技术，同时每周两次横穿整个美国去管理自己创办的"针对生命科学的机器云端实验室"。

- 徐东进（Dongjin Seo）：20多岁时在加州大学伯克利分校发明了一种先进的新型脑机接口概念——"神经尘埃"，利用很小的超声波传感器，为记录大脑活动提供了一种新的方式。

- 本·拉波波特（Ben Rapoport）：Neuralink 的手术专家，同时也是一名顶尖的神经外科医生。他还持有麻省理工学院的电气工程博士学位，所以能够"从可植入设备的角度"来看待自己作为一名神经外科医生的工作。

- 蒂姆·汉森（Tim Hanson）：一名同事称他为"地球上最好的全能工程师之一"。他通过自学掌握了材料科学和微制造方法，并开发出 Neuralink 将使用的核心技术。

- 弗利普·萨比斯（Flip Sabes）：加州大学旧金山分校的一名前沿研究人员。通过"结合皮质生理学、计算机和理论建模、人类心理物理学和生理学"，他的实验室开创了脑机接口的新领域。

- 蒂姆·加德纳（Tim Gardner）：波士顿大学一名领头研究人员。他的实验室致力于将脑机接口移植到鸟类身体中，从而研究"初级的神经元如何构成复杂的鸟叫"，以及"不同时长下神经活动规律之间的关系"。蒂姆和弗利普都选择放弃终身教职，加入 Neuralink 团队。这很好地证明了他们相信这家公司的前景。

还有一位就是马斯克本人了。他是公司的 CEO，也是团队成员之一。出任 CEO 一职让这件事有别于马斯克最近在做的其他事，Neuralink 也因此成为重中之重，这种优先级以前是属于 SpaceX 与特斯拉的。

说到神经科学，马斯克的技术知识在团队中是最弱的，但他成立 SpaceX

的时候也没有很多技术知识，却很快就通过阅读和咨询团队中的专家成了一名火箭科学专家。就他这两年的表现来看，他也许很快就会成为一名神经科学专家。他常常说："没有对技术的充分理解，我认为很难做出正确的决策。"

曾有记者问马斯克，这个团队是怎么组建起来的。他说，为了组建这个团队，他见了 1000 多个人；其中的一个挑战是，当你所研究的技术涵盖了神经科学、脑部手术、微电子学、临床试验等领域的时候，你需要了解大量各不相同的专业知识，因为这是一个跨学科程度很高的领域，他所寻找的也正是跨学科的专家。

组建这么一个团队没那么简单。从以上的成员简介中你就能看到：每个人都为团队带来了各自特有的跨界组合技能，使得团队整体罕见地能够像一个超级专家那样进行思考。

这个"天团"做了些什么呢？

首先，Neuralink 是一家公司，这就意味着它要从事商业活动。Neuralink 要研发制造的产品就是先进的脑机接口设备，有人称之为"微米尺寸的设备"。这就像 SpaceX 利用发射火箭来维持公司的运营，从而得以试验最新的工程研究成果。他们相信，他们研发的产品既能支撑公司的发展，又能为实际运用创新提供完美的媒介。

其次，关于他们的商业计划，马斯克是这么说的："我们的目标是在差不多 4 年之内，上市一些产品来帮助修复某些严重的大脑损伤，例如因中风、癌症或者先天原因引起的损伤。"那么，具体要怎么实现呢？

在今天看来，用蒸汽引擎技术来掌握燃烧的威力是引发工业革命的必经之路。但如果你对一个 18 世纪 60 年代的人这么说，他们就不太明白需要克服哪些障碍，什么样的发明创造能带他们越过这些障碍，或者这些过程需要经历多久。

而这就是我们今天的处境，讨论一项新的、革命性的发明创造就必须从讨论其中的障碍开始，哪些关卡是需要一一打通的？在 Neuralink 这个案例中，有很多这样的关卡。比如说，对大脑认知的匮乏。作为脑机接口技术的基础学科之一，脑科学目前的进展有限，大脑对于人类来说更像是一个还未开启的"黑匣子"，在这样的前提下，脑机接口技术能到达什么样的高度？对此，马斯克团队有着较为乐观的看法。他们认为，如果与大脑进行有意义的相互作用的前提是了解大脑，那我们就有麻烦了。但即使没有真正明白大脑内部运作的规律，我们也可能解密其中的奥妙。

也就是说，能够解读大脑信号是一个工程技术问题，但是彻底了解它的根源以及神经元的组成，那是神经学家真正关心的问题。要有所进展，我们不必解决所有的科学问题。如果我们能利用工程实现神经元与计算机的交流，脑机接口的部分就算实现了，剩下的大部分工作可以交给机器学习。这就是说，要取得工程方面的进展，我们并非必须了解大脑。

因此，在马斯克的"天团"看来，工程技术瓶颈才很可能是将来最需要突破的障碍。Neuralink 的阻碍来自技术层面，而且不在少数。其中两个挑战最大，一旦克服的话，也许足以解决其他阻碍，并彻底改变我们未来的轨迹。

主要阻碍一：带宽的增长不够快

人类大脑中从未一下子装有几百个以上的电极。谈及真正能够改变世界的脑机接口需要记录多少神经元时，Neuralink 团队给出的数字是"100 万"。

2020 年，这个数字是 3000 多一点，离 100 万这个数字可以说很远，也可以说很近，这取决于接下来的增长模式。

按照脑机接口的"摩尔定律"，人类能够同时记录的神经元数量以每 7.4 年翻一倍的速度增长。如果保持这个速度，到 21 世纪中期我们就会达到 100 万的目标，到 2225 年就能记录大脑中所有的神经元，做到对大脑的完全解析。不过，这看上去还是不够快。

主要阻碍二：充满挑战的无创植入

只要还涉及开颅手术，那脑机接口就不会普及。

Neuralink 的目标是，最终的脑机接口植入过程应该是自动化的。在他们的设想中，脑机接口植入应该要像激光近视矫正技术一样，是自动化的过程，不然就会被有限的神经外科医生数量所限制，费用也会很高。他们希望制造一台像激光矫正仪器那样的机器来批量实施手术。

他们最厉害的突破正在于此，实现脑机接口的高带宽本身就是一件了不起的事，发明一种无创植入接口设备的方法更是如此。而完成这两件事无疑将引发一场革命。

Neuralink 发布的无线植入设备在研发过程中经历了无数挑战。这个设备将要能够无线发送、接收大量数据，这就意味着它还需要解决像信号扩增、模拟—数字信号转化、数据压缩以及感应式充电等问题。另一个问题是生物相容性。精密的电子仪器在胶质的大脑中很容易变得"不好使"，而且大脑也不喜欢自己里面有异物，它会把设备当成入侵者并最终将它包裹在疤痕组织中，让它彻底失灵。

还有体积问题。在就这么点儿空间的颅骨中，你要把这么一个处理 100 万神经元的设备放置在哪里呢？如果采用现在的多电极阵列来承载 100 万个电极，这个设备会有棒球那么大。所以，进一步缩小体积又是一项需要完成的重大创新。

我们假设以上所说的都完美结合在一起，获得一种高带宽、持久、无创的设备，具有双向的沟通能力和良好的生物相容性，那我们就能同时与 100 万个神经元来回对话了！

不过事实上，我们并不知道如何与神经元进行交流。要真正学会大脑的"语言"，还要依靠人工智能技术的进步。目前像谷歌翻译这样的弱人工智能，本质上就是基于两部字典，把一部字典中的字词转换为另一部中的字词，而这与真正理解语言很不一样。我们还需要在机器学习上往前走一大步，才能让计算机真正理解语言；而机器理解大脑的语言也同样需要往前迈一大步，因为很显然，人无法自己去学习解析数百万个同时交流的神经元的讯息。

要不是马斯克为脑机接口技术带来这样的高光时刻，公众对它的关注度将远远比不上对 AlphaGo 的。但马斯克相信，他们还是相对小的一个群体，一旦突破的火花迸发，一切将很快改变，发展将迅速发生。随着植入过程越来越简单、成本越来越低，脑机接口带宽将变得越来越好，公众兴趣也会随之增加。而当公众更感兴趣时，人类整体会注意到机会的存在，发展的速度将急速上升。正如计算机硬件的突破带来了软件行业的爆炸式增长，各大行业将纷纷研发先进的设备和智能应用，用于与大脑接口连接。待到 21 世纪中期，100 万个神经元的目标得以实现之后，那时会发生什么？

新兴的脑机接口行业是一场即将颠覆一切的革命的种子，然而它本身并非一个新兴的事物。如果你再次使用"缩放思维"，这次请你后退一步，脑机接口更像是一股持续已久的趋势的下一个重要章节。口头语言过了很久才发展出书面语言，书面语言又过了很久才发展出印刷。然后我们有了电，发展的步调从此大大加快，电话、收音机、电视、计算机……电话成了无线的，接着又变成移动的。再然后，电话和计算机合二为一，成了一种万能设备。从某种意义上说，手机已经是脑机接口的前世代产物，你的大脑已经将它同化为你的身体图式的一部分，且是不可分割的一部分。试试看，如果一天不看手机，对数字时代的原住民来说，那种感受堪比失去一根手指。

现在，我们正处于一个虚拟和增强现实革命的早期阶段，将来我们的眼睛、耳朵也都会被数字世界包围，并且这个数字世界也会很快围绕在我们脑袋四周。然后，它自然就会走到下一步：进入大脑。

这将通过"全脑接口"的形式发生，相比现在的早期脑机接口，这是一种非常完整、运行顺畅、生物相容性良好且高带宽的大脑接口，在感觉上就跟大脑皮质和边缘系统一样，是你的一部分。

我希望马斯克能够加速这一天的到来。

最后的思考，
人机融合的终极未来

未来，我们将怎样与这些超级聪明的机器共存？

许多聪明的大脑正在做与马斯克相同的事情。iRobot 公司联合创始人、麻省理工学院人工智能实验室前主任罗德尼·布鲁克斯（Rodney Brooks）博士认为，人类的出路不难找到，"我们将与它们融合"。

随着机器人科学和脑机接口技术的发展，把人工智能变成我们的一部分，或者把我们变成它们的一部分，已经成为可能。

从某种意义上说，人机融合过程已经开始。目前全球有数万人接受了耳蜗移植，这种人工耳蜗就是最早的脑机接口应用。它能接收来自外界的声音，然后将声波转化为电信号，直接传入大脑中的听觉神经。人工耳蜗代替了人类的"耳朵",只要你愿意,它的功能将比普通的耳朵更加强大,它能让你听到人类的耳朵听不到的声音。

不仅耳朵可以被替代,眼睛同样也可以。人工视网膜已经是一项比较成熟的技术,它的出现帮助几万名盲人重新看见了世界。实现人工视网膜的一种方法是将微小的摄录机装入镜片中,把图像转化为数字信号,用无线的方式传入置于视网膜上的芯片中。芯片激活视网膜神经,把信息通过光学神经传到大脑的枕叶部分。这样,完全失明的人也可以"看见"这个世界大致的图像。另外一种方法是把光敏感芯片装在视网膜上,然后把信号直接传到视觉神经,这个设计不需要外部摄录机。

人工耳蜗和人工视网膜迟早也会应用在普通人身上,为什么不呢?马斯克在 2020 年 8 月 28 号发布了 Neuralink 的最新成果——硬币大小的能植入脑中的芯片和手术机器人,他的团队已经成功将芯片植入了一只小猪的大脑,这种装置获得了美国食品药品监督管理局认证,对人脑的植入实验很快就能开始。

这意味着通过大脑芯片增强日常的感觉和能力变成了一件可以期待的事情。通过人工耳蜗(当然到时候它可能不叫这个名字),所有功能都将集中于一块小小的能植入脑中的硬件装置,我们可以听到之前从未听到过的高频声音。也许你可以把调频设置到狗的听力范围之内,感受一下在它们的脑子里这个世界是什么样的。我们已经可以通过夜视镜,也就是红外眼镜看到黑暗中的物体发出的特定类型的光,在正常情况下人眼是看不到这些光的。人工视网膜能轻易启动夜视镜功能,不仅如此,它还能让我们看到紫外线。如果你愿意,你可以进入蜜蜂的视角,它们可以看到紫外线,因为它们要锁定太阳的位置才能飞到花床上。

那会是一个怎样的世界呢?

未来是一场无与伦比的想象之旅

如果我们掌握了可以让人类大脑与人工智能进行互动的技术，那将会发生什么？

在对尼科莱利斯教授的采访中，他用美妙的语言畅想了人机融合的终极未来。

一开始，大脑与人工智能进行互动可能会成为一种冒险，而我们的大脑可以被重塑。它会逐渐习惯于抓握虚拟的物体、操作计算机、用意念沟通，尤其是与我们最喜欢的"大脑网络"中的另外那些有趣的大脑进行自由沟通，这是社交网络的终极版本。英特尔、谷歌和微软都已经创立了它们的脑机部门，所有致力于人工智能开发的最优秀的公司都意识到了这一点。这说明，脑机接口的未来并非遥不可及，尽管它面临的主要障碍依旧在于开发非侵入式的方法，以获取脑机接口所需的高分辨率的大脑活动。但尼科莱利斯相信，"克服障碍的方法将在几十年后被找到"。

那时候回过头来看，2014年世界杯开幕式上那套令世人叹为观止的"外骨骼"就像是一个原始、粗糙、笨拙的儿童玩具。未来的"外骨骼"系统，或许会形似钢铁侠的"机械战甲"，它能让正常人拥有超人般的力量、感受和能力。通过使用意念来控制机器人替身，或者生化人、克隆体等，人类会出现在各种遥远的环境中。如今听起来无法想象的事情，未来会显得司空见惯。从海洋深处到超新星禁区，甚至到我们体内细胞内空间的微小裂缝，人类的触及范围最终将追上我们探索未知领域的贪婪野心。

设想我们的大脑将完成它史诗般的解放之旅，从它在地球上栖息了几百万年的身体中解放出来，使用双向的脑机接口技术来运作五花八门的工具。它们将在自然造化的微小世界中，成为我们新的眼睛、耳朵和双手。世界是由一团团原子或细胞组成的，我们的身体永远无法进入原子或细胞，但我们的思想却可以畅通无阻、毫不犹豫地进入。我们也许能够远程操作各种形状、各种大小的机器人和飞船，让它们代表我们去探索宇宙尽头的其他星球，并把奇异的地貌和风景储存在我们的思维触手可及的地方。随着探索中我们迈出的每一步，子孙后代所创造的工具将继续被他们的大脑同化，进一步扩展他们的自我，定义大脑自己的观点。这一切将远远超出我们今天的想象。必须承认，这种想法让我感受到了巨大的快乐与敬畏。这是一种深沉的情感，我猜想它类似于 500 年前，葡萄牙的船员在危及生命的漫长旅行结束时，发现自己看到了新世界的灿烂沙滩时所产生的情感。

虽然在编辑的建议下，尼科莱利斯已经尽量避免了自己拉美基因的影响，但他那优美的、冗长的、具有无数个形容词与排比句的"拉美式"英文这时候读起来却有一种史诗般的雄伟与壮丽。在他的指引下，你已经同他站在一起，一同经历了这场对未来无与伦比的想象之旅。

（以下内容引自尼科莱利斯的《脑机穿越》一书）

我们如何能成功地描绘出人类经历的非凡多样性（正是这些经历构成了我们这个物种独特的冒险之旅）？这个答案可能存在于我们相对性大脑的才能中。

追溯到 1945 年，伟大的数学家哥德尔令科学界为之震惊，他再一次提出了对爱因斯坦广义相对论方程的新解。根据哥德尔的解答，时光倒流应该被视作相对性宇宙中的一个不同而真实的可能性，时空连续体和黎曼几何支配着这个相对性宇宙。然而，尽管时间倒流在数学上是可能的，实际上它却非比寻常。就我们所知，宇宙中并不存在这类经验，除非你将参照框架更换成另一个宇宙、另一个时空连续体，即大脑，在那里，在神经元宇宙的范围内，时间旅行成了一种相当微不足道的经验。如果时间旅行发生在星球的时空构架中，物理学家一定会认为这是惊人的壮举。而我们中的任何人只要在大脑时空连续体的波浪中穿行，只要游过神经元交响乐的音符所积累并小心保存的记忆，便可以实现这一壮举。

如果我在这里描述的未来成为现实，那么稍微再多想象一下，我们便能想到，获得新智慧的人类后代同样会决定穿越人类历史上的另一条卢比孔河，并且为了后世子孙的利益，努力记录人类遗产的丰富性与多样性。我认为，只有通过保存对每个个体人生故事的第一人称叙述，这种无法估量的财富才能被汇聚起来。我们作为凡人的独特叙述会在大脑中存在很短暂的一段时间，然后随着个体生命的结束而永远遗失，这是大自然中罕见的浪费。

我可以想象出来，一个考虑更周全的未来社会，将"下载"并保存一个人一生的记录，不仅将它当作生命终点的仪式，而且当作对在宇宙中其他独特人类生命的最后致敬。此后，这些永恒的记录会像独一无二的珍贵珠宝一样受到珍视。曾经活过、爱过、痛苦过、成功过的数十亿同样独特的心灵，也会得到永生，它们不是被铭刻在冰冷而寂静的墓碑上，而是通过生动的思想、热烈的爱以及忍受的痛苦，而被释放出来。

到那时，可以永久保存思想的奇妙技术和道德盟约，也将可以把这些思想传播到宇宙的边缘，最终带来终极的解脱和慰藉，这是我们重返母亲的子宫才会有的感觉。对于遥远的未来，我仍能想象出一个重大的改变，即相对性大脑会被加冕为唯一充满意义并赐福于我们的"上帝"，这是对人类经过远古时期偶然的奇异旅行的公正而恰当的颂扬。大脑不但将现实感与自我感的高超雕塑家以及记忆的忠实守卫容纳其中，还毫不费力地以光速与任何有兴趣的人和事物，在广阔宇宙中的任何地方，分享着人类在一生中创作的交响乐曲！

数字化永生，创造出新宇宙

尼科莱利斯在《脑机穿越》一书中用美妙的文字描述了对未来世界的畅想。脑机接口的最终目的就是将大脑从脆弱的肉身中解放出来。至今我们仍然难以真正相信那个世界会真实到来，正如我们还难以想象意识能够不受我们肉身的束缚而独自存在。我们能够离开终将逝去的躯体，像神灵一样在这被称为宇宙的乐园里游荡吗？

关于这个问题，或许你可以轻易列举出 10 本具有非凡想象力的文学作品，或者 10 部精彩绝伦的科幻电影，作家、导演、思想家、文学家、哲学家们用文学或者戏剧化的语言对此做过无数次令人惊叹的演绎，人类大脑的想象力与创造力无远弗届。物理学家也不例外，他们严肃地探究了将来有一天意识能散播到整个宇宙中的想法。

纽约城市大学教授、物理学家加来道雄就认为，以纯能量的形式探索宇宙的梦想并不违反物理规律。我们最熟悉的纯能量形式，例如激光束，能够包含大量信息。当今，每天有上万亿个电话、数据包、视频和电子邮件等信号由携带激光束的光缆即时传输。"有一天，也许在下一个世纪的某个时刻，我们就能够把我们的整个人脑连接组置于强大的激光束上，将我们自己的大脑意识传输到整个太阳系。再过一个世纪，我们也许能借助一条光束把自己的人脑连接组发送到恒星上。"加来道雄在畅销书《心灵的未来》（*The Future of the Mind*）中描述了这样一种可能。

　　这条激光束会包含重组一个有意识的人所需要的所有信息。尽管这条光束到达目的地可能需要几年甚至几个世纪的时间，但在乘坐在这条激光束上的人看来，这趟旅行只是一瞬间的事。从根本上讲，我们的意识被冻结在激光束上，它飞快地经过宇宙真空空间，而对于我们来说，到达银河的另一端好像就是一眨眼的工夫。

　　这样，我们就避免了行星际旅行和恒星际旅行的所有糟糕经历。第一，我们不必建造硕大的推进火箭。你只需按下激光的"开"这个按钮就够了。第二，我们不必承受加速进入空间时给身体带来的数倍于 g 值的过载。我们没有物质身体，故可以瞬间加速到光速。第三，我们不必遭受外太空的各种危险，如流星的撞击和致命的宇宙射线，因为小行星和辐射可以从我们身上穿过，不会带来伤害。第四，我们不必把自己的身体冰冻起来，或者在传统的火箭飞船中忍受几年的孤单寂寞。相反，我们以这个宇宙中最快的速度穿过太空，时间对于我们是停止的。

　　这听起来像不像天方夜谭？

　　我最喜欢的科幻作家艾萨克·阿西莫夫（Isaac Asimov）的经典科幻故事《最后的问题》（*The Last Question*）描述的正是这样一个未来，几十亿年后的人类会在某个不知名的行星上把自己的肉体置于吊舱中，让自己的心灵通过纯能量释放来控制整个银河系。这些替身并非由钢铁或硅制成，而是纯能量生物，能毫不费力地在遥远的太空遨游，饱览过往爆炸的恒星、互相碰撞的星系以及其他宇宙奇观。但无论人类变得多么强大，当他面对宇宙的最终灭亡，即"大冻结"来临时，他仍然会感到无助。在绝望中，人类建造了一台超级计算机来回答这个终极问题：宇宙的灭亡可以被逆转吗？这台计算机如此之大，如此之复杂，它只能存在于超空间中。但它的回答仅仅是：信息不足，无法给出答案。

几个世纪之后，恒星开始暗淡，宇宙中所有的生命都濒临灭绝。但此时，这台超级计算机终于找出了一种逆转宇宙灭亡过程的方法。它在整个宇宙中搜集死亡的恒星，把它们结合成一个巨大的宇宙球，并将其点燃。随着这个球的爆炸，这台超级计算机发出宣告："让这里有光！"

于是有了光。脱离肉体的人类成为上帝，最终创造出新的宇宙。

《最后的问题》已经有了答案，那么剩下的就是以下的问题。

电波中永生，那是你想要的未来吗

如果你的灵魂化为一道永恒的电波在宇宙中漂泊，那是你想要的永生吗？

在写这本书的过程中，我与身边许多朋友聊起了"数字化永生"这个命题。令人讶异的是，他们当中没有几个人真正愿意接受没有躯体的永生，因为我们每个人都明白，我们所有的痛苦、欲望、自私、爱恨、欢愉、嫉妒、情仇……无不来自这副终将消亡的肉身。人生如寄，它也只不过是用来寄托我们灵魂的躯壳，终有一天不得不面临这样的命运时，我们是否真正愿意舍弃？那些令人心醉的感觉——用鼻子闻一朵花香，用双脚踩在细软的沙滩上，用手触摸爱人的手，用身体感受肉体的爱，当这一切都是虚拟的电子信号，尽管你知道它们本来就是一堆信号，你是否真正愿意舍弃？

很遗憾的是，我至今没有遇到过一个人愿意以舍弃肉身为代价换取数字化永生。这让我想起了伍迪·艾伦（Woody Allen）曾经所说的："我不想通过自己的作品永远活下去。我想要的是永不死去。"

电影《星际迷航》中有这样一个令我印象深刻的情节："进取号"在宇宙航行的过程中遇到一种超智慧生物，他们的文明比行星联盟领先近 100 万年。早在地球年数几十万年前，这个物种就已经抛弃了脆弱的、终将死去的躯壳，住在由纯能量构成的脉冲球体中。他们的领袖萨尔贡（Sargon）欢迎"进取号"到自己的行星来。柯克船长接受了这个邀请，他非常清楚这个文明拥有能够把"进取号"瞬间汽化的能力，但他并不知道，这种超智慧生物有一个致命弱点，他们虽然拥有先进的技术，但他们没有肉体，他们渴望重新体验肉体的感觉冲击，渴望重新变为"人类"。见到尚未脱离肉体的"低等智慧生物"，这个超级生物中的一员动了杀心，他企图占有船员的身体，他想像人类一样生活，即使这意味着将摧毁这副肉体所有者的心灵。不久，"进取号"的甲板上爆发了战斗，邪恶的超级生物控制了斯波克的身体，船员们开始反击……

为什么我们不想在脱离于肉身之外的电波中永生呢？

有一个理论试图解释这一点：如果要在高科技和高接触之间做出选择，我们每次都会选择高接触。例如，现场听崔健的演唱会和用耳机听他的数字唱片，去卢浮宫亲眼看看蒙娜丽莎的微笑和在计算机上看高清大图，你会选择哪个？如果不用你出钱，我想很多人都会选择去现场看表演和飞往法国吧！

这就是"洞穴人原理"。因为我们继承了猿类祖先的意识，自第一批现代人类出现在非洲，此后的 10 万年里，我们基本人格中的某些部分可能没怎么改变。我们意识中的一大部分都在意美丽的外表，试图给异性及同伴留下好的印象。这已经成为我们大脑架构的一部分。很有可能在这种基本的猿类意识下，我们与计算机的融合只能是加强我们现在的躯体，而不能完全取代它。

这种原理可以解释为什么有些对未来的预测十分合理却没有实现，比如"无纸化办公"。计算机可以在办公室中完全替代纸质文件，但具有讽刺意味的是，计算机事实上制造出了更多纸质文件。一个有趣的解释是，这是因为我们是从猎人进化而来的，而猎人需要"猎物的证据"，即我们信任的是具体的证据，而不是那些在计算机屏幕上跳跃的稍纵即逝的电子——好像你一关上计算机，它们就消失了一样。

新冠疫情期间，越来越多的人开始在家办公。我们通过视频开会而不需要真正见面聚在一起，我们不能一起吃饭、喝咖啡，不能去健身房游泳、举铁，不能看电影、逛商场。当我们的一切社交活动都只能在虚拟世界里进行时，我们感到很不舒服。因为我们依旧是社会性动物，我们喜欢与其他人建立情感。视频会议虽然有用，但并不能完全取代身体动作所能传达的全部微妙信息——这一切只能在面对面的情况下才能达到。

正如《中国大趋势》（*China's Megatrends*）一书的作者约翰·奈斯比特（John Naisbitt）所言："我们引进社会的高科技越多，人们就越想和其他人聚在一起。"

我们希望自己能穿上钢铁侠的机械战甲，拥有超于常人的力量、感受和能力，但我们希望脱下战甲时还是拥有自己原来的身体，当然最好永葆健康。我们希望可以输入记忆、提升智商或者增强能力，但我们也希望摘下头盔或取出植入物时，自己还是原来的样子，当然，不妨变得更年轻与美丽些。

今天，我们已经有了人工耳蜗和人工视网膜，它们能够为患者带来听觉和视觉。将来，纳米技术也许会提升我们所有的感觉，同时保持我们的基本外形。例如，我们可能会用基因技术、纳米技术和脑机接口等技术来增强我们的"零部件"，制造人体器官。也许会出现人体商店，当旧的身体零件磨损后，我们可以从中选购新的备用零件，而这些零件以及其他提升身体能力的东西都会保持人类的外形。这也许才是我们所期待的未来。

郝景芳在《人之彼岸》一书中说：

> 对于未来，我并不太担心人工智能和人类的全面对抗，也不担心人类文明受到根本威胁，但是我担心人类越来越不重视自身的情感化特征，将自己的一切都划归到数字界，将自己彻底数字化。

> 没有任何物种能毁灭我们的精神世界，除非我们自己放弃。这是有关未来我唯一忧虑的事。

你最珍贵，我们都是恒星的孩子

数字化永生最大的问题在于：就像天文学把我们解释为在冷漠的宇宙中飘浮的无关紧要的宇宙尘埃一样，神经科学把我们的灵魂解释为在神经回路中循环的电信号。但这是真的吗？

我们的讨论始于科学中两个最大的谜：宇宙和心智。它们不仅有着相同的历史和叙事，而且有着相同的哲学和视角，甚至是相同的命运。

从中世纪的神秘主义向今天的量子物理学过渡的过程中，我们在宇宙中的角色和位置随着每一次科学上的革命而发生重大变化。我们的世界在按照几何级数扩张，这迫使我们改变对自己的认识。

当我仰望群星，或思索地球上的万千生命，对这一历史进程进行审视时，我有时会被两种相互矛盾的情绪所左右。一方面，我觉得在宇宙面前自己是那么渺小。对无垠空寂的宇宙进行遐想的时候，那些无垠的空间中永恒的寂静使我惊恐。另一方面，色彩缤纷的生命多样性以及人类这一生物精妙复杂的存在，更是使我痴迷。

科学，以其窥视黑洞和拜访遥远星球的力量，催生了两个涵盖大脑和心智的基本哲学：哥白尼原理和人择原理。科学中的所有事情都可以归结为这两个哲学，但它们本身却截然相反。

哥白尼原理声称，我们在宇宙中所处的地位毫无特别之处。有些好事者将这称为"平庸原则"。迄今为止，每一项天文发现似乎都证实了这一观点。不只是哥白尼剥夺了地球作为宇宙中心的地位，哈勃空间望远镜还把整个银河系搬离了宇宙中心，告诉我们宇宙正在膨胀，它有几十亿个星系。对于暗物质和暗能量最近的发现说明，构成我们身体的这些高等化学元素只占到宇宙中全部物质能量成分的 0.03%。根据膨胀学说，我们必须把可见宇宙想象成镶嵌在大得多的平坦宇宙[①]中的一粒沙，而这个宇宙本身也有可能正在不断分裂出新的宇宙。最后，如果弦理论被证明是正确的，那么我们必须接受这样一种可能：即便我们所熟悉的空间和时间只有 4 个维度，我们对宇宙的认知也必须扩大至 11 个维度。我们不仅不再处于宇宙的中心，我们还有可能发现，可见宇宙也只不过是一个大得多的多元宇宙中的一个微小零头。

想象一下这个画面：你进入一个房间，你看到一幅巨大的完整的宇宙"地图"。在这幅"地图"上有一个微小到几乎看不清楚的箭头，上面写着："你在这里。"

一点儿都没错，人类只不过是在星球之间漫无目的游荡着的宇宙碎片。

---

① 平坦宇宙是指宇宙所拥有的物质足以使其膨胀速度减缓，但又不发生坍缩的现象。——编者注

这是哥白尼原理试图告诉你的事情。但是有趣的是，同样一件事情，可以用完全相反的另一个理论来解释，它是一种完全相反的哲学：人择原理。

人择原理认为，宇宙与生命相融合。这个简单的观念有着深刻的含义。一方面，宇宙中存在生命是不容争辩的事实。但宇宙的各种力量只有精确到令人吃惊的程度才能使生命的出现成为可能。物理学家弗里曼·戴森（Freeman Dyson）曾经说过："宇宙似乎知道我们的到来。"

这个原理让我们认识到，只是由于有了一套奇迹般的"意外"，生命意识才在我们这个四维宇宙中成为可能。使智慧生命得以成为现实所需要具备的一系列参数，范围狭窄到荒唐的地步，而我们恰恰就在这么狭窄的一个范围内生机盎然。质子的稳定性、恒星的大小、高阶元素的存在，诸如此类都好像经过了精细设定，使复杂形式的生命和意识得以产生。这种幸运的环境究竟是人为设计的还是意外产生的，人们可以辩论。但要使我们的存在成为可能，必定需要复杂精确的参数调整，这一点无可争辩。

比如，如果太阳的核力比现在强一点点，那么它就会在几十亿年前燃烧尽了，DNA就没有进化发展的时间。如果太阳的核力比现在弱一点点，那么它一开始就不会燃烧，我们也不可能出现在地球上。

同样，如果引力比现在大一些，宇宙在几十亿年前就会发生坍塌进入大挤压阶段，我们都会在超高的温度下死去。如果引力比现在小一些，宇宙的膨胀速度将会加快，直至到达大冻结阶段，我们都会被冻死。

这种精确性也适用于身体中的每一个原子。物理学认为，我们由恒星尘埃构成，我们周围的原子都是在炽热的恒星中铸成的。严格来说，我们是恒星的孩子。

但构成人体高阶元素的氢核反应十分复杂，在所有节点上都可能偏离轨道。如果发生偏离，我们体内的高阶元素就不可能形成，DNA 和生命所涉及的原子可能根本就不会存在。

正如霍金所说："如果在大爆炸发生 1 秒钟之后的膨胀速度慢了哪怕是一千亿分之一，宇宙就会在达到其目前规模之前重新坍缩……像我们这样一个宇宙能够从大爆炸这类事件中产生出来，其偶然性实在是太巨大了。"

换言之，生命是宝贵的，生命就是奇迹。

智人是生命之树上的一个小树杈。但这根树杈，无论好坏，都已经在自 5 亿年前寒武纪爆发开始的多细胞生命的历程中发展出全新的属性。我们发明了意识，它给我们带来了《哈姆雷特》，也给我们带来了有巨大破坏性的原子弹。现在，我们终于走到了命运的转折点上。

致 谢

2020 年初发生的新冠疫情，让我再次体会到科学普及的重要性。疫情之初，谣言、流言不断出现，这不仅对防疫工作造成困扰，也对国家政策、社会稳定带来不利影响。这种面对全球性重大公共安全事件时所暴露出来的公众科学素养的不足在东西方同时存在，在西方国家甚至有着更加令人担忧的表现。

科学素养的高低，很大程度上取决于科学普及和科学教育的水平，这凸显了一个国家的文化软实力。这些年，中国一直在科技创新的道路上快速前进。不同于科学技术这样的硬实力，科普作为科学与文化的桥梁以及国家文化软实力的象征，受到人们越来越多的关注，日益成为国家现代化建设进程中不可或缺的内容。中国社会稳固发展，不仅带给了民众更多科技进步的成果，还通过施行普惠的科普政策，营造了繁荣的科学文化，助推先进文化渐成风气。

这样的背景，或许使本书具备了一些特别的时代感，同时也满足了不一样的创作要求，那就是力求达到科学与文化艺术之间的均衡，不为纯粹地满足好奇心而舍弃复杂、产生偏差，也不为追求纯粹的科学而索然无味、拒人千里。自始至终，它存在的唯一价值，就是为了能够成为一部通俗易懂且能打动人心的科学作品。它另一个略显"功利"的目的，是希望通过对某一领域前沿科学的科普化，加快前沿科学研究成果进入成熟知识体系的进程，并尽早造福于社会生活的方方面面。

这本书的诞生，首先要感谢诺贝尔奖获得者联盟的董事朱殷女士和陶然博士，因为他们向我引荐了"脑机接口之父"米格尔·尼科莱利斯教授，所以我才有机会与这位伟大的科学家结识。其次，正因为我想向更多的朋友介绍脑机接口和尼科莱利斯教授，所以才有了写这本书的念头。

写作的过程中，我得到了尼科莱利斯教授的很多帮助，不仅本书的许多内容来源于他的研究成果，他和他的团队成员还为本书的科学性、准确性提供了珍贵的意见和建议。我还要特别感谢我的搭档刘曾。没有这位默默无闻的幕后英雄的鼎力支持，我这个文科生实在是无法一个人完成这么多资料的收集、整理、消化和吸收。这本书的英文翻译稿更是体现了这个曾经的生物奥赛冠军的超高水平！当然，还有张林、吴江等同事为我提供的所有帮助。

出版的过程中，本书得到了浙江教育出版社、湛庐文化的资深科学编辑的帮助。对他们在本书诞生过程中所表现的严谨态度和专业精神，我想表达真诚的谢意。

本书的创作难免存在瑕疵甚至谬误，一方面是由于我并不具备神经工程学或者脑科学专业知识背景；另一方面也在于脑机接口技术仍属于前沿领域，新热点、新成果层出不穷，导致我对于该技术体系的整体把握只能勉力而为，特别是对于科学原理以及具体技术的理解无法做到真正融会贯通。所以，图书出版后，期待广大读者予以评点指正。

未来，属于终身学习者

我这辈子遇到的聪明人（来自各行各业的聪明人）没有不每天阅读的——没有，一个都没有。巴菲特读书之多，我读书之多，可能会让你感到吃惊。孩子们都笑话我。他们觉得我是一本长了两条腿的书。

———查理·芒格

互联网改变了信息连接的方式；指数型技术在迅速颠覆着现有的商业世界；人工智能已经开始抢占人类的工作岗位……

未来，到底需要什么样的人才？

改变命运唯一的策略是你要变成终身学习者。未来世界将不再需要单一的技能型人才，而是需要具备完善的知识结构、极强逻辑思考力和高感知力的复合型人才。优秀的人往往通过阅读建立足够强大的抽象思维能力，获得异于众人的思考和整合能力。未来，将属于终身学习者！而阅读必定和终身学习形影不离。

很多人读书，追求的是干货，寻求的是立刻行之有效的解决方案。其实这是一种留在舒适区的阅读方法。在这个充满不确定性的年代，答案不会简单地出现在书里，因为生活根本就没有标准确切的答案，你也不能期望过去的经验能解决未来的问题。

而真正的阅读，应该在书中与智者同行思考，借他们的视角看到世界的多元性，提出比答案更重要的好问题，在不确定的时代中领先起跑。

湛庐阅读App：与最聪明的人共同进化

有人常常把成本支出的焦点放在书价上，把读完一本书当作阅读的终结。其实不然。

时间是读者付出的最大阅读成本

怎么读是读者面临的最大阅读障碍

"读书破万卷"不仅仅在"万"，更重要的是在"破"！

现在，我们构建了全新的"湛庐阅读"App。它将成为你"破万卷"的新居所。在这里：

● 不用考虑读什么，你可以便捷找到纸书、电子书、有声书和各种声音产品；

● 你可以学会怎么读，你将发现集泛读、通读、精读于一体的阅读解决方案；

● 你会与作者、译者、专家、推荐人和阅读教练相遇，他们是优质思想的发源地；

● 你会与优秀的读者和终身学习者为伍，他们对阅读和学习有着持久的热情和源源不绝的内驱力。

下载湛庐阅读App，

坚持亲自阅读，

有声书、电子书、阅读服务，

一站获得。

本书阅读资料包

给你便捷、高效、全面的阅读体验

本书参考资料

- ✔ **参考文献**
  为了环保、节约纸张，部分图书的参考文献以电子版方式提供

- ✔ **主题书单**
  编辑精心推荐的延伸阅读书单，助你开启主题式阅读

- ✔ **图片资料**
  提供部分图片的高清彩色原版大图，方便保存和分享

相关阅读服务

- ✔ **电子书**
  便捷、高效，方便检索，易于携带，随时更新

- ✔ **有声书**
  保护视力，随时随地，有温度、有情感地听本书

- ✔ **精读班**
  2~4周，最懂这本书的人带你读完、读懂、读透这本好书

- ✔ **课　程**
  课程权威专家给你开书单，带你快速浏览一个领域的知识概貌

- ✔ **讲　书**
  30分钟，大咖给你讲本书，让你挑书不费劲

湛庐编辑为你独家呈现
助你更好获得书里和书外的思想和智慧，请扫码查收！

（阅读资料包的内容因书而异，最终以湛庐阅读App页面为准）

图书在版编目（CIP）数据

脑机简史/陈言著 . -- 杭州：浙江教育出版社，2022.4

ISBN 978-7-5722-3159-9

Ⅰ.①脑… Ⅱ.①陈… Ⅲ.①脑科学—人－机系统—研究 Ⅳ.① R338.2 ② R318.04

中国版本图书馆 CIP 数据核字（2022）第 031077 号

上架指导：科技趋势 / 脑机接口

脑机简史
NAOJI JIANSHI

陈 言　著

责任编辑：刘晋苏

美术编辑：韩　波

封面设计：ablackcover.com

责任校对：李　剑

责任印务：沈久凌

出版发行：浙江教育出版社（杭州市天目山路 40 号　电话：0571-85170300-80928）

印　　刷：唐山富达印务有限公司

开　　本：710mm ×965mm　1/16

印　　张：24.25	**字　　数：**390 千字
版　　次：2022 年 4 月第 1 版	**印　　次：**2022 年 4 月第 1 次印刷
书　　号：ISBN 978-7-5722-3159-9	**定　　价：**109.90 元

如发现印装质量问题，影响阅读，请致电 010-56676359 联系调换。